STAUFFERS HOMÖOPATHISCHES TASCHENBUCH

STAUFFERS HOMÖOPATHISCHES TASCHENBUCH

Kurzgefaßte Therapie und Arzneimittellehre
zum Gebrauche für die ärztliche Praxis

21. Auflage
Nach der von Stauffer besorgten Erstausgabe
von Dr. Martin Schlegel

Überarbeitung: Dr. med. K.-H. Gebhardt

HAUG

Karl F. Haug Verlag · Heidelberg

CIP-Kurztitelaufnahme der Deutschen Bibliothek

Schlegel, Martin:
Stauffers homöopathisches Taschenbuch: kurzgefaßte Therapie u. Arzneimittellehre zum Gebrauche für d. ärztl. Praxis / von Martin Schlegel. Überarb.: K.-H. Gebhardt. — 21. Aufl. nach d. von Stauffer besorgten Erstausg. — Heidelberg: Haug, 1981.

ISBN 3-7760-0578-5

NE: Gebhardt, Karl-Heinz [Bearb.]; Stauffer, Karl [Begr.]

11. Auflage 1972
12. Auflage 1974
13. Auflage 1974
14. Auflage 1975
15. Auflage 1976
16. Auflage 1976
17. Auflage 1977
18. Auflage 1979
19. Auflage 1980
20. Auflage 1980
21. Auflage 1981

Verlags-Nr. 8191
ISBN 3-7760-0578-5

Gesamtherstellung: Konkordia GmbH für Druck und Verlag, Bühl/Baden

Inhalt

Vorwort

Gerade in der heutigen Zeit, wo der Mensch in einer technisierten Welt täglich körperlich und seelisch ungeheueren Belastungen ausgesetzt ist, vermag die Homöotherapie wie keine andere medikamentöse Heilmethode das Gleichgewicht eines erkrankten Organismus cito, tuto et jucunde wieder herzustellen. Andererseits werden von homöopathischer Seite die großen Fortschritte der „Wissenschaftlichen" Medizin in den letzten Jahrzehnten keineswegs bestritten und deren aus vielen Ländern stammende Früchte dankbar anerkannt und wo möglich auch genutzt. Möchten sich die beiden Richtungen in der Heilkunde immer mehr unbefangen die Hände reichen in gegenseitiger Förderung zum Nutzen des kranken Menschen.

In Hinsicht der homöopathischen Gabengrößen wahre man sich die Unbefangenheit auch gegenüber den da und dort angegebenen Hochpotenzen, die mehr und mehr theoretische Stützen in der Schulmedizin und Balneologie finden und auch in der französischen, englischen und amerikanischen Homöopathie sich gehalten haben, selbst bei so kritischen Beobachtern wie JOUSSET. Ihre Handhabung verlangt aber Kenntnis des Wirkungsbildes der verwendeten Arzneikörper, um auftretende Reaktionen als solche zu erkennen und die Gaben erst nach deren Ablauf zu wiederholen. STAUFFER selbst zeigt in seinem Lehrbuch der Homöotherapie und in seiner Arzneimittellehre, daß er höchste Potenzen kennt und in gewissen Lagen schätzt. Wenn seine Haltung in der ersten Auflage dieses Taschenbuches nicht zum Ausdruck kommt, so hat der Verfasser die nachträglich von fremder Hand geschehene, gut gemeinte Hinwegnahme eines vermeintlichen Anstoßes nie gebilligt. Bier hält die Wirkung von Hochpotenzen durchaus für möglich und weist darauf hin, daß der botanischen Forschung Pflanzenwuchsstoffe bekannt sind, die bis zur D 20 wirksam sind. Jenseits der Loschmidtschen Zahl, die bei D 24 liegt, in welcher im Arzneiträger praktisch keine Materie mehr da sein kann, werden trotzdem von vielen und kritischen Beobachtern zweifellose

Arzneiwirkungen immer aufs neue gesehen, deren Erklärung auch von Physikern und Biologen versucht wurde, zuletzt von POPP(AHZ 1978).

Über die leider immer wieder zutage tretenden Gegensätze homöopathischer und naturheilerischer Therapie einerseits und derjenigen der Schule andererseits sollen noch einige Worte gesagt werden. Während der biologische Behandler mit einem ungebrochenen Vertrauen in die Selbststeuerung des kranken Körpers dem Patienten gegenübertritt und häufig unter Nichtachtung zahlreicher Einzelbeschwerden den Schuß ins Schwarze anzubringen sucht, lösen sich die Bemühungen namentlich der Schulmediziner auf in eine steigende Anzahl von Einzelleistungen oft subtilster Art. Bakteriologischer Befund, Blutbild, Grundumsatz, Röntgenfilm, Spiegelbefunde der Einzelorgane, Elektrokardiogramm u.a.m. spalten das Krankheitsbild immer mehr auf und erlauben Einzelhilfen, die dem Kranken imponierende Entlastung bringen können. Zu einer wahren Heilung bedarf es freilich auch dort der inneren Naturheilkraft, die ohne Umwege aufzurufen der geschulte Arzneikünstler nicht selten das Glück hat. Seine Erlebnisse, die im Grund keine andern sind als die der Digitalis, Jodkali, Sulfonamide oder Heilquellen verordnenden Schulmediziner, lassen ihn das Heilproblem und seine Aufgabe in eigenem Licht ansehen und verleihen ihm bei all seiner Isolierung Halt und Würde.

Für zahlreiche, den homöopathischen Ärzten geläufige, in die biologische Medizin gehörige Hilfen diätetischer, hydropathischer und physikalischer Art muß auf die größeren homöopathischen Lehrbücher verwiesen werden. Dasselbe gilt von der ganzen Vitamin- und Hormonlehre. Sicher kann man in vielen Fällen auch andere Wege gehen, als sie hier gewiesen werden und statt subjektiver Klagen und Symptome heute objektive Untersuchungsergebnisse zur Grundlage der Therapie machen. Sie hier aufzuführen, hätte verlangt, ein neues umfangreiches Werk zu schaffen, ganz abgesehen davon, daß die Beziehungen der Homöopathie zu solchen Methoden heute erst zum kleinsten Teil bearbeitet sind.

Vorwort zur 10. Auflage

STAUFFERS Lehrbücher gehören nach wie vor zum täglichen Brot des homöopathischen Behandlers. Die Angaben STAUFFERS sind zuverlässig wie selten bei einem anderen Autor und von jedem unnötigen Beiwerk entkleidet. Diese sachlichen und exakten Ausführungen werden wohl dazu beitragen, daß auch diese 10. Auflage dem Leser gute Dienste erweist.

Der Verlag

Vorwort zur 18. Auflage

Das homöopathische Taschenbuch STAUFFERS erfreut sich seit Jahrzehnten gleichbleibender Beliebtheit bei seinen Lesern. In erster Linie wegen der knappen Formulierung und der Zuverlässigkeit seiner therapeutischen Hinweise.

Der Verlag stellte mir die Aufgabe, das Buch auf den neuesten medizinischen Stand zu bringen, ohne die bestehende Form wesentlich zu verändern. Deshalb mußte ich mich auf kleinere Verbesserungen beschränken.

Der klinisch ausgebildete Leser wird sich wundern, daß im Indikationsverzeichnis auch schwere Krankheitsbilder wie Endocarditis lenta und septische Angina mit rein homöopathischer Therapie erwähnt sind. Grundsätzlich gilt, daß der Therapeut bei jeder Krankheit die Mittel einsetzen muß, die im vorliegenden Fall am schnellsten und schonendsten zum Ziel führen. Das werden bei den genannten Krankheitsbildern Antibiotika sein, die es zu STAUFFERs Zeit noch nicht gab. Dies gilt natürlich auch für die Geschlechtskrankheiten. Auch dort, wo ich keine speziellen Hinweise auf solche Therapiemöglichkeiten eingefügt habe, gilt dies für das ganze Buch. In vielen Fällen, in denen zunächst eine schulmedizinische Behandlung angezeigt ist, erweist sich dennoch die Mit- oder Nachbehandlung mit homöopathischen Arzneien als hilfreich, um Therapieschäden und Nachkrankheiten möglichst zu vermeiden. Deshalb wurden die Kapitel über die homöopathische Behandlung schwerer klinischer Erkrankungen auch bewußt belassen.

Dem klinisch geschulten und mit der Homöopathie nicht vertrauten Arzt bereiten in der Homöopathie häufig gebrauchte Begriffe wie Psora, Diathese, Miasma, Skrofulose Schwierigkeiten. Ich habe mich deshalb bemüht solche Bezeichnungen durch moderne zu ersetzen, wo dies möglich war. Die Bezeichnung Skrofulose oder skrofulös mußte ich jedoch stehen lassen, da sie fast auf jeder Seite gebraucht wird. Deshalb sei dazu eine kurze Erklärung vorausgeschickt.

Die klinische Medizin versteht unter Skrofulose ein Syndrom bei tuberkulin-positiven, meist sogar tuberkulosekranken Kindern mit exsudativer Diathese. Dazu gehören 1. eine Kerato-

Conjunktivitis scophulosa, 2. eine chronische Rhinitis, häufig mit sekundär ekzematösen Veränderungen oder Ulzerationen am Naseneingang, 3. eine rüsselförmige Verdickung der Oberlippe, 4. chronisch impetiginöse Infekte im Gesicht, besonders an Ohren und Nase, oft auch eine Otitis media, 5. Lymphknotenschwellungen am Nacken, Hals, Unterkieferwinkel und in anderen Regionen, teils tuberkulöser, teils unspezifischer Art.

Für STAUFFER ist dagegen die Skrophulose nicht identisch mit der Tuberkulose, oft aber ein Vorstadium dieser Erkrankung. Sie entwickelt sich auf dem Boden der sogenannten „Psora“ HAHNEMANNs, worunter eine tiefsitzende konstitutionelle Schwäche des Organismus verstanden wird, welche die Entwicklung chronischer Krankheiten begünstigen kann. Solche können sich an der Haut, an den Lymphknoten, aber auch an den inneren Organen entwickeln. Zur Psora HAHNEMANNs gehören auch die in der klinischen Medizin unter „Lymphatismus“ und „exsudativer Diathese“ bezeichneten Syndrome. STAUFFER unterscheidet die erethische Form der Skrophulose bei Kindern von grazilem Körperbau mit feinen Haaren, auffallend roten Lippen und Wangen, durchscheinenden Venen, Neigung zu Farbwechsel, zu trockenen Ekzemen, zu Schweißen bei jeder Anstrengung, rascher Ermüdbarkeit und fieberhaften Infekten. Dabei besteht eine besondere Empfindlichkeit gegen naßkaltes Wetter oder kalte Bäder. Das Temperament ist sanguinisch. Den Gegensatz dazu bietet die torpide Form der Skrophulose mit pastösen schwammigen, gedunsenen und meist fetten Kindern mit rauher Haut mit Ausschlägen, Schwellungen an Nase und Lippen, stupidem Aussehen, grobem Knochenbau, aufgetriebenem Leib und mageren Beinen. Es besteht eine große Neigung zu Schleimhautkatarrhen und adenoiden Wucherungen sowie Frostempfindlichkeit. Das Temperament ist phlegmatisch. Die Formen der Skrophulose, die sich im Kindesalter am besten ausprägen und häufig in der Pubertät verschwinden können trotzdem bis in das Erwachsenenalter hinreichen, oder zumindest die Wurzeln späterer chronischer Krankheiten sein. In diesem Sinne, nicht ausschließlich in dem der klinischen Medizin, versteht STAUF-

FER diesen Begriff, das muß sich der Leser bei der Lektüre des Buches stets vor Augen halten. Man wird aber sehen, daß eine solche erweiterte Betrachtungsweise der Patienten und ihrer Krankheiten unter konstitutionellen Gesichtspunkten viele wertvolle Ansätze für therapeutisches Handeln in der Praxis ergibt.

Möge auch diese neue Auflage des „STAUFFERs" beim Leser freundliche Aufnahme finden.

September 1978 *Karl-Heinz Gebhardt*

Einleitung

Die 1925 erfolgte Veröffentlichung von Geheimrat Professor Dr. August BIER: „Wie sollen wir uns zur Homöopathie stellen?“ hat großes Aufsehen erregt und nicht nur in den medizinischen Fachzeitschriften, sondern auch in der Tagespresse einen lebhaften Meinungsaustausch hervorgerufen. BIER ist auf Grund von langjährigen Forschungen und Versuchen zur Überzeugung gekommen, daß die so oft geschmähte homöopathische Lehre denn doch nicht so ohne weiteres mit einer vornehmen Geste abgefertigt oder totgeschwiegen werden könne; er erkennt an, daß in der Homöopathie ein guter Kern stecke, und sagt, daß seine eigenen Forschungen ihn schließlich zu den Anschauungen der homöopathischen Schule hinführten und daß er sich viele Irrtümer, viele Umwege und Irrwege hätte ersparen können, wenn er 30 Jahre früher mit dem Studium der homöopathischen Literatur begonnen hätte. Das sind offene Manneswort e.

Bemerkenswert ist, daß BIER seine Versuche nicht anstellte, um die Behauptungen der Homöopathie einer Nachprüfung zu unterziehen. Seine Forschungen und Beobachtungen sind ganz selbständige, und die Erklärungsversuche mündeten schließlich in die Lehren von Hugo SCHULZ ein und machten ihn mit der Lehre HAHNEMANNs bekannt; freimütig sagt er, daß manches, was er als sein geistiges Eigentum ansah, schon von anderen gefunden war, wie er aus dem Studium der älteren Literatur erkannte. Das Wertvollste ist, daß BIER die Homöopathie nicht vom Standpunkte des Theoretikers beurteilt, sondern auf Grund praktischer Versuche und erreichter vorzüglicher Erfolge deren Berechtigung und Wert erkannte, und er vertritt damit einen Standpunkt, den die homöopathischen Behandler schon lange behaupten, indem sie immer und immer wieder darauf hinwiesen, daß ein Urteil über Wert oder Unwert der Lehre HAHNEMANNs nur abgeben könne, wer nicht nur theoretische Studien über Homöopathie, sondern auch praktische Heilversuche mit zuverlässig zubereiteten homöopathischen Heilmitteln lege artis gemacht habe.

Mit einem Schlage ist die Homöopathie eine Frage für den Praktiker geworden, und die Nachfrage nach den von BIER empfohlenen Mitteln ist so groß geworden, daß die Industrie sie anfangs kaum zu liefern vermochte. Dazu zahlreiche Anfragen über praktische Literatur, die kurz und bündig in die Homöopathie einführe. Um diesem Wunsche entsprechen zu können, wurde dieses kurzgefaßte Taschenbuch herausgegeben. Denn es gibt in der homöopathischen Literatur kein derart kurzgefaßtes Lehrbuch, das in knapper Form in die Lehre HAHNEMANNs einführt. Es kann in einem derartigen Taschenbuche nur ein Überblick über die therapeutische Verwendung der Arzneikörper bei den verschiedensten Krankheiten gegeben werden, und eine kurzgefaßte Arzneimittellehre muß wissenschaftlich den Weg zeigen zur richtigen Arzneimittelwahl. Selbstredend kann auf diese Weise die homöopathische Heillehre nur angedeutet werden, und es besteht die Gefahr von Mißverständnissen und von Mißgriffen, so daß unserer Sache dadurch sogar ein Nachteil entstehen könnte. Aber irgendwie muß der Praktiker doch den Anfang mit seinen Versuchen machen, und da soll das Büchelchen die Anregung und Anweisung geben. Wer tiefer in die Lehren der Homöopathie eindringen will, dem kann das Studium der Spezialliteratur nicht erspart bleiben; wir zweifeln jedoch nicht, daß mancher Fachgenosse auf Grund befriedigender Heilerfolge veranlaßt wird, sich eingehend mit der Homöopathie zu befassen.

Nach den Ausführungen Professor BIERs erscheint es überflüssig, die Grundsätze der Homöopathie des näheren zu besprechen, da seine klaren und sachlichen Erläuterungen jedem genügen dürften, sich ein Bild zu machen, worauf die Homöopathie abzielt. Weitere überaus wichtige Entdeckungen HAHNEMANNs, besonders seine Psoralehre und die Behandlung der chronischen Krankheiten, lehnt BIER vorerst ab, obwohl er anerkennt, daß man bei chronischen Krankheiten manchmal Schwefelgaben vorausschicken soll, um andere Arzneien wirksam zu machen: „Ich habe einige Erfahrungen gemacht, die das zu bestätigen scheinen.“ Wer sich erst einmal in den Geist der Homöopathie eingearbeitet und Heilversuche gemacht hat, der wird allmählich ganz von selbst die weiteren Beobachtungen HAHNEMANNs schätzen und beherzigen lernen und nicht enttäuscht sein, so daß er die theoretischen Erörterungen und Erklärungsversuche dieses genialen Beobachters nicht von vornherein als indiskutabel von der Hand weisen wird. Viele Theorien HAHNEMANNs sind heute ja unhaltbar, aber die Beobachtungen, auf denen sie aufgebaut sind, sind richtig, und man findet in HAHNEMANNs Schriften wahre Perlen von ärztlicher Erkenntnis und Weisheit in nicht geringer Menge.

Das Axiom: Similia similibus bildet die Grundlage der Lehre HAHNEMANNs; Voraussetzung ist die Arzneiprüfung am gesunden Menschen, und Folgerung ist die homöopathische Gabenlehre. Gewonnen wurde letztere durch die Beobachtung der Arzneiwirkung am kranken Menschen, und die Tatsache der Arzneiverschlimmerung und der homöopathischen Erstverschlimmerung hat zur Abschwächung der Arzneidosis geführt. Homöopathie und Biologie sind untrennbar voneinander. HAHNEMANN schaute intuitiv das Ähnlichkeitsgesetz, und in der Folge suchte er es wissenschaftlich zu begründen. In den meisten Fällen, besonders in akuten Erkrankungsformen, hat es sich ohne weiteres bewahrheitet, auch in sehr vielen chronischen Krankheiten. In einer Reihe von Fällen scheint es jedoch zu versagen, und in der Tat muß man mit BIER sagen, daß es nur eine Ähnlichkeitsregel gibt. Den Grund der gestörten Gesetzmäßigkeit versuchte HAHNEMANN auch zu ergründen, und in anschaulicher Erkenntnis sah er die Hemmungen, die sich dem nach dem Similia similibus gewählten Heilmittel entgegenstellten. Seine diesbezüglichen Ansichten sind in der Konstitutionslehre festgelegt. Die HAHNEMANNsche Psoralehre ist gewiß nicht in ihrem vollen Umfange aufrechtzuerhalten, sie stützt sich auf die Anschauungen der damaligen Zeit. Aber eine Wahrheit und ein guter Kern stecken auch in dieser Psoratheorie, da sie auf guten Beobachtungen der Lebens- und Heilungsprozesse aufgebaut ist: Irgendwelche vererbten oder erworbenen Schwächen und individuellen Eigenheiten haben die Reaktionskraft des Organismus so verändert, daß er auf gewisse Arzneireize nicht in der sonst beobachteten gesetzmäßigen Weise antworten kann, und der Heileffekt bleibt aus. Diese Hemmungen hat HAHNEMANN richtig erkannt und auch den Weg gezeigt, wie sie behoben werden können, indem die passenden Konstitutionsmittel verabreicht werden, die dann entweder selbst die Krankheit überwinden oder aber das passende Heilmittel durch Klärung des Symptomenbildes anzeigen oder angezeigten Mitteln die Wege ebnen.

Die homöopathisch-biologische Betrachtungsweise der Erkrankungsformen hat nicht nur die Aufgabe, die Krankheitssymptome zu analysieren, sie muß auch die verschiedenen Erscheinungen des gestörten Lebensprozesses miteinander in Beziehung zu bringen suchen, sie muß versuchen, den inneren Zusammenhang der Störungen zu erkennen, sie muß gewissermaßen das Gesamtkrankheitsbild zusammenschauen. Jede Störung in einem krankenden Organismus ist zustande gekommen infolge innerlich gegebener Bedingungen und durch von außen wirkende Ursachen — Krankheitsdisposition und auslösende Noxen —; ist erstere nicht gegeben, so können letztere nicht haften. Sehr lehrreich kann der homöopathisch-biologische Behandler die unzweideutigen Selbstversuche BIERs betrachten: Jodpräparate verursachen in starken Gaben Schnupfen, in abgeschwächter Dosis hat Jod regelmäßig die periodisch auftretenden Schnupfenanfälle rasch gebessert oder bei frühzeitiger Anwendung den Ausbruch des Erkältungskatarrhs verhütet. Das ist praktische, reine Homöopathie. Einen Grippeanfall konnte Jod nicht verhüten, aber der Anfall verlief leicht; Jod war eben hier nicht das Simillimum. Jahrzehntelang besteht diese Neigung zu Erkältungskatarrhen der oberen Luftwege. Der Homöopath wird sich in ähnlichen Fällen folgende Fragen vorlegen: Warum folgen sich jahrzehntelang die Rezidive von Schnupfen und Rheuma, bis die Krankheitsprozesse durch das spezifisch wirkende Jod bzw. durch die unabgestimmte Reiztherapie günstig beeinflußt wurden? Besteht vielleicht ein innerer Zusammenhang zwischen jenen Erkältungskatarrhen und dem chronischen Muskelrheumatismus? Wenn ja, welcher Art ist der Zusammenhang, und wie könnte man von Grund aus allen Krankheitssymptomen beikommen und das Übel mit der Wurzel ausrotten?

Dem Schüler HAHNEMANNs stellt sich die Sachlage so dar, daß hier auf konstitutionellem Boden sich sowohl das Muskelrheuma wie die Katarrhrezidive entwickeln. Es handelt sich um eine Anlage, die man rheumatische Diathese nennen mag; sie kann vererbt oder erworben sein. Es liegt eine stete Krankheitsbereitschaft vor, und wenn dann gewisse Schädigungen (Durchnässung, Erkältung usw.) oder eine Überanstrengung den Organismus treffen, dann treten die Krankheitserscheinungen sofort auf. Auch tritt eine gewisse Krankheitsanfälligkeit bestimmten Infektionskrankheiten gegenüber zutage, z.B. eine Disposition zu Grippe rheumatischen oder katarrhalischen Charakters, wenn gerade der auf rheumatische Konstitution abgestimmte Genius epidemicus herrscht. Es besteht ein innerer Zusammenhang zwischen der Schleimhautaffektion und dem Rheumatismus. Jeder sachliche Beobachter hat häufig die Wechselbeziehungen zwischen Rheuma und Schleimhautkatarrhen festgestellt und gesehen, daß eine Erkrankungsform die andere abzulösen vermag, und es hat dabei den Anschein, als ob der Rheumatismus durch die katarrhalischen Symptome auf dem Wege über die Schleimhäute sich nach außen hin entladen wolle, ähnlich wie dies ein andermal durch einen kritischen Schweiß durch die Haut erfolgt. Wird dann der Katarrh nicht gepflegt und gefördert, vielleicht sogar mit Gewalt unterdrückt, so werden sich die oft viel lästigeren rheumatischen Beschwerden geltend machen, und gewöhnlich weicht der rheumatische Schmerz nebst Entzündung erst, wenn der Organismus auf anderem Wege (über Haut, Niere, Darm usw.) sich der Krankheitsstoffe entledigt. Es bestehen eben auch noch weitere Wechselbeziehungen, und die findige Natur weiß sich auf die verschiedenste Weise zu helfen. Jahrzehntelang mag sich derart auf rheumatisch-gichtischer Grundlage die Disposition zu Katarrhen und Muskelrheuma erhalten; mögen homöopathische Arzneimittel und die Reiztherapie Besserung herbeiführen, die Konstitution ist dadurch wenig oder nicht beeinflußt worden,

d. h. die Grundlage des Übels ist nicht saniert, weshalb in der Zukunft bei gegebener Gelegenheit wohl immer wieder Rezidive erfolgen werden. Erst wenn es gelänge, die konstitutionelle Anlage, also die Wurzel des Übels, zu treffen und zu ändern, dann wäre die definitive Heilung zu erwarten. HAHNEMANN hat diesen Gedanken in seiner Psoratheorie ausgeführt, nachdem er gezeigt hat, daß durch konstitutionell wirkende Mittel auf die Grundlage der hartnäckigsten chronischen Krankheiten Einfluß gewonnen werden kann. Mit seinem wichtigsten antipsorischen Mittel Sulfur wurden auf diese Art die glänzendsten Heilungen erreicht oder wenigstens eingeleitet. Je nach den Symptomen hat er eine ganze Reihe solcher Konstitutionsmittel empfohlen und erprobt. Auch der chronische Rheumatismus und die ewig rezidivierenden Schleimhautkatarrhe beruhen zum Teil auf Psora, und Sulfur ist deshalb ein Hauptheilmittel.

Will man das passende Konstitutionsmittel finden, so muß in jedem Einzelfalle durch ein eingehendes Krankenexamen die individuelle Eigenart festgestellt werden; dann wird die Arzneimittellehre zum Vergleiche herangezogen und die klinische Erfahrung benutzt. Von diesem Gesichtspunkte aus müßte im Sinne HAHNEMANNs in ähnlichen Erkrankungsfällen, wie sie bei Prof. BIER vorlagen, zu erwarten sein, daß durch Anwendung des passenden Konstitutionsmittels die Krankheitsdisposition trotz des langjährigen Bestehens doch noch überwunden werden könne. Die Krankengeschichte müßte bezüglich der Haut-, Schleimhaut- und Drüsensymptome vervollständigt werden, ebenso bezüglich der Blutzirkulation (Varizen, Hämorrhoiden usw.), in der Gemütsverfassung usw. Dann wäre unter Mitteln wie Sulfur, Thuja, Natrium sulfuricum, Calcium carbonicum usw. die Wahl zu treffen, und das konstitutionell angezeigte Medikament müßte mit Ausdauer auf lange Sicht eingenommen werden. Es gibt auch Arzneikörper, die in ihrem Prüfungsbilde die Wechselbeziehungen zu verschiedenen Organen zeigen. Genannt sei als Beispiel hier Abrotanum, die Eberraute; sie zeigt ausgesprochene Affinität zu rheumatischen Erkrankungen an Muskeln, Gelenken und Serosa und auch zu Schleimhautkatarrhen. Dabei hat das Mittel die Eigentümlichkeit, daß bei seiner Prüfung z.B. rheumatische Schmerzen schwinden und dafür andere Störungen sich einstellen, wie Hämorrhoiden, Blutungen oder Katarrhe. Nebenbei verursacht und heilt Abrotanum Rücken- und Kreuzschmerzen, ähnlich dem Lumbago, speziell wenn Witterungswechsel zu Nässe und Kälte die Gelegenheitsursache abgibt; oft sind dann Fieberzustände, Blasenstörungen und dgl. zugegen. In passenden Fällen kommt dieses Medikament als abgestimmtes Reizmittel in Betracht, es würde eventuell einen Krankheitszustand, ähnlich dem von Professor BIER geschilderten, energischer und tiefer beeinflussen als Jod und Yatren. Der Homöopath wird noch an weitere Mittel denken, die ähnlichen Wechsel der Krankheitserscheinungen bewirken, z.B. an Antimonium crudum, Dulcamara oder Ammonium muriaticum usw.

Durch diese skizzierte Betrachtung sollte nur die Arbeitsmethode des homöopathisch-biologischen Behandlers beleuchtet werden. Es handelt sich nicht um eine symptomatische Behandlung, um die sog. Symptomendeckerei, so eingehend sie sich auch mit den Krankheitssymptomen befaßt, im Gegenteil, jeder Erkrankungsfall wird zuerst von allgemeinen großen Gesichtspunkten aus beurteilt und dann wegen der Wahl des Heilmittels bis ins kleinste durchgearbeitet, denn nur so können wirkliche Dauerheilungen erzielt werden.

Im übrigen besagt die homöopathische Regel: Krankheiten sollen zu heilen versucht werden durch Arzneimittel, die am Gesunden den Krankheitssymptomen ähnliche Erscheinungen hervorrufen. Digitalis nun verursacht am Gesunden zuerst verstärkte Herzaktion, vollen, langsamen Puls, Stechen und Zusammenschnüren am Herzen mit Oppression und Angst, ferner Erbrechen, Ekel, Würgen usw., in der Folge Herzschwäche und Herzflattern mit kleinem, schnellem, schwachem und aussetzendem Puls mit zunehmender Schwäche und schließlich Stillstand des Herzens in der Diastole. Wenn diese Symptome vorliegen, dann ist Digitalis angezeigt. Nur die Erfahrung entscheidet, welche Arzneidosis angezeigt und hilfreich ist; sie muß ohne Zweifel auf die Reizempfindlichkeit individuell eingestellt sein, wenn sie wirklich heilen soll.

Die wissenschaftliche Homöopathie wird jeweils nur ein Arzneimittel bei Erkrankungen anwenden, denn lediglich auf diese Weise kann ein Einblick in die Wirkungsweise eines einzelnen Arzneikörpers gewonnen werden. Die Arzneigemische sind deshalb für die rein wissenschaftliche Prüfung nicht geeignet, selbst das abwechselnde Verabreichen von zwei Medikamenten ist unter diesen Gesichtspunkten zu vermeiden. Je mehr Arzneien gegeben und je häufiger sie gewechselt werden, desto unsicherer werden die Forschungsergebnisse. Die Klinik wird stets die einzelne Substanz zum Gegenstand ihrer wissenschaftlichen Forschung haben müssen, während die Praxis ihren von der Empirie her gezeigten Weg gehen muß, wenn sie sich nicht in ein lebensfremdes Dogma festfahren will.

Aus diesem Grunde soll der Praktiker sich nicht in theoretische Begriffe einwickeln lassen, um auf dem toten Punkte anzugelangen; er muß Erfolge sehen, und man biete ihm deshalb nicht Steine statt Brot, wie die Theorie es tut. Schon ist man wieder im Begriffe, die praktische Homöopathie auf das tote Geleise zu schieben durch theoretische, langatmige Erörterungen, wie sie in den verschiedenen Diskussionen und in den Abhandlungen der Zeitschriften zutage treten. Mit vollem Recht betont deshalb BIER, man möge zuerst seine Angaben auf ihre Richtigkeit nachprüfen, ehe man sich auf eine unfruchtbare Diskussion einlasse. Wer deshalb, durch die Arbeiten BIERs angeregt, ein Interesse für die Homöopathie gewonnen hat, der beschreite selbst den Weg der praktischen Nachprüfung, um sich ein sachliches und maßgebendes Urteil über die Wirksamkeit homöopathischer Arzneimittel zu bilden. Die theoretischen Betrachtungen sollen unbedingt erst an zweiter Stelle stehen. „Macht's nach", sagt HAHNEMANN, „aber macht's genau nach!" Macht die Arzneiprüfungen am Gesunden nach, macht speziell solche Arzneiprüfungen am eigenen Leibe, macht die Versuche am Krankenbette nach und macht die Arzneibereitung genau nach! Die Wirkung einer homöopathisch gewählten Arznei hängt, abgesehen von der richtigen Anwendung nach dem Ähnlichkeitsgesetz, ab von ihrer Reinheit und richtigen Herstellung. Die Wirkung bleibt aus, wenn diese Voraussetzungen fehlen.

Sollte man in der Praxis einen Mißerfolg haben, so denke man logisch und stelle sich die Fragen: Habe ich das richtige Mittel verordnet und in der geeigneten Potenz? Habe ich ein zuverlässiges Präparat gereicht? War der Erkrankungsfall überhaupt für homöopathische Behandlung geeignet? Denn es gibt Kranke, deren Reaktions- und Lebenskraft so schwach ist, daß eine Heilung unmöglich ist; schließlich muß ja alles Leben einmal erlöschen, und man verlange von einer Heilmethode nicht mehr, als sie leisten kann.

Im folgenden Abschnitte werden in alphabetischer Anordnung die wichtigsten, sich für homöopathische Behandlung eignenden Erkrankungsformen angeführt nebst den bei normalem Krankheitsverlauf angezeigten Hauptheilmitteln. Es ist selbstverständlich, daß der Praktiker auf diese Weise die Homöopathie nicht in ihrem vollen Umfang und ihrer ganzen Bedeutung kennenlernt, denn nicht alle homöopathischen Möglichkeiten können bei einer derart kurzen Betrachtung auch nur annähernd behandelt werden; es wird aber auf die umfassenderen Lehrbücher verwiesen, wo weiterer Rat eingeholt werden kann. Wer, durch Versuche und erzielte Erfolge ermutigt, eingehende homöopathische Studien machen will, dem kann nicht die Durcharbeitung der ganzen homöopathischen Literatur erspart bleiben, speziell der Arzneimittellehre.

Der letzte Abschnitt des Taschenbuches ist der Arzneimittel-Lehre gewidmet; es werden die im zweiten Abschnitte genannten Heilmittel mehr vom klinischen Standpunkte aus besprochen unter Hervorhebung der Haupt- und Leitsymptome, die für die Mittelwahl entscheidend sind. Der Leser wird dort auch die Indikationen der Heilmittel finden. Man wolle aber stets bedenken, daß das Taschenbuch nur als Notbehelf für den Anfänger gelten kann; ein Urteil über den wahren Wert der Homöopathie wird man erst durch ein eingehendes Studium der Fachliteratur gewinnen.

KLINISCHE ANWEISUNGEN ZUR HOMÖOPATHISCHEN BEHANDLUNG DER WICHTIGSTEN ERKRANKUNGSFORMEN

Vorbemerkung

Die den genannten Heilmitteln beigesetzten Zahlen bedeuten die bei den entsprechenden Krankheiten gebräuchlichsten Arzneiverdünnungen = Potenzen nach der Dezimalskala (D). Wegen der individuellen Reizempfindlichkeit der Kranken ist es unmöglich, die jeweils am raschesten und sichersten wirkende Arzneidosis anzugeben, es muß deshalb ein gewisser Spielraum bestehen bleiben, und der Verordner muß die richtige Arzneidosis und deren Wiederholung zu treffen sich bemühen. Akute Krankheiten erfordern in der Regel niedrige oder mittlere Potenzen, chronische höhere; erstere verlangen häufigere, letztere seltenere Wiederholung der Arzneigabe. Bindende Regeln gibt es nicht; das Optimum muß durch Erfahrung und aus dem Erfolge festgestellt werden. Was jedoch in langjähriger Erfahrung in der Praxis sich am meisten bewährt hat, das wird angegeben werden. Wo bei akuten Krankheiten eine deutliche Besserung nach einigen Gaben der gewählten Arznei einsetzt, soll deren Nachwirkung ohne weiteres Einnehmen abgewartet werden, solang diese Besserung andauert. Bei chronischen Krankheiten sei man stets auf Reaktionen gefaßt, die gewürdigt und nicht durch zu frühe Wiederholung des Mittels gestört sein wollen. Natürlich setzt dies voraus, daß man sich mit den Kraftlinien des verordneten Arzneikörpers zuvor etwas vertraut gemacht hat.

Nur die löslichen Arzneikörper werden als Verdünnungen = Dilutionen mit Weingeist, alle unlöslichen als Verreibungen = Triturationen mit Milchzucker hergestellt; außerdem stellen die homöopathischen Industriewerke von letzteren Tabletten her. Die Tablettenform erleichtert vor allem den Berufstätigen am Arbeitsplatz das Einnehmen und gibt Gewähr für exakte Dosierung. Streukügelchen-Potenzen eignen sich besonders in der Kinderpraxis.

Als Beispiele der homöopathischen Verordnungsweise folgen einige Rezepte:

Rp.
Aconitum D 4 dil. 10,0 Original DHU
D.S. Zweistündlich 5 Tropfen
(in einem Löffel Wasser)

Rp.
Echinacea ∅ 10,0 Original DHU
D.S. Dreimal täglich 10 Tropfen
(ein- bis zweistündlich 10 Tropfen in akuten Fällen)

Rp.
Mercurius solubilis D 4 trit. 10,0 DHU
D.S. Dreimal täglich eine Messerspitze
trocken auf der Zunge zergehen lassen

Rp.
Calcium phosphoricum D 3 tabl. 10,0 Original DHU
D.S. Dreimal täglich eine Tablette eine halbe
Stunde vor dem Essen trocken im Munde zergehen lassen

Rp.
Chamomilla D 3 glob. 10,0 Original DHU
D.S Dreistündlich 5 Kügelchen trocken auf der
Zunge zergehen lassen

Wenn der Vermerk D = Dezimalpotenz auf dem Rezepte fehlt, dann soll der Apotheker das Arzneimittel nach der Zentesimalskala potenziert verabfolgen. (Homöopathisches Arzneibuch 1924.)

Abortus

Bei drohender Fehlgeburt Bettruhe, Fasten, Aderlaß. An Arzneien kommen in Frage nach Schreck oder Furcht, wenn heftige Blutwallungen, Erregung, Unruhe und Angst bestehen **Aconitum D6**; das gleiche Mittel ist angezeigt, wenn heftiges Erkältungsfieber einen Abortus befürchten läßt. Man gibt am besten 5—6 Tr. in 1 Weinglas Wasser gelöst ½—1stdl. einen Teelöffel voll, bis Beruhigung und Schweiß eintritt, dann seltener. **Chamomilla** D 6 paßt, wenn bei überempfindlichen Frauen eine Gemütserregung, besonders Ärger, schneidende Schmerzen vom Kreuz zum Unterleibe verursachten mit heftigem Harn- und Stuhldrang. Frostschauer überlaufen die Frauen, sie lärmen und sind äußerst unruhig.

Bei einsetzenden Blutungen ist das bestbewährte Mittel **Sabina** D 6 in der ersten Schwangerschaftshälfte, **Secale** D 6 in deren zweiten Hälfte. (Die Sadebaumzweige sind das bekannte Volksabortivmittel.) Sabina hat oft die homöopathische Regel bestätigt, selbst bei habituellem Abort.

Arnica D 4—6 ist angezeigt, wenn sich nach äußeren Verletzungen, Stoß, Fall, nach heftigen Bewegungen Geburtswehen mit Blutungen einstellen mit dumpfen Schmerzen im Unterleibe; es paßt auch gut bei Nachblutungen. Das Mittel reguliert vorzüglich die Blutzirkulation.

Bei habituellem Abortus werden die Grundkrankheiten zu behandeln sein; man denke an die Lues und Lageveränderungen des Uterus. Bei Anämien, Stoffwechselstörungen usw. wird man konstitutionell vorgehen, und die besten Mittel sind hier: **Sepia, Sulfur, Calcium carbonicum, Pulsatilla** und **Alumina** in mittleren und hohen Potenzen.

Abszeß

Eiterungsprozesse im allgemeinen, innere und äußere. (Im speziellen vergleiche man bei Phlegmone, Panaritium, Furunkel, usw.) Akute, meist infektiöse Entzündungsprozesse mit klopfenden Schmerzen, wenn also eine Abszeßbildung droht, erfordern zuerst **Belladonna** D 3—6, ½—1stdl. 3 Tr. Bei zunehmender Infiltration mit Stechen und Ödembildung würde **Apis** D 3—6 zu folgen haben, evtl. **Hepar sulfuris** D 4—6; kommt es trotzdem zur Vereiterung, so befördert **Hepar** die Eiterbildung, man gibt dann besser aber die D 2—3 in Verreibung alle 2—3 Stdn. eine kleine Messerspitze. Auch **Mercurius solubilis** D 4 ist in diesem Stadium ein vorzügliches Mittel. Verzögert sich der spontane Durchbruch des Eiters (man inzidiere nur im Notfalle), so wirkt sehr günstig das „homöopathische Messer" **Myristica** D 3—6. Nach der spontanen, evtl. künstlichen Eröffnung eines Abszesses gibt man **Silicea** 3mal tgl. bis zur Vernarbung, die in der Regel rasch erfolgt, wenn es sich nicht um Tuberkulose handelt.

Kalte Abszesse, meist tuberkulös, können neben der notwendigen klinischen Therapie ebenfalls mit **Mercurius** und **Hepar** behandelt werden; die langwierigen Fisteln erfordern Silicea D 6, tgl. 1—2 Gaben oder später **Calcium sulfuricum** D 6; beide Mittel sind aber längere Zeit fort zu geben, und zwischendurch wird man ab und zu, etwa alle 8—14 Tage, eine Gabe **Sulfur** D 6 verabreichen oder **Tuberculinum** D 10 als Konstitutionsmittel zur Anregung der Reaktion.

Äußerlich wird neben BIERscher Stauung usw. mit Vorteil die **Echinaceatinktur** in Form von Kompressen oder Bädern angewendet, indem 20 Tr. in ½ Tasse Wasser gelöst werden. Dieses herrliche Mittel fördert die Granulationen und ist besonders bewährt bei allen septischen Prozessen; es wird auch innerlich in D 1—6 2stdl. 3—5 Tr. mit gutem Erfolg gegen Fieber und Entzündung gegeben; es wirkt sozusagen als innerliches Antiseptikum. Bei empfindlicher Haut ist **Echinaceasalbe** empfehlenswert.

Adenoide Vegetationen

Blasse, dicke, frostige Kinder mit nächtlichem Kopfschweiß **Calcium carbonicum** D 30 2mal tgl., bei tuberkulöser Familie dazu **Tuberculinum** D 30—100 1mal monatlich. Magere Kinder mit schwammigen, blassen Tonsillen **Calcium phos.** D 3. Ferner sind wirksam die Jodverbindungen **Sulfur jodatum** D 3, **Mercurius bijodatus** D 4, **Baryum jodatum** D 4 Tabl.

Adnexitis

Die akuten Entzündungen verlangen zunächst **Mercurius corrosivus** D 6 mit **Bryonia** D 3 oder **Belladonna** D 6 im Wechsel, bei Besserung durch Kälteanwendungen und Durstlosigkeit **Apis** D 3. Wenn Abszeßbildung droht, kann **Hepar sulfuris** D 3 versucht werden, um ihn zur raschen Abgrenzung und Aufsaugung zu bringen und so vielleicht einen operativen Eingriff zu vermeiden. In chronisch gewordenen, um den Uterus liegenden Infiltrationen sind gute Resorptionsmittel **Mercurius jodatus flavus** D 3 mit **Sepia** D 4 abwechselnd je 2mal tgl. gegeben.

Afterfissuren

Sind die Einrisse Folgen von harten, knolligen Stühlen, die mit Schleim bedeckt sind, besteht gleichzeitig ein Ekzem in der Aftergegend, so ist **Graphites** D 12, wöchentlich nur 2 Gaben, angezeigt. Besteht Splittergefühl im After und Brennen bei Wundsein und Blutung oder stinkender Sekretion und Neigung zu Durchfällen, so ist **Acidum nitricum** D 6 das Hauptmittel. Auch **Sulfur** D 6 und **Silicea** D 6 sind in Betracht zu ziehen, letztere besonders, wenn der Stuhl bei jedem Versuche, ihn herauszupressen, wieder zurückgleitet wegen des heftigen Schmerzes. Diese lassen sich bedeutend lindern, wenn der Kranke während des Stuhlgangs einen Finger kräftig zwischen After und Steißbein drückt.

Afterjucken

Hier ist das Grundübel zu behandeln (Würmer, Obstipation, Hämorrhoiden, Ekzeme usw.). Neben seltener örtlicher Anwendung von **Ichthyol-Glyzerin** 10% oder **Verbascumsalbe** (∅) kommen in Frage **Ignatia** D 6, **Acidum nitricum** D 6, **Antimonium crudum** D 6.

Aftervorfall

Der akute Vorfall wird schonend reponiert, und wenn man dann **Belladonna** D 6 oder **Arsenicum** D 6 2stdl. gibt, verschwinden die Beschwerden in der Regel rasch. Die Neigung zu Prolaps bei jedem Stuhlgange oder auch bei sonstigem Pressen, wie man bei schwächlichen Kindern beobachtet, wird durch **Ignatia** D 6 günstig beeinflußt. Auch **Aloe** D 6 und **Ruta** D 2 können angezeigt sein. Wenn der Vorfall bei heftigen Durchfällen auftritt, meist schon vor der Entleerung, dann ist das Hauptmittel **Podophyllum** D 3—6 in häufigeren Gaben. Für unterleibschwache Frauen ist das beste Mittel **Sepia** D 3—6, sonst vergleiche man noch bei Hämorrhoiden.

Akne vulgaris

in ihren verschiedenen Formen. **Sulfur** D 6, **Hepar sulfuris** D 4—6, **Sulfur jodatum** D 3—6 sind die besten Mittel. Ihnen folgt gut **Mercurius solubilis** D 6. Jod und Brom verursachen Akne, sie heilen sie auch; man gibt am besten **Arsenicum jodatum** D 4 oder **Kalium bromatum** D 3. Alle diese Mittel sind längere Zeit fort zu geben, indem man tgl. 1—2 Dosen verabreicht. Skrofulöse Kinder und bleichsüchtige Mädchen, die zu Verstopfung und Regelverspätung neigen, sind mit **Natrium muriaticum** D 6 oder mit potenziertem Meerwasser **Thalattin** D 4 geheilt worden. Frauen, die zur Regelzeit stärkere Akne zeigen und zu Verdauungsstörungen und Fluor albus neigen, gebe man **Sepia** D 6.

Akne rosacea. Bei diesem hartnäckigen Übel mag man **Carbo animalis** D 6 versuchen, wenn gewöhnliche Blutstauungen vorliegen, oder **Ledum** D 3—6 bei der Pfundnase der Säufer; es sind Besserungen beobachtet worden, ebenso von **Sulfur** D 12, **Acidum nitricum** D 12, **Lachesis** D 30.

Anämie

Die hypochrome oder Eisenmangelanämie nach Blutverlusten, chronischen Eiterungen, Krebs wird mit **China** D 3—6 behandelt oder mit **Chininum arsenicosum** D 4, 3mal tgl. eine Gabe; manchmal wirken höhere Potenzen von **China** D 7—10 noch besser. **Arnica** D 3—6 ist ein vorzügliches Blutbildungsmittel und Roborans in der Rekonvaleszenz; hier gibt man mit Vorteil auch einen **Arnicawein,** der besonders alten, entkräfteten Leuten sehr zusagt. Ein vorzügliches Rekonvaleszenzmittel ist auch **Acidum phosphoricum** D 3, wenn große körperliche und geistige Schwäche, ferner heftiger Durst und Schweiße aus Schwäche bestehen. Ein anderes Roborans ist **Avena sativa,** das als Urtinktur, 15—20 Tr. in etwas Wasser, 1—2mal tgl. gegeben wird bei bestehender Neurasthenie, Schlaflosigkeit und darniederliegendem Appetit, speziell nach Grippe.

Ein weiteres Blutmittel ersten Ranges ist **Natrium muriaticum;** es kann in den verschiedensten Potenzen wirksam sein. Besteht Verstopfung und Appetitlosigkeit mit Magenverstimmung, so gebe man D 3—4 in Tabl., früh und abends eine Tabl.; bei ausgesprochener Schwäche und Erschöpfung mit Herzflattern, Kreuz- und Rückenweh, bei starkem Durst, zunehmender Abmagerung und großer nervöser Reizbarkeit verordne man höhere Potenzen, z.B. D 6, eine Gabe tgl. Das Kochsalz ist ein Heilmittel, das in gewissen Fällen durch kein anderes ersetzt werden kann. Von Pflanzenmitteln ist neben **China** hauptsächlich **Hydrastis** D 1—3 zu nennen, es wirkt bei Marasmus und kachektischen Zuständen; die Kranken sind abgemagert, sehen fahl und blaß aus, sind immer müde; dabei neigen alle Schleimhäute zu hartnäckigen Katarrhen und zu Blutungen. Hydrastis ist ein Blutbildungs- und Blutstillungsmittel, wie Arnica, China und Ferrum; alle diese Blutbildner müssen jedoch längere Zeit gegeben werden.

H y p e r c h r o m e A n ä m i e. Hier werden **Chininum arsenicosum** D 4, **Phosphorus** D 4, empfohlen, die bekannten **Leberpräparate** stehen aber im Vordergrund.

Angina

Bei den leichten Formen der gewöhnlichen E r k ä l t u n g s - H a l s e n t z ü n d u n g e n verabreicht man am besten **Belladonna** D 6 in häufigeren Gaben; das Mittel zeigt bei der Prüfung die ausgesprochenen Symptome der A n g i n a k a t a r r h a l i s. Man kann dagegen auch **Aconitum** D 6 geben, und sehr zweckmäßig ist es, gleich zu Anfang mit **Arnicatinktur,** 10—15 Tr. in einer Tasse Wasser, öfters gurgeln zu lassen; dieses Mittel hat spezifische Beziehungen zum Halse, und es vermag einem schlimmen Verlaufe vorzubeugen. Handelt es sich um b ö s a r t i g e r e Angina mit ödematösen Anschwellungen des weichen Gaumens mit Stechen und Brennen der Teile, was immer schon auf Infektion hinweist, so ist **Apis** D 3—6 angezeigt. **Guajacum** ∅ ist wirksam bei schmerzhafter Angina mit Ausstrahlung in die Ohren.

Die l a k u n ä r e A n g i n a verlangt **Mercurius sublimatus** D 5—6, alle 2—3 Stdn. eine Gabe, und man hüte sich vor starken Gaben, da sonst leicht Abszedierung eintritt. A n g i n a a b s c e d e n s verlangt **Hepar sulfuris** D 3—6, anfangs versuche man durch die höhere Potenz der Vereiterung noch zuvorzukommen; kann man den Abszeß bereits feststellen, dann beschleunigen die niederen Verreibungen den spontanen Durchbruch. Sollte sich die Ausheilung der Abszeßhöhle verzögern, dann wird **Silicea** D 4—6 zu geben sein oder **Kalium bichromicum** D 4, wenn sich fortgesetzt neue Eiterpfröpfe in den Krypten zeigen. Die s e p t i s c h e A n g i n a schwerster Art mit typhösem Verlaufe und Metastasen in anderen Organen erfordert klinische Behandlung. Wo dies nicht möglich ist, haben sich häufige Gaben von **Lachesis** D 8 bis D 12 oder **Arsenicum** D 6 bewährt. Man lasse hier auch mit **Echinacea-Tinktur,** 10—12 Tropfen in einer Tasse Wasser fleißig gurgeln oder gebe **Echinacea** D 4 als Injektion i.v. **Phytolacca** D 3 scheint günstig auf die chronische T o n s i l l i t i s zu wirken, wenn sich fortgesetzt Gelenkrheumatismen zugesellen, dann ist jedoch stets auch die Tonsillektomie zu diskutieren. Die R e z i d i v n e i g u n g z u A n g i n e n ist konstitutionell zu behandeln, man vergleiche deshalb bei Skrofulose; **Barium carbonicum** D 12 ist hier das Hauptmittel, wöchentlich 1—2 Gaben. Zurückbleibende Tonsillenschwellung nach Anginen wird behoben durch den Gebrauch von **Sulfur** D 6 oder **Barium jodatum** D 4, tgl. 2—3 Gaben. C h r o n i s c h e T o n s i l l i t i s muß konstitutionell behandelt werden, die Hauptmittel sind: **Calcium carbonicum** D 6, **Lycopodium** D 6 und die **Jodpräparate** in mittleren Potenzen. Bei m e r k u r i e l l e r A n g i n a ist **Acidum nitricum** D 3—6 das Hauptmittel.

Angina pectoris

Bei der mehr nervösen Form des Herzkrampfes (Angina pectoris spuria) ist als erstes Mittel zu versuchen: **Tabacum** D 6—12, wenn heftige Herzstiche, Angst, Schwindel und Brechreiz vorherrschen mit kleinem, aussetzendem Puls und kalten Schweißen. Das Mittel ist auch hilfreich, wenn Nikotinvergiftung vorliegt. Bei drohendem Kollaps mit kaltem Stirnschweiß und bei auftretenden Krämpfen, besonders in den Waden, ist **Veratrum album** D 6 zu geben. Die Tinktur davon, 10 Tr. in 1 Tasse heißem Wasser gelöst, wird mit Erfolg in Form von Kompressen in der Herzgegend aufgelegt. Wenn beim Herzkrampf der Puls voll und gespannt und aussetzend ist, wenn besonders die Kopfarterien pulsieren und die Jugularvenen strotzend gefüllt sind, dann wird man von **Glonoinum** D 6 gute Wirkung erwarten dürfen. Bei der Angina pectoris vera infolge von Herzleiden, Aortitis und Arteriosklerose der Kranzadern sind die Hauptmittel: **Aconitum** D 30, **Arsenicum** D 6 bei nächtlichen Anfällen mit heftigen Schmerzen, Todesangst und Asthma cardiale. **Arsenicum** wirkt besser in höheren Potenzen, ebenso **Arnica** D 30, das bei Arterienverkalkung oft gelindert hat, wenn man 10 Tr. in einem Glas heißen Wassers löst und alle 5—10 Minuten einen Teelöffel voll einnehmen läßt; unter Ausbruch von heißem Schweiß folgt Linderung. **Crataegus** ∅ 5—10 Tr. in öfterer Wiederholung ist bei schwacher Herztätigkeit eines der zuverlässigsten Heilmittel, auch **Spigelia** D 3—6 in häufigen Gaben wirkt günstig, wenn Klappendefekte bestehen mit heftigem Herzstechen, das durch jede Bewegung gesteigert wird. Um den Anfällen vorzubeugen, muß das Grundleiden behandelt werden, und da ist **Aurum** D 6 eines der zuverlässigsten Mittel, wenn es sich um alte Klappenfehler, Lues und auch Arteriosklerose handelt, auch **Naja** D 8—12 bewährt sich, wenn bei Herz- und Gefäßleiden Neigung zu Herzschwäche und Kollaps besteht, ferner **Cactus grandifloris** D 1—D 3, oft besser noch **Myrtillocactus** ∅ bis D 2, wenn asthmatische Anfälle sich öfter zeigen mit dem Gefühle, als sei das Herz mit der Hand gepackt. Die letztgenannten Mittel müssen längere Zeit gegeben wrden, auch in schmerzfreien Zeiten, und man verordnet tgl. 2—3 Gaben. Es kommen natürlich je nach Konstitution und Grundleiden noch eine ganze Reihe von Mitteln in Betracht. Bei den häufigen gastrischen Begleitsymptomen wirken dorthin zielende Mittel wie **Nux vomica** D 12 und **Carbo vegetabilis** D 12 günstig.

Apoplexie

Drohend bei kongestivem Kopfschmerz der Plethoriker **Nux**

vomica D 6—30. **Arnica** D 30.

Anfall: **Arnica** und **Belladonna** D 6 im Wechsel, beide angezeigt durch ihre Neigung zu Blutung und zu zerebralen Affektionen. Tiefes Koma, dunkelrotes Gesicht weist auf **Stramonium** D 6, ähnlich **Opium** D 6. Späteres Stadium mit Zuckungen der Glieder **Lachesis** D 12.

Appendizitis

Diese oft alarmierend auftretende Krankheit kann sehr wohl und erfolgreich innerlich behandelt werden, wenn der chirurgische Eingriff innerha!b der ersten 12 Stdn. aus äußeren Gründen unmöglich ist.

Man gebe im ersten Stadium **Ferrum phosphoricum** D 6, stdl. 1 Gabe. es wirkt günstig gegen Fieber, Entzündung, Erbrechen und Stuhlstörungen, man kann es abwechselnd geben mit **Belladonna** D 6 oder **Colocynthis** D 6 bei heftiger Kolik oder krampfartigen, anfallweisen Entzündungsschmerzen. Bei fortschreitender Entzündung sind angezeigt: **Bryonia** D 2, wenn die Exsudation beginnt, oder **Mercurius solubilis** D 3, wenn die Eiterung droht. Die leichte Blinddarmentzündung nimmt bei Gebrauch dieser Mittel einen günstigen Verlauf. Muß der Fall übernommen werden, wenn schon eine fortschreitende Perityphlitis besteht, so wird man vor allem an **Lachesis** D 8—12 denken, bei sicherer Abszeßbildung später an **Pyrogen.** D 12, bei erfolgtem Durchbruch ist **Arsenicum** D 3 trit. in stündlichen Gaben angezeigt. Ein übler Verlauf kann dadurch oft noch vermieden werden und ein befreiender Durchbruch oft großer Eitermengen in den untersten Darm erfolgen. Bleibt nach Operation eine Fistel zurück, so wird die Ausheilung gefördert durch **Sulfur** D 6, **Sulfur jodatum** D 4—6 und **Silicea** D 6. Bei chronischer Blinddarmreizung mit Neigung zur Rezidiven der Entzündung gebe man für längere Zeit 2mal tgl. eine Gabe von **Sulfur jodatum** D 3 oder auch von **Mercurius solubilis** D 3; beide Mittel haben oft den Stuhl reguliert und die Anfälligkeit behoben, auch **Natrium muriaticum** D 3—4 und **Natrium choleinicum** D 4 waren gute Heilmittel. Eines der besten Mittel bei Rezidiven ist **Colocynthis** D 4—6, wenn es bei Auftreten der

Kolikschmerzen mit Fieber sofort in häufigeren Dosen verabreicht wird. Natürlich behält auch der homöopathische Behandler fortgesetzt die Notwendigkeit einer Operation im Auge; es ist aber kein Zweifel, daß oftmals die innerliche Behandlung auch zur völligen Ausheilung geführt hat. Wegen etwaiger Komplikationen wird auf die betr. Abschnitte verwiesen.

Appetit

Fehlend nach akuten Krankheiten **China** D 2, **Thalattin** D 4 namentlich bei Kindern sehr wirksam. **Ignatia** D 6 bei seelischen Ursachen, **Ferrum** bei Blutarmen.

Gesteigert zu Heißhunger: **Jodum** D 3. Es können ferner angezeigt sein je nach begleitenden Umständen **Abrotanum** ∅, **Graphites, Phosphorus, Psorinum, Sulfur.**

Arteriosklerose

Es kommen außer dem vielgebrauchten und auch in kleinen Dosen recht wirksamen **Jodum** noch eine Reihe von Medikamenten in Anwendung. Erwähnt seien: **Arnica** D 3—6, das bei längerem Gebrauch die Angst und Unruhe, die Schlaflosigkeit und den Schwindel der Patienten lindert und behebt; es ist bei alten Leuten hilfreich, die zu Apoplexie, Blutungen und Angina pectoris neigen. Ein anderes gutes Mittel ist **Secale** D 3—6 bei Paraesthesien in den Gliedern, bei Krämpfen und Neigungen zu Blutungen und Ödemen. Auch bei drohender Gangrän- und RAYNAUDscher Krankheit ist es bewährt. **Aurum** D 4—6 paßt besonders nach Lues, wenn schwere Gemütsdepressionen vorliegen, auch bei Leber- und Nierenleiden und bei Angina pectoris. **Plumbum aceticum** D 6—30 wirkt analog seiner degenerativen Wirkung auf die Arterien mit Erhöhung des Blutdruckes und bei Schrumpfniere. Blutdrucksenkend wirken auch **Viscum album** ∅ und **Vanadium** D 12.

Arthrosis deformans s. Gelenkrheum. chron.

Aszites

Bei Herzinsuffizienz **Helleborus** ∅—D 1, **Apocynum** ∅—D 2, bei Kachexie, nächtlicher Angst und Unruhe, Fieber **Arsenicum** D 3, **Jodum** D 3, **Aurum muriaticum** D 3 bei Leberzirrhose. **Apis** beherrscht Wasseransammlungen aller Art (Zysten). Bei tuberkulöser Peritonitis ist **Abrotanum** ∅—D 2ein großes Heilmittel.

Asthenopie

Sofern sie nicht durch Brechungsfehler und Astigmatismus bedingt ist, sondern im Gefolge schwächender Krankheiten auftritt, wird **Ruta graveolens** D 3—6 helfen. Bei nervöser und sexueller Schwächung gebe man **Phosphorus** D 6, bei Augenflimmern, Schwindel **Gelsemium** D 6—30, nach Überanstrengung der Augen **Natrium muriaticum** D 12.

Asthma

Da es sich beim Bronchialasthma selten um ein von den Lungen ausgehendes Übel, vielmehr um ein konstitutionelles Leiden handelt, so muß jede rationelle Behandlung eine kausale sein. Hier werden nur einige bewährte Mittel für den Asthmaanfall angeführt, die konstitutionelle Behandlung erfordert ein Studium des Einzelfalles. Am häufigsten ist hilfreich im Anfalle selbst **Arsenicum,** und zwar wirken höhere Potenzen, D 6—30, besser als niedrige; man gibt häufige Dosen. Der Husten ist trocken, es besteht Angst und höchste Atembeengung, die schlimmste Zeit ist nachts, der Patient muß vor Unruhe aus dem Bett, die Brust brennt innen, und es besteht Todesangst. **Sulfur** D 6—30 hat geheilt, wenn Hautausschläge zurückgetreten sind und dafür das Asthma auftrat; der Ausschlag erscheint wieder, und das Asthma bleibt aus. **Ipecacuanha** D 1—3 trit. ist hilfreich, wenn schweres Schleimrasseln besteht mit verfallenem Gesichtsausdruck, nächtliche Erstickungsanfälle, dabei Übelkeit und Erbrechen. **Acidum formicicum** D 5—12 als Injektion ist das oft bewährte Verfahren nach KRULL. Die Injektion ist alle 8—14 Tage zu wiederholen. Räuchern im Anfall verhindert nach REUTER die Wirkung der Ameisensäure. **Ambra** D 2 und **Naphthalin** D 12 wirken oft wohltätig. Bei Anhäufung von Schleim in den größeren und kleineren Bronchien mit hochgradiger Atemnot, wie sie bei alten Emphysematikern und Kindern mit Bronchiolitis auftritt, ist das Hauptmittel **Antimonium arsenicosum** D 3—4, alle 2—3 Stdn., evtl. öfter 1 Gabe; das Mittel fördert sehr die Expektoration und kräftigt das Herz; sobald der Husten trocken wird, gebe man seltenere Gaben und gehe zu anderen Medikamenten über, von denen eines der besten **Calcium carbonicum** D 3 ist. Ein weiteres gutes Mittel ist **Senega** D 1—3, wenn der Husten schmerzhaft und erschütternd, der Schleim zäh, eiweißartig und schwer löslich ist; die Kranken fühlen sich besser im Freien, schlechter in der Ruhe. **Kalium jodatum** D 1—2 löst den Schleim bei trockenen Katarrhen mit asthmatischen Zuständen, es ist auch hilfreich bei reichlichem Schleimrasseln; der Auswurf ist scharf und schmeckt salzig.

A s t h m a c a r d i a l e ist bei Herzleiden (und Angina pectoris) zu vergleichen. Ein recht gut wirkendes Mittel ist hier **Veratrum album** D 3—6, wenn Erstickungsanfälle auftreten bei geringster Bewegung mit kaltem Stirnschweiß und Wadenkrämpfen.

In der vorbeugenden Behandlung des Asthmas spielen **Sulfur** D 30, **Arsenicum** D 30, **Acidum formicicum** die Hauptrolle. Von **Natrium sulfuricum** D 12 kann man bei Kindern Heilungen sehen. In Bad Dürrheim sind 94% Asthmatiker sofort anfallsfrei, 60% nach Heimkehr dauernd besser oder ganz geheilt.

BASEDOWsche Krankheit

Die Symptomatologie des Basedow ist das Gegenbild der Pathogenese von **Jodum** und aller Jodpräparate einschließlich Thyreoidin. Deshalb wird Jod ein Hauptheilmittel sein: es handelt sich nur um die Wahl der richtigen Dosis. Bei den leichten Formen von Basedow kann man Jod mit Erfolg in D 4—6 geben, die Jodsalze (Calcium jodatum, Ferrum jodatum und Spongia) werden in noch stärkeren Dosen vertragen werden und günstig wirken. Im schweren Basedow können jedoch nur höhere Potenzen, D 12—30, in seltenen Gaben verabreicht werden, und die Wahl wird nach den eintretenden Reaktionen zu treffen sein. Als Blutmittel sind angezeigt **Ferrum sulfuricum** D 3 und **Ferrum phosphoricum** D 3—6, beide wirken günstig gegen die erregte Herztätigkeit, Schlaflosigkeit und Verdauungsstörungen, speziell die häufig auftretenden Diarrhöen. **Natrium muriaticum** D 4 bis D 30 bessert die Gemütsdepression, die Abmagerung, die Verdauungsstörungen mit Durst, auch die Tachykardie und die Struma; **Chininum arsenicosum** D 4—6 ist eines der besten Kräftigungsmittel. Von letzteren Mitteln gibt man tgl. 2—3 Gaben, während die Jodpräparate meist nicht so häufig vertragen werden. Gegen die stürmische Herzaktion wirkt oft recht befriedigend **Lycopus virginicus** D 1—2, jeden Abend 5 Tr., oder auch **Spigelia** D 4—6 und **Cactus grandiflorus** D 2—6, wenn Herzschwäche besteht. Gegen die vasomotorischen Störungen seien als wirksam genannt: **Belladonna** D 6—30 bei heftigen Blutwallungen zum Kopfe, bei Pulsieren des Kropfes und der Halsschlagadern, bei heißen Schweißen und Schlaflosigkeit. Wiegt die Angst vor bei heftigem Herzklopfen und häuft sich viel Schleim im Halse an bei beträchtlicher Struma, dann wird man **Bromum** D 4—6 verabreichen, auch **Arsenicum** D 6 hat hier günstige Wirkung. Bewährt hat sich ferner **Acidum nitricum** D 12. Die Erfolge bei Basedow sind recht zufriedenstellend, wenn die Medikamente richtig gewählt und mit Ausdauer gebraucht werden. Nur selten wird man zu den bekannten operativen Eingriffen seine Zuflucht nehmen müssen, da sich die gestörte Tätigkeit der Schilddrüse in der Regel günstig beeinflussen läßt. Auffallend ist, daß bei fortschreitender Besserung die Jodpräparate in stärkeren Dosen ganz gut vertragen werden.

Blepharitis

Die einfachen Augenliderentzündungen heilen leicht bei jeder Behandlung **(Apis, Hepar),** während die chronischen, meist auf Skrofulose beruhenden, sehr hartnäckig sind. Die besten Mittel sind hier **Sulfur** D 6—30, **Arsenicum** D 6, **Graphites**

D 12 bei Schuppen an den Lidern, Ekzem ums Auge (3mal wöchentlich). Ganz ähnlich wirkt **Magnesium muriaticum** D 4, wenn gleichzeitig skrofulöse Nasenkatarrhe bestehen oder eine hartnäckige Verstopfung. Diese Mittel sind alle für längere Zeit zu geben, am besten früh und abends eine Dosis.

Bronchitis

Die akute Erkältungsbronchitis erfordert **Aconitum** D 3 bis 6 in sehr häufigen Gaben oder **Belladonna** D 3—6, wenn bei Beginn ein heftiger Reizhusten auftritt. Erfolgt nicht bald Erleichterung, so hat **Bryonia** D 3—6 in Wasserlösung stündlich zu folgen. Schreitet die Entzündung trotzdem fort, so gebe man **Phosphorus** D 4—6 2stdl. Ein vorzügliches Mittel ist **Ammonium carbonicum** D 3, wenn der Katarrh von der Nase über den Kehlkopf in die Bronchien langsam hinabgeht mit viel Giemen und Rasseln, ohne daß sich der Schleim lösen will. Beim „reifen" Katarrh gebe man dann **Hepar sulfuris** D 6 oder **Mercurius solubilis** D 6, die die Heilung bald vollenden. Bei der Bronchiolitis der Kinder sind die bewährtesten organspezifischen Mittel: **Ipecacuanha** D 1 bis 6. Es besteht große Schleimansammlung mit Rasseln und Krampfhusten mit Erstickungsanfällen, Ekel mit Würgen und Erbrechen; die Kinder sind so schwach, daß sie kaum mehr husten können, und der Auswurf kann blutig sein. Die charakteristische Schwäche mit Schlummersucht und gedunsenem Gesicht spricht für **Tartarus emeticus** D 4—6. Das Mittel hat oft lebensrettend gewirkt, und fast noch sicherer **Antimonium arsenicosum** D 3. In verzweifelten Fällen greife man zu **Ammonium carbonicum** D 3 oder **Ammonium jodatum** D 3, wenn die Atemnot und das Rasseln aufs höchste steigen und Herzlähmung droht. Da sich die Bronchiolitis zumeist auf konstitutionellem Boden entwickelt (Skrofulose, Rachitis, Anämie usw.), so müssen konstitutionelle Zwischenmittel oft erst eine Reaktion auslösen, und Sulfur, Calcium carbonicum, Silicea, Tuberkulin, Lycopodium usw. sind in höheren Potenzen einzuschieben. Bei der Bronchitis capillaris der Alten mit hartnäckigem, schwerem Husten und wenig Auswurf wie Seifenbrühe und bei gleichzeitigen

Asthmazuständen hat sich **Kalium jodatum** D 1 bewährt, auch wirkt das **Arsenicum** in seinen verschiedensten Verbindungen hier gut. Bronchitis serosa erfordert **Silicea** D 4—6 oder **Calcium carbonicum** D 2—6, man gibt diese Mittel 3 bis 4mal tgl. Bei der Bronchitis foetida wirkt ausgezeichnet **Phellandrium aquaticum** D 6, bei viel leichtlöslichem, stinkendem Schleim mit Atemnot, Fieber und Nachtschweißen. Auch **Kreosotum** D 4—6 fördert sehr die Expektoration der scharfen, stinkenden Sekrete. Bei ganz veralteten derartigen Katarrhen, wie man sie bei Bronchiektasie und bei Lungenabszessen beobachtet, haben sich **Carbo vegetabilis** und **animalis,** beide als D 6 in Verreibung, als lindernd erwiesen, ebenso **Balsamum peruvianum** D 1—2 und **Sulfur jodatum** D 6 (STIEGELE).

Bei der einfachen chronischen Bronchitis sind die besten Mittel: **Antimonium sulfuratum aurantiacum** D 3 bei viel Schleimrasseln; der Auswurf ist schwerlöslich und zäh, besonders passend, wenn Emphysem und Asthmaneigung bestehen. **Arsenicum jodatum** D 3—4 wirkt expektorierend, lindert lästigen, nächtlichen Kitzelhusten und die Ruhelosigkeit, auch asthmatische Anfälle. Als ein Hauptmittel ist aber **Phosphorus** D 6 für längeren Gebrauch zu empfehlen, tgl. 2—3 Gaben, und ebenso schließlich **Calcium carbonicum** D 2—4, die beide den mildesten Verlauf der Bronchitis garantieren und den häufigen Verschlimmerungen des Übels vorbeugen. Natürlich werden bei sekundären Bronchitiden die Grundleiden in erster Linie zu behandeln sein, und die homöopathischen Ärzte legen großen Wert auf eine genaue Aufnahme der Anamnese sowie auf Beachtung der Nebenumstände.

Bursitis praepatellaris

Als Beispiel, wie man eigentlich chirurgische Krankheiten auch medikamentös innerlich behandeln kann, wird die Schleimbeutelentzündung angeführt; sie ist häufig durch Quetschung oder fortgesetzten Druck hervorgerufen, und dementsprechend ist **Arnica** angezeigt. Dieses Mittel hat Bursitis innerlich in D 4—6 oft geheilt; man kann die Kur durch Kompressen mit stark verdünnter Arnicatinktur unterstützen. Auch durch **Ruta** D 2—4 und **Calcium phosphoricum** D 4—6 sind Schleimbeutelentzündungen geheilt worden und öfter durch **Kalium chloratum** D 3. Gegen die Ganglien und Hygrome am Handrücken und in der Handgelenkgegend hat sich **Acidum benzoicum** D 3, auch **Ammonium carbonicum** D 3—D 6 als hilfreich erwiesen. MÖSSINGER konnte gute Erfolge von Apis D 3 beim Hygrom statistisch sichern (AHZ 218, 1973, S. 50). Man kann so ohne Messer in manchen Fällen auch derartige lokale Entzündungsprozesse zum Verschwinden bringen, damit ist nichts gegen die chirurgische Behandlung gesagt, die auch zu Recht besteht, wenn man nicht anders zum Ziele gelangt; es soll nur betont werden, daß es auch innere Mittel gibt, die auf derartige Prozesse heilenden Einfluß haben.

Karzinom

Die Behandlung der Krebsgeschwülste ist nicht sehr dankbar; man hat wohl zahlreiche einwandfreie Heilungen berichtet, im Verhältnis zu der Häufigkeit des Leidens sind sie jedoch spärlich. Die Krebskrankheit ist ein sehr langsam verlaufender Prozeß, der meist von langer Hand vorbereitet ist, indem auf geschwächter Körperkonstitution infolge der verschiedenartigsten Einflüsse sich ganz allmählich die Degenerationsprozesse an den Geweben entwickeln. Die Aufgabe des homöopathischen Behandlers ist es, die Krebsanlage bei heruntergekommenen, blutarmen Patienten frühzeitig zu erkennen und in konsequente konstitutionelle Behandlung zu nehmen; man wird auf diese Weise der drohenden Krebskrankheit entgegenarbeiten, sie eventuell verhüten. Hier sind die Heilmittel nach den vorliegenden Allgemein- oder auch Lokalsymptomen zu wählen. Leider werden wir allzuoft aber vor die Aufgabe gestellt, die Krebsgeschwulst behandeln zu müssen, und da ist der ganze therapeutische Apparat in Erwägung und Anwendung zu bringen. Es kommt manchmal vor, daß Patienten die vorgeschlagene Operation oder andere Behandlungsmethoden verweigern, und da können wir mit Berechtigung dann mit innerlichen Mitteln behandeln. Es sollen einige Mittel genannt werden, die mit Erfolg gegeben wurden; es wird wohl nur ausnahmsweise die Heilung erreicht, aber die Beschwerden werden gelindert, der Verlauf oft hingezogen, und man kann beobachten, daß der Exitus schließlich ohne die schweren Leiden erfolgt, wie man sie bei Rezidiven nach operativen Eingriffen beobachtet. **Arsenicum** D 5 ist das Hauptmittel bei Kachexie mit heftigen, nächtlichen Brennschmerzen an Krebsgeschwüren. **Argentum nitricum** D 3 paßt bei allen Schleimhautkrebsen, die zu Blutungen neigen. **Calcium fluoratum** D 6 ist zu versuchen bei harten Knoten und Drüsengeschwülsten, besonders an der Mamma und an Knochen und Faszien. **Conium** D 3—6 hat geholfen bei harten Drüsen und Szirrhus mit lanzinierenden Schmerzen. **Carbo animalis** D 6 bei eitrigen, stinkenden Krebsgeschwüren, die brennen und leicht bluten. **Silicea** D 3 paßt hauptsächlich bei Haut- und Drüsenkrebsen, die sehr empfindlich sind und wenn die Schmerzen durch warme Umschläge sich bessern. Man denke ferner an **Hydrastis** ∅—D 3, **Phytolacca** ∅—D 3, innerlich und äußerlich, an **Thuja** D 4, **Aurum** D 4—6, **Kreosotum** D 4 und **Kalium bichromicum** D 4. Das meiste Vertrauen verdient sowohl bei der Krebsdiathese wie gegen den Tumor selbst **Hydrastis canadensis** ∅—D 1. Ihm folgen **Conium** D 3, später **Arsenicum** D 3—12 lange Zeit fort. Bei beginnender Ulzeration **Mercurius corrosivus** D 3 und Sublimatumschläge 1 : 3000, bei Blutungen **Phosphorus** D 5 innerlich, **Calendula** ∅ äußerlich. Bei Ca. ventr. steht an der Spitze **Arsenicum** D 3, ähnlich gut wirkt oft **Kalium bichromicum** D 5, besonders bei Neigung zu Verstopfung und Nausea.

Karies

Bei den tuberkulösen Knochen- und Gelenkerkrankungen können neben der klinischen Behandlung eingesetzt werden: sämtliche Calcium-Präparate, hauptsächlich **Calcium phosphoricum** D 3 und **Calcium fluoratum** D 6, ferner **Phosphorus** D 4—6 und **Acidum phosphoricum** D 3. Die **Silicea** D 6 wirkt gut bei langwierigen Fisteln: hier wird auch **Asa foetida** D 3 und **Angustura vera** D 3 empfohlen. Wie bei allen tuberkulösen Prozessen wird ab und zu eine Gabe **Tuberculinum** in Hochpotenz zu interponieren sein oder auch von **Sulfur** oder **Psorinum** als Reaktionsmittel. Man sieht nach solchen Gaben gewöhnlich eine kurz verstärkte Eiterung der Fisteln eintreten. Je nach Sitz des Krankheitsprozesses und der lokalen Erscheinungen wird man einen Orthopäden zu Rate ziehen. Bei ausdauernder Behandlung sind die Erfolge recht befriedigend, und Fälle, die völlig ausheilen, sind keine Seltenheit. Bemerkenswert ist der gewöhnlich rasche Umschwung zur Besserung des Allgemeinbefindens bei Einleitung der innerlichen Kur. Man sieht auch, daß sich kalte Abszesse resorbieren, so daß jeder chirurgische Eingriff überflüssig wird.

Cholera nostras

Erstes, meist rasch besserndes Mittel ist **Veratrum album** D 3. Bei sommerlichen Brechdurchfällen der Kinder **Colocynthis** D 6 im ersten Stadium, wenn schneidende Kolikanfälle bestehen vor den Durchfällen, die profus und wäßrig sind; Wärme und Zusammenkrümmen bessern. **Arsenicum** D 6 ist gekennzeichnet durch Brennschmerz und großen Durst auf kleine Schlucke Wasser, durch die nächtliche Verschlimmerung, die stinkenden, dunklen Stühle, Erbrechen, Angst und raschen Kräfteverfall. **Ipecacuanha** D 3 paßt bei vorherrschender Übelkeit und Erbrechen mit reiner Zunge; die Stühle sind grün-gelb, oder sie sehen wie Melasse aus, dabei heftige Koliken in der Nabelgegend, livides Gesicht und kalte Hände und Füße. **Croton** D 4—6 wirkt recht zuverlässig, wenn sehr heftige, wäßrige, reichliche Durchfälle auftreten, die wie aus einem Hydranten wegschießen. Um die Erschöpfungszustände nach Besserung des Leidens zu beheben, gebe man **China** D 3—6 oder **Acidum phosphoricum** D 3, alle 2—3 Stdn. 1 Gabe. Im gefährlichen Stadium der Krankheit sind die Arzneidosen recht häufig zu geben, alle ¼—½ Stde.; bewährt hat sich deren Auflösung in heißem Wasser.

Cholelithiasis

Gegen die Gallensteinkrankheit, d. h. gegen die infolge von gestörter Leberfunktion und Entzündlichkeit der Gallenwege sich entwickelnden Gallensteine haben sich neben anderen hauptsächlich die folgenden Mittel bewährt: **Mercurius dulcis** D 2—3, **Chelidonium** D 1—3, **Natrium choleinicum** D 3—4,**Carduus marianus** D 1—2, **Natrium sulfuricum** D 6, **Magnesium muriaticum** D 4 und **China** D 4. Diese Mittel regulieren vorzüglich die Lebertätigkeit, sie fördern die Gallensekretion und schaffen bei längerem Gebrauche wieder normale Verhältnisse im Gallengebiete und in der Verdauung. Man wechselt zweckmäßig ab und zu das Mittel, wie es gerade nach den Symptomen angezeigt ist (die Indikationen sind in der angeschlossenen „Kleinen Arzneimittellehre" zu vergleichen), und nach wochenlangem Gebrauche werden in den meisten Fällen, wenn nicht Komplikationen vorliegen, die Beschwerden schwinden. Allerdings muß die Kur später ab und zu wiederholt werden, um Rezidiven vorzubeugen. Bei den Gallenstein-Koliken gibt der Behandler zuerst die bekannten krampflösenden Mittel: **Belladonna** D 6—30, das in häufigem Wechsel mit **Calcium carbonicum** D 30 von erfahrenen Kolikern manchmal sogar der Morphiumspritze vorgezogen wird. Auch **Colocynthis** kann wirksam sein. **Arsenicum** D 4—6 zeigt große Ähnlichkeit mit dem Kollapse, den man bei schwersten Anfällen beobachtet, und es hat sich bei Kolikanfällen auch hilfreich erwiesen.

Die Operationsindikation ist heute großzügiger zu stellen dank der besseren Operations- und insbesondere Anästhesietechnik. Die Spätfolgen Gallenblasen-Ca und biliare Zirrhose können durch eine frühzeitige Operation weitgehend vermieden werden.

Chorea minor

Auch die Homöopathie verwendet das Arsenik, am besten **Kalium arsenicosum** D 4, **Cuprum arsenicosum** D 4 und Dürkheimer Maxquelle, wenn es sich um anämische, unruhige und ängstliche Kinder handelt mit Herzstörungen. Immer aber wird man das passende Konstitutionsmittel als Grundmittel für längere Zeit geben, in den meisten Fällen wird es **Magnesium phosphoricum** D 6 sein. Nebenbei kommen in Anwendung **Agaricus** D 4—6, wenn die Gesichtsmuskulatur, besonders die Lider, zucken, wenn die Augen verdreht werden und Hände und Füße zittern und die Zunge mitbeteiligt ist. **Stramonium** D 6 ist ein Hauptmittel, passend bei Stottern und Sprachverlust und wenn schwere Krampferscheinungen sowie Lach- und Weinkrämpfe auftreten. Die Kinder verlangen nachts nach Licht, im Dunkeln ist alles schlechter, auch bei Berührung. **Tarantula hispanica** verursacht in seiner Giftwirkung ständigen Bewegungsdrang und große Unruhe, Hin- und Herrollen des Kopfes, Arme und Beine sind stets in Bewegung: sehr oft hat es den Veitstanz gebessert und geheilt. Bei der Schwangerschaftschorea schließlich kann man **Caulophyllum** D 3—6 versuchen, auch wenn die Störungen zur Zeit der Menstruation schlechter werden.

Chronische Krankheiten

Es mögen hier einige sehr beherzigenswerte Ausführungen aus dem homöopathischen Taschenbuch des bekannten englischen Homöopathen J. H. CLARKE ihren Platz finden. CLARKE führt etwa folgendes aus: In der Behandlung chronischer Krankheiten bieten sich dem Homöopathen große Vorteile vor der schulgemäßen Therapie, es sind aber nach meiner Erfahrung nur wenige Kollegen, die diesen Vorteil voll auszuschöpfen verstehen. Die erste Bedingung ist hier Z e i t . Eine Konstitution zum Besseren zu wenden, ist nicht möglich in einer Woche oder einem Monat, und selten wird es in einem Jahr gelingen. HAHNEMANN verlangte zum mindesten zwei Jahre für die wahre Heilung chronischer Krankheiten. Man tut gut daran, dies dem Kranken klarzumachen und sein Versprechen zu verlangen, diese Zeit auszuharren. Es mag oft verhältnismäßig rasch ein guter Anfangserfolg erzielt werden. Behandler und Patient müssen aber vor dem Zurückschwingen des Pendels den Mut nicht verlieren und wissen, was zu tun ist. Wichtig ist es, diese chronischen Fälle nicht zu oft zu bestellen, einmal im Monat genügt. Sonst kann das gewählte Mittel nicht genügend durchwirken, der Behandler ist in Gefahr, zu häufig sein Mittel zu wechseln und dadurch den Fall zu verderben. Der Ausdruck „chronische Krankheit“ bedeutet bei HAHNEMANN etwas anderes als in der übrigen Medizin. Der Typ dafür ist seine Psora, eine schleichende Vergiftung mit immer neuen, von Zeit zu Zeit auftretenden Bildern, gefolgt von langen Stadien der Latenz.

HAHNEMANN legte großen Wert auf eine gründliche Erhebung der Vorgeschichte seines Patienten. Er sah in seinen Hauteruptionen, seinem Asthma, Neuralgien, Tumoren nicht verschiedene Krankheiten, sondern Bilder einer und derselben chronischen Vergiftung. Entsprechend wählte er auch sein Mittel nicht nach dem gerade vorliegenden Bild, sondern mehr nach den Grundelementen der krankhaften Lage, die ihn darum auch oft genug von fachärztlichen Eingriffen abhielt.

Die glückliche Behandlung chronischer Fälle zeigt den echten Homöopathen. Die beste Zeit für das tiefgreifende Konstitutionsmittel ist n a c h dem Ablauf einer akuten Phase. Chronische Noxen wirken von außen nach innen, wie das Bild der Syphilis, Sycosis und Psora zeigt. Ihnen gegenüber heißt es Mittel zu finden, die von innen nach außen wirken. Wenn während einer chronischen Kur ein Hautausschlag oder ein früheres Bild der Krankheit zurückkehrt, so ist dies ein gutes Zeichen und darf keinesfalls örtlich behandelt werden. Bei der Aufsuchung des Konstitutionsmittels kommt es auf die Totalität der Symptome an. Als Beispiel sei der S u l f u r - Typ hier angeführt, da dieses Mittel das Haupt-Antipsoricum ist. Die Kennzeichen von Sulfur sind das Auftreten juckender Hauteruptionen, ferner das charakteristische Gefühl von Ödsein in der Magengrube 11 Uhr vormittags. Der Kranke will vielleicht kein Frühstück, aber vormittags 11 Uhr muß er was zu essen haben. Er neigt etwas zu Schwermut mit religiösen oder philosophischen Betrachtungen, der Kopf ist heiß, die Füße kalt. Oft brauchen wir ihm nur die Hand zu reichen, um den Sulfurpatienten zu finden, seine heiße, feuchte Hand ist typisch. Die Füße können statt kalt auch heiß und schweißig sein. Seine Symptome sind schlimmer vom Waschen, schlimmer bei Nacht und in der Wärme. Wenn Kranke all ihre Beschwerden im warmen Bett verschlimmert sehen, ist sehr wahrscheinlich Sulfur das Mittel. In Verbindung mit dem Schwefel ist es nötig, Calcarea zu studieren, das in vieler Hinsicht dessen Antithese darstellt. Der Calcarea-Patient hat allgemeine Reizbarkeit, kalten, feuchten Kopf und Glieder, er sucht die Wärme. Lycopodium, Natrium muriaticum, Silicea, Psorinum, Tuberculinum und viele andere Mittel müssen ferner studiert werden. Hochpotenzen sind hier am Platze (30) in meist seltenen Gaben täglich, wöchentlich oder noch seltener eine, in der Zwischenzeit, wo nötig, Scheinarznei.

Hierher gehören auch die längeren Ausführungen STAUFFERs und BIERs zur Behandlung chronischer Fälle in der Einleitung dieses Buches.

Kolitis

Geht der Dickdarmkatarrh hauptsächlich mit Obstipation einher, so bewähren sich **Sulfur** D 6 oder **Sulfur jodatum** D 3, tgl. 2—3 Gaben für längere Zeit. Ist die Schleimsekretion vermindert und besteht eine verlangsamte Darmperistaltik, so sind **Natrium muriaticum** D 4 oder **Thalattin** D 4 angezeigt, und bei gleichzeitig bestehenden Leber- und Gebärmutterstörungen ist **Magnesium muriaticum** D 4 vorzuziehen oder **Sepia** D 4—6. Bei stärkerem Meteorismus und Flatulenz ist **Lycopodium** D 6 das Hauptmittel. Wechseln Durchfälle und Verstopfung unregelmäßig einander ab, dann wird am zweckmäßigsten **Antimonium crudum** D 4—6 verordnet, das sich in den meisten Fällen als heilsam erweist. Die hartnäckige Colitis mucosa, die gewöhnlich mit Obstipation und reichlicher Schleimabsonderung einhergeht, verlangt **Graphites** D 4—6, wenn Schleimfetzen den Stuhl überziehen, stinkende Flatus abgehen und kein Stuhldrang besteht. Beruht das Übel auf nervöser Basis, dann gebe man **Kalium phosporicum** D 6. Dieser Symptomenkomplex wird heute als Colon irritabile bezeichnet. Besteht dabei Ostipation, so hilft **Asa foetida** D 3, wie MÖSSINGER zeigen konnte. War eine sich hinschleppende Ruhr die Ursache und treten zwischendurch Durchfälle auf, so sind **Colchicum** D 4 oder **Aloë** D 12 die Hilfsmittel oder auch **Mercurius** D 6, wenn Tenesmus besteht.

Kondylome

Geschlechtskrankheiten wie Syphilis und Gonorrhö müssen heute grundsätzlich nach den Regeln der klinischen Medizin antibiotisch behandelt werden. Nur wenn man damit nicht zum Ziele kommt, können auch homöopathische Mittel eingesetzt werden. Die spitzen Feigwarzen bei chronischem und schlecht gepflegtem Tripper, die manchmal sehr hartnäckig sind und auch lokaler Behandlung widerstehen, kann man mit Vorteil innerlich behandeln mit dem Tripper-Konstitutionsmittel **Thuja occidentalis,** das in D 1 oder D 30 3mal tgl. verabreicht wird; auch **Sabina** D 1—3 leistet Gutes, und beide Medikamente (in Tinktur) können äußerlich zu Betupfungen verwendet werden. Die breiten Kondylome, als Begleiterscheinung der Lues, werden innerlich wie diese behandelt, und man vergleiche daselbst. Neben den verschiedenen Quecksilberpräparaten gibt man innerlich auch **Acidum nitricum** D 3—6, tgl. 3—4 Gaben, und auch hier ist das **Sulfur jodatum** D 3 ein gutes Mittel, wie überhaupt dem **Sulfur** eine große Heilwirkung zukommt bei allen syphilitischen Hautaffektionen; man kann die recht günstig wirkenden Schwefelbäder oder auch Umschläge mit verdünnter Schwefelleber ganz gut zu Hause durchführen lassen.

Konjunktivitis

Die Bindehautentzündungen, soweit sie nicht unbedingt spezialärztlicher Behandlung (wie z.B. Trachom und Blennorrhoe) zu überweisen sind, werden in der akuten, katarrhalischen Form mit **Aconitum** D 4 und **Belladonna** D 4 in häufigen Gaben behandelt, bsonders wenn Erkältungen und Infektionen (Masern) die Ursache sind; auch **Euphrasia** D 1—4 leistet innerlich Gutes, wenn reichlich scharfe Tränen und gleichzeitig milder Schnupfen auftreten; das Mittel kann auch in Form von Umschlägen gebraucht werden, 20 Tr. der Tinktur in einer Tasse Wasser gelöst. Für die subakute und chronische Form eignen sich **Mercurius sublimatus** D 6, wenn die Sekrete dünn und mehr schleimig sind, wenn Ofenwärme und Bettwärme nachts verschlimmern, frische Luft aber bessert, Übergreifen auf die Hornhaut droht; ferner **Arsenicum** D 6, wenn Brennschmerz wie Feuer besteht mit Unruhe, Angst und großer Lichtscheu, feuchte Wärme bessert. Die chronische Form erfordert häufig **Pulsatilla** D 4, wenn milde, dicke Sekrete bestehen und Masern vorausgegangen waren; sie ist dann ein vorzügliches Mittel, das schon der große Ophthalmologe GRÄFE zu schätzen wußte. Die skrofulöse Augenentzündung fällt speziell in das Arbeitsfeld der inneren Medizin. Wenn man hier nicht konstitutionell behandelt, wird man keine Dauererfolge haben. Die wichtigsten Konstitutionsmittel sind: **Sulfur, Calcium carbonicum, Silicea, Graphites** und **Tuberculinum,** die in den verschiedensten Potenzen angezeigt sein können; man gebe diese Mittel aber nicht in zu häufigen Gaben und lasse jedem die nötige Zeit zur Auswirkung. Nebenbei verabreiche man zur Linderung der akuten Beschwerden: **Apis** D 3—6 bei ödematösen Schwellungen mit heftigem Stechen und Lichtscheu, Tränen und Blepharospasmus, auch **Rhus** D 4 ist bewährt bei ziehenden Schmerzen im ganzen Bulbus und wenn Tränenbäche hervorstürzen beim Öffnen der Lider. Die Hauptmittel sind jedoch **Mercurius bijodatus** D 6 und **Äthiops antimonialis** D 4, wenn bereits Geschwürbildung eingetreten ist und hochgradige Empfindlichkeit gegen jeden Lichtschein besteht. Auch das obengenannte **Arsenicum** ist hier oft hilfreich, ebenso **Hepar sulfuris** D 6—30 bei Hypopyon und großen Schmerzen.

Die Blenorrhö der Neugeborenen, meist durch Gonokokken verursacht, erfordert klinische Behandlung, daneben kann **Argentum nitricum** D 3 innerlich und äußerlich verabreicht werden.

Zystitis

Das Hauptmittel beim akuten Blasenkatarrh ist **Cantharis** D 4—6. Brennschmerz und heftiger, häufiger, erfolgloser Harndrang, Abgang nur weniger Tropfen dunklen, trüben, auch blutigen Urins; es besteht meist Fieber, großer Durst. Blasentenesmus, Erkältung, Tripper, Diätfehler können die Ursache sein; Cantharis wirkt stets lindernd, oft nach wenigen Tagen unter reichlichem Schweißausbruch heilend. Die Tripperzystitis ist nebenbei mit **Mercurius sublimatus** D 6 zu behandeln. Handelt es sich um einen akuten Katarrh nach Genuß von jungem Bier oder Most, so ist **Nux vomica** D 4 das beste Medikament. Liegt eine Cantharidenvergiftung vor, so ist **Camphora** D 1 angezeigt. Gegen die chronische Blasenentzündung besitzt die Homöopathie einige Mittel, die das Leiden auch ohne lokale Behandlung ausgeheilt haben; selbstredend handelt es sich da um einfache Katarrhe, nicht um Steinleiden, Neubildungen schlimmer Art u. dgl. Man versuche **Sabal** ∅—D 2,3mal tgl. 5 Tr., wenn die Symptome des chronischen Katarrhs vorliegen; es kann sich um verschleppte Erkältungskatarrhe handeln oder um die Folgen von Tripper oder Prostatahypertrophie. Die oft heftig brennenden und schneidenden Schmerzen in Blase und

Harnröhre mit Harndrang bei Schwangeren lindert **Populus tremuloides** D 1, ähnlich wirksam ist **Pareira** D 2. Es paßt auch nach Operationen wie die **Arnica** D 3—6. Mit **Balsamum peruvianum** D 2 wurde die chronische Zystitis mit stinkendem, trübem, schleimigem, eiweißreichem Harn geheilt, nachdem alle möglichen Mittel und auch die Lokalbehandlung vergebens versucht waren. Bei infolge jeder Erkältung oder von Diätfehlern rezidivierenden Blasenkatarrhen gibt man mit Erfolg **Dulcamara** D 3—6 bzw. **Lycopodium** D 6; das letztere Medikament paßt auch, wenn der Harn reich an Sedimenten ist und Sand und Grieß führt; unter denselben Umständen ist **Berberis vulgaris** D 2—4 oft hilfreich. Die Erfolge homöopathischer Behandlung sind bei akuter Zystitis äußerst befriedigend, wenn man die Patienten das Bett hüten läßt, damit die gewöhnlich auftretenden kritischen Schweiße nicht hintangehalten werden. In chronischen Fällen darf man nicht mehr verlangen, als Arzneimittel zu leisten vermögen; die nicht geeigneten Fälle sind unbedingt spezialärztlicher Behandlung zu überweisen.

Diabetes

Jeder Diabetes mellitus bedarf zunächst einer sorgfältigen diätetischen Einstellung, die heute im allgemeinen nach Broteinheiten (BE) vorgenommen wird, wobei auch die Fettmenge beschränkt ist. Steigt trotzdem der Blutzucker über 120 mg% an, so sind orale Antidiabetika angezeigt. Bei einer Blutzuckerhöhe über 200 mg% wird meist die Verabreichung von Insulin notwendig werden. Über Einzelheiten dieses Vorgehens unterrichten die Lehrbücher der Inneren Medizin.

Die Homöotherapie ist beim Diabetes mellitus nicht primär angezeigt, sie kann aber die oben genannten Behandlungsverfahren unterstützen. So kann **Datisca** in D2 oder D3 nach BEUCHELT in manchen Fällen eine so günstige Wirkung auf den Blutzuckerspiegel entfalten, daß eine sonst angezeigte Insulin-Therapie überflüssig wird. Daneben werden homöopathische Einzelmittel in erster Linie bei diabetischen Komplikationen eingesetzt, die ja auch unter der klinischen Therapie oft nicht zu vermeiden sind. So wirkt **Secale cornutum** D3—D6 günstig bei der diabetischen Angiopathie. Nützlich sind auch häufig passende Konstitutionsmittel wie **Natrium sulfuricum** D3 und **Lycopodium** D12 bei Leberkranken. Bei alten Schlemmern, die sich nicht an die Diät halten, kann man zusätzlich **Nux vomica** oder **Arsenicum** verabreichen.

Dysenterie

Bekannt ist die Giftwirkung des Quecksilbers auf den Darmtraktus, speziell auf den Dickdarm: Koliken mit Blähsucht, Durchfälle, schleimig, blutig, stinkend, meist grün aussehend, mit großem Drang sich entleerend, nachher Tenesmus und Gefühl des Nie-fertig-Seins und Frösteln; es bietet sich ganz das Bild der Ruhr, und nach dem Similia similibus muß **Mercurius** das Heilmittel sein; am besten hat sich **Mercur. sublimat. corrosiv.** D 4—6 bewährt, von dem 3—4 Gaben tgl. gegeben werden. Wenn sich dem Praktiker Gelegenheit bietet, prüfe er unvoreingenommen dieses homöopathische Mittel bei den verschiedensten Formen der Ruhr nach. Von anderen Arnzeikörpern wirken typisch auf den Dickdarm **Aloë,** das in D 3—6 in mehr verschleppten Fällen angezeigt ist, ferner **Colchicum,** das in D 3—6 ausgezeichnet wirkt in der sog. Herbstruhr nach Obstgenuß, wenn ausgesprochener Tenesmus, Koliken und Blähsucht bestehen. Hinzuweisen ist noch auf ein neueres Mittel **Uzara,** das nicht nur in Substanz, sondern auch in niederen (D 1—3) Potenzen fast spezifisch auf die heimische wie die Tropenruhr, nicht verstopfend, sondern heilend, wirkt. Damit ist die Zahl der Ruhrmittel nicht erschöpft, in den Lehrbüchern kann man sich weiteren Rat einholen.

Eisenbahnkrankheit

Diese lästige Störung von seiten des vegetativen Systems gibt Veranlassung, auf ein erprobtes Mittel hinzuweisen, um damit einen Versuch zu machen. **Cocculus** D 12 hat hier oft gelindert und ganz geheilt, denn das Mittel verursacht in starker und behebt demnach in abgeschwächter Dosis Übelkeit, Brechreiz,

Schwindel infolge von Fahren im Wagen oder der Eisenbahn; selbst wenn sich Magenkrämpfe, Hinsein im Epigastrium mit Nüchternheitsgefühl, Ohnmachtsanwandlungen und Prostration hinzugesellen, bringt das Mittel Erleichterung, wenn schon einige Stunden vor Antritt einer Reise und während derselben 2stdl. eine Gabe genommen wird. **Tabacum** D 6—30 hat in manchen Fällen ähnlich günstig gewirkt, ebenso **Kreosotum** D 4—6. In anderen Fällen von Nausea mag man diese Mittel versuchen, obwohl sie bei der eigentlichen Seekrankheit weniger zuverlässig wirken; hier hat man auch **Petroleum** D 12 (macht stärkere Erstverschlimmerung) und **Hyoscyamus** (Aufregung, ängstliche Unruhe) vorbeugend mit gutem Erfolg gegeben.

Eklampsie der Kinder

Die Spasmophilie ist meist bei künstlicher Ernährung rachitischer Kinder im Frühjahr und beim Fieberanstieg einer akuten Infektion zu finden. Im Anfall kann man durch häufige abwechselnde Gaben von **Calcium carbonicum** D 30 und **Chamomilla** D 30 die sonst üblichen eingreifenden Mittel wie Chloralhydrat und Lumbalpunktion vermeiden. Auch **Cuprum aceticum** D 4 und **Magnesium phosphoricum** D 6 werden gerühmt. Vorbeugend kommen sodann neben Vigantol in Frage **Sulfur** bei Neigung zu Hautausschlägen, **Zincum** und **Cuprum** bei neuropathischer Anlage, **Phosphorus** und **Silicea** bei Rachitis, alle in höheren Potenzen und seltenen Gaben. **Cina** D 6 bewährt sich bei Wurmreiz.

Ekzem

Bei allen Flechtenarten ist darauf zu achten, ob sie akut oder chronisch sind, ob sie durch äußere Reize und Schädigungen verursacht oder durch konstitutionelle Anlagen bedingt sind. Artefizielle Ekzeme dürfen ohne weiteres mit äußerlichen Mitteln behandelt werden, und man wird dabei auch mit den homöopathischen Entzündungsmitteln innerlich gute Erfolge haben. Bei a k u t e n H a u t e n t z ü n d u n g e n passen hier: **Belladonna** D 4: Haut brennend, heiß, gedunsen und hochrot, dabei juckend; auch Bläschen und Papeln; es handelt sich um scharlach- oder erysipelartige Ausschläge. **Rhus Toxicoden-**

dron D 6—30: ausgedehnte, stark juckende und brennende Ekzeme mit Quaddeln, Bläschen und Blasen, die platzen, stark nässen und auch eitern, ohne Borkenbildung. **Arsenicum** D 6 bei scharfen Sekreten, die besonders nachts brennen und jucken und zum Kratzen zwingen, die Sekrete können übel riechen und Schorfe bilden. **Croton** D 6: heftigstes Jucken von unzähligen kleinen Bläschen, die platzen und Borken bilden, dabei häufig heftige Durchfälle oder rheumatische Beschwerden. Im Stadium der Schuppung sind angezeigt **Arsenicum** (Jucken, Brennen) und **Graphites** D 6—12, wenn das Ekzem besonders an den Handflächen und Ohren sitzt.

Impetiginöse Ekzeme verlangen **Hepar sulfuris** D 6, **Mercurius solubilis** D 4, **Sulfur jodatum** D 3.

Ekzeme der Kinder, Milchschorf sollen nur mit seltenen Gaben hoher Potenzen angegangen werden neben Regelung der Diät. **Acidum formicicum** D 30 4wöchentlich 1 Injektion von 0,3 bewährt sich hier besonders, wie überhaupt bei allergischen Ekzemen hartnäckiger Art.

Das chronische Ekzem beruht weitaus häufiger auf konstitutioneller Grundlage. Derartige konstitutionelle Hautausschläge der verschiedensten Art, selbst Furunculosis, sind als Entladungen auf die Haut zu erachten, und man behandle sie deshalb äußerlich mit großer Vorsicht, um sie nicht zu „verschmieren“ oder „hineinzutreiben“. Die Homöopathie hat von jeher durch Verabreichung innerer Mittel darauf hinzuwirken versucht, die Naturheilbestrebungen zu unterstützen, gewissermaßen „mitsinnig“ zu behandeln; und die passend gewählten Medikamente haben zu Anfang einer Kur oft die Ausscheidungen auf die Haut vermehrt (homöopath. Erstverschlimmerung), um dann bei fortschreitender Entgiftung des Organismus die Heilung der Ekzeme usw. herbeizuführen. Am häufigsten sieht man diesen Heilungsprozeß bei den Kinderekzemen in den ersten zwei Lebensjahren; man sollte sich hüten, bei „exsudativer Diathese“ die Ausschläge zu „verschmieren“. Andererseits beobachtet man, daß Organ- und Allgemein-Erkrankungen, die bei solch „verschmierten“ Ekzemen sich entwickelten, erst zur Besserung und Ausheilung kommen, wenn die Hautausschläge wieder auftreten. Man kann recht gut solche Naturheilbestrebungen mit Arzneien unterstützen, und **Sulfur** D 6 hat sich als das beste Hilfsmittel erwiesen; es ruft unterdrückte Hautausschläge oft wieder hervor. Die konstitutionelle Grundlage der chronischen Ekzeme kann die Skrofulose sein; hier sind die indizierten Mittel: **Sulfur** D 6 oder **Sulfur jodatum** D 3—6, auch **Graphites** D 3—6 oder **Silicea** D 3—6 und **Calcium carbonicum** D 2—4; man vergleiche ihre Indikation bei Skrofulose. Bei rheumatisch-gichtischer Anlage kommen in Anwendung **Antimonium crudum** D 4—6 oder **Lycopodium** D 6. Die luetische Konstitution verlangt **Mercurius solubilis** D 4—6, **Jodum** D 4—6, oft auch **Thuja occidentalis** D 6 und **Mezereum** D 6. Bei Erkrankungen des Blutes und Störungen der Blutzirkulation sind zu empfehlen: **Arsenicum** D 4—6, **Natrium muriaticum** D 3. Einige Infusionen von isoton. **Meerwasser** wirken oft umstimmend. Der Behandler muß in jedem Falle die Ursache des Ekzems zu ergründen suchen und nach allerlei Berufsallergien fahnden. Eine durch lange anderweitige Therapie oft recht mitgenommene Haut ist sehr dankbar für eine zunächst völlig reizlose Behandlung, mit ganz milden Kamillensalben, einfachen Pudern, Kleie und Boraxbädern, wie auch für eine seelische Beruhigung des oft über Gebühr unglücklichen Kranken. Stellt doch ein chronisches Ekzem meist einen Genesungsprozeß dar!

Emphysema pulmonum

Die frisch entstandene Lungenerweiterung, wie man sie bei Kindern nach hartnäckigem Keuchhusten beobachtet, bildet sich in der Regel von selbst zurück; man kann durch Verabreichung von **Calcium fluoratum** D 6, 2mal tgl. 1 Gabe, die Rückbildung fördern, das Mittel wirkt spezifisch auf die elastischen Gewebe. Das chronische Emphysem der Bronchitiker und Asthmatiker ist als solches einer Behandlung schwer zugänglich. Man kann jedoch sehr wohl die begleitenden Katarrhe günstig beeinflussen, so daß die Hustenanfälle leichter und seltener werden, und man vergleiche die Mittel bei chronischer Bronchitis. Sehr zu empfehlen ist es, in Zeiten der Besserung der Katarrhe, regelmäßig konstitutionell weiterzubehandeln, das Allgemeinbefinden des Patienten wird dadurch gebessert und die Widerstandsfähigkeit gehoben. Die empfehlenwertesten Mittel sind hier: **Phosphorus** D 6, **Calcium carbonicum** D 6—12, **Carbo vegetabilis** D 6—12 in tgl. 1 Gabe. Wenn Neigung zu Herzschwäche besteht, so haben sich **Arsenicum** D 6, **Kalium carbonicum** D 3—6 und **Natrium muriaticum** D 3—6 als bessernd erwiesen.

Enteritis (Diarrhö)

Bei den Durchfällen der Säuglinge stehen heute Diätvorschriften (oft recht komplizierte!) an erster Stelle; wenn diese Durchfälle mit Koliken und Krämpfen einhergehen und mit Blähsucht, wobei die Stühle wie gehackte Eier und Spinat aussehen und nach faulen Eiern riechen, ist ein sehr gutes Mittel **Chamomilla** D 3—6, besonders wenn die Kinder sehr unruhig sind, schreien und herumgetragen sein wollen. **Mercurius dulcis** D 6 paßt bei grünen Stühlen mit Tenesmus, oft besteht Ikterus. Sind die Stühle sauer, besteht viel Kollern im Leibe und wird gleichzeitig die Milch erbrochen, so steht in erster Linie **Magnesium carbonicum** D 3 oder **Rheum** D 1—3, wobei das ganze Kind sauer riecht, und **Calcium carbonicum** D 12, wenn es sich um zahnende Kinder handelt. Gegen den Duodenalkatarrh, auch wenn er mit Ikterus einhergeht, gebe man **Natrium sulfuricum** D 6, bei Durchfällen gallig und dunkel, die früh aus dem Bette treiben, aber auch am Vormittage weiter bestehen; es kann auch Obstipation vorliegen wegen schlechter Gallensekretion. Auch beim Duodenalgeschwür bewährt sich das Mittel, das längere Zeit fort zu geben ist.

Um akute und chronische Durchfälle der verschiedensten Art homöopathisch mit Erfolg und rasch heilen zu können, bedarf es eingehender Arzneimittelstudien. Es soll deshalb hier nur ein erprobtes, wirksames Mittel genannt werden, dessen sich der Anfänger bedienen mag: **Veratrum album** D 3 heilt schmerzlose, wegschießende, dünne Stühle, die rasch zu größter Erschöpfung mit drohender Lebensgefahr führen. Bei Geschwürsprozessen im Darme, die mit langwierigen Durchfällen einhergehen, sind die Hauptmittel:

Arsenicum D 5, **Argentum nitricum** D 4, **Acidum phosphoricum** D 3 und **Acidum nitricum** D 4—6, tgl. 3—4 Gaben. Wegen akuter Dickdarmkatarrhe vergleiche man bei Dysenterie und Kolitis.

Enuresis

Das Bettnässen der Kinder beruht in erster Linie auf Harnwegsinfekten, Mißbildungen der Harnwege, neuromuskulären Störungen oder psychopathologischen Ursachen. Danach wird man sich bei der Behandlung richten müssen. Bei Skrofulose verordne man **Tuberculinum** oder **Psorinum** in hohen Potenzen und seltenen Gaben oder ein **Calcium- oder Sulfur**präparat in mittleren und täglichen Gaben, je nach den Symptomen. Rachitischen Kindern hilft sicher **Calcium phosphoricum** D 1, selten wird man noch **Phosphoricum** D 6 oder **Silicea** D 3—6 benötigen. Anämische Kinder reagieren vorzüglich auf **Ferrum phosphoricum** D 6, älteren Mädchen gebe man **Pulsatilla** D 12 bis 30, wenn sich das Übel bis in die Pubertät verschleppt, und **Kalium carbonicum** D 2—4 hat Knaben und Mädchen oft rasch geheilt. Bei nervöser Veranlagung ist das Hauptmittel: **Kalium phosphoricum** D 6, oft auch **Belladonna** D 3 bis 6. Liegt Blasenreizung vor durch Harnschärfe, Sand oder Grießbildung, dann ist **Lycopodium** D 3—6 angezeigt oder auch **Equisetum** D 1—3. Geht der Reiz vom Sexualsystem aus, so wird man **Platinum** D 6 versuchen oder **Sepia** D 6. Bei Reizungen am Blasenhals und von der Prostata aus hat **Digitalis** D 3—6 geheilt. Natürlich werden Fälle mit Phimosis, Hypospadie u. dgl. dem Chirurgen überwiesen.

Epilepsie

Die Behandlung der Epilepsie ist nicht sehr einfach, da man sich mit den konstitutionellen Verhältnissen der Patienten vertraut machen muß; auch sind die die Krankheit auslösenden Ursachen zu berücksichtigen; manchmal gibt auch der Verlauf des Anfalles einen Wegweiser ab zur Auffindung des heilenden Mittels. Die Heilung der idiopathischen Epilepsie wird wohl nur seltener zu erzielen sein, obwohl sie gelungen ist; besser sind die Aussichten bei psychogenen Epilepsie-Formen. Die bewährtesten Mittel sind: **Belladonna** und **Cuprum**, beide in höheren Potenzen; man läßt sie längere Zeit, tgl. 1 Gabe, gebrauchen. Auch **Zincum** D 6 ist ein gutes Heilmittel, und mit **Arnica** D 4 wurden nach Verletzungen des Schädels Heilungen erzielt. Nebenbei wird man die entsprechenden Konstitutionsmittel verordnen und eine Kur auf lange Sicht vornehmen. Als wichtige Medikamente seien hier **Silicea, Causticum, Calcium carbonicum, Phosphorus** und **Lachesis** genannt, die in hohen Potenzen und seltenen Gaben zu verabreichen sind. Wer jedoch die Epilepsie in homöopathische Behandlung nehmen will, dem kann ein eingehendes Studium der Arzneimittellehre nicht geschenkt werden.

Epistaxis

Nicht auf mechanischen Ursachen beruhende Blutungen sind hier ins Auge gefaßt, sondern solche, die habituell auftreten und hartnäckig sind, weil sie auf Allgemeinerkrankungen beruhen. Bei Erkrankungen des Blutes ist kein Mittel so hilfreich wie **Natrium nitricum** D 3; es wirkt in der Regel rasch bei Anämischen, indem es die Gerinnungsfähigkeit des Blutes erhöht. **Phosphorus** D 4—6 wirkt gut, wenn Herz-, Nieren-, Lungenleiden zugrunde liegen und das Blut gerinnungsunfähig geworden ist. Ist die Blutung zäh, fadenziehend, dunkel und anhaltend, wie man oft in den Entwicklungsjahren beobachtet, so ist **Crocus** D 3 sehr zuverlässig in der Wirkung. Bei Blutungen auf Sepsis beruhend ist **Crotalus** D 8—10 angezeigt. Äußerlich und innerlich kann man in allen Fällen von Nasenbluten das Fluidextrakt von **Hamamelis** anwenden. Und bei den sog. vikariierenden Blutungen passen: **Aconitum** D 4, **Bryonia** D 3, **Pulsatilla** D 4, wenn die Menses ausbleiben.

Erbrechen

Speiseerbrechen, Nausea, Durchfälle verlangen **Ipecacuanha** D 6. Vomitus matutinus der Trinker beruhigt prompt **Arsenicum** D 6—30, ebenso ist dies ein Hauptmittel bei Hyperemesis gravid. neben **Nux vomica** D 30. Heftiges, hartnäckiges Erbrechen **Jodum** D 3—6. Sehr saures und bitteres Erbrechen in Verbindung mit Migräne **Iris versicolor** D 4—12. Morgendliches Schleimbrechen, chronische Übelkeit **Kreosotum** D 6.

Erfrierungen und Frostschäden

Die schwersten Frostschäden sind selbstredend chirurgisch zu behandeln; hier sollen nur die auf anämischer Grundlage, regelmäßig im Herbst und Winter auftretenden Frostbeulen usw., also mehr die Anlagen zu dem Übel, besprochen werden. Mittel, die die Blutbildung fördern und die Blutzirkulation regulieren, stehen im Vordergrunde. **China** D 2—4 und **Chininum arsenicosum** D 4, ferner **Natrium muriaticum** D 4 sind blutarmen Patienten tgl. 2 Gaben für längere Zeit zu geben; auch **Abrotanum** D 1—2 hat sich bewährt und eine Salbe davon, ebenso die **Echinacea**salbe. Um die schlechte Blutzirkulation zu bessern, gebe man **Agaricus** D 4—6 bei heftigem Jucken, Beißen und Brennen und wenn das Gefühl besteht, als stächen Eisnadeln unter der Haut. **Secale** D 3—6 ist gut wirksam, wenn Ameisenkribbeln und Taubheitsgefühl bestehen und wenn es zu Geschwürbildung gekommen ist. Bei solchen aufgebrochenen Frostschäden ist auch **Acidum nitricum** D 3—5 angezeigt, wenn leicht Blutungen auftreten. Empfehlenswert ist in solchen Fällen auch eine Salbe von **Causticum** oder **Petroleum**, indem man 10 Tr. der Substanz mit 30,0 Vaselin mischen läßt.

Erysipel

Die innerliche Behandlung der Rose ist sehr zu empfehlen, da die Fiebererscheinungen in der Regel sich in mäßigen Grenzen halten und Komplikationen kaum beobachtet werden. Bei akutem, hochfieberhaftem Beginn zieht die französische und englische Homöopathie **China**tinktur, 2stdl. 5 Tr., den sonst gebräuchlichen Mitteln **Apis** und **Belladonna** D 3 vor. Das Blasenerysipel verlangt **Rhus Toxicodendron** D 6, das phlegmonöse **Hepar sulfuris** D 12, das zu Gangrän neigende **Crotalus** D 6. Das gutartige, zu Rückfällen neigende Gesichtserysipel wird beherrscht durch **Graphites** D 12 in seltenen Gaben.

Fieber

Fieber als solches wird bei biologisch-homöopathisch eingestellter Behandlungsweise nicht direkt behandelt; es ist Symptom und wird als solches in die Gesamtheit der Krankheitserscheinungen eingereiht und gewertet. Bei richtiger Wahl des

Heilmittels verschwindet Fieber stets gleichzeitig mit den allgemeinen und lokalen Krankheitserscheinungen. Für die Homöopathie gibt es also keine direkten Fiebermittel. Um jedoch dem schulgemäßen Anfänger einen Wegweiser zu geben, werden die Haupterkrankungsformen, die mit Fieber einhergehen, genannt nebst den Mitteln, die sich zur Behandlung am meisten eignen.

Erkältungsfieber mit Lokalentzündung, an welchen Organen immer sie auftreten mag, verlangt in erster Linie **Aconitum** D 3—6, wenn es mit heftigem Durst, großer trockener, brennender Hitze und hartem, vollem Pulse einhergeht; es beginnt mit Frost, oft mit Schüttelfrost, Angst, Unruhe, auch Krämpfe sind zugegen und je nach dem Entzündungsherde auch stechende Schmerzen. Man verordnet kumulative Dosen, 5—10 Tr. der gewählten Potenz in einem Glase Wasser gelöst; wenn dann nach einigen Stunden kritische, wohltuende heiße Schweiße auftreten, dann seltenere Gaben. Das Mittel hat manche im Entstehen begriffene Entzündung kupiert. **Nux vomica** D 3—6 paßt bei Erkältungsfiebern, besonders wenn Magensymptome vorherrschen; zuerst Frostschauer oder Schüttelfrost, häufig mit Gähnen, dann brennende Hitze mit Scheu vor Entblößung, Kopf heiß, Extremitäten kalt, drückendes Kopfweh, brennender Durst, Zunge weiß und trocken; Magendruck und Verstopfung. **Chamomilla** D 2—4 ist das Fiebermittel der Kinder, es ist gekennzeichnet durch Gesichtsrötung, meist einer Wange, durch die nächtliche Verschlimmerung und die große Unruhe der Patienten: häufig bestehen Krämpfe und Durchfälle.

Infektionsfieber, bei akuten Exanthemen, Grippe u. dgl. werden am besten gleich anfangs mit **Ferrum phosphoricum** D 3—6 behandelt; das Fieber ist nicht so sehr hoch, aber anhaltend, das Gesicht ist kongestioniert, der Puls ist mehr weich und voll. Das Mittel bringt erleichternde, warme Schweiße und fördert durch Beruhigung den erquickenden Schlaf. Man gibt zweckmäßig 1stdl. 1 Dosis, evtl. im Wechsel mit einem anderen, durch die Symptome indizierten Medikament. Der Verlauf von exanthemischen und anderen infektiösen Krankheiten wird sehr gemildert. **Gelsemium** D 4—6 paßt bei sich verschleppendem Fieber von remittierendem oder intermittierendem Typus, die Kranken sind schlafsüchtig und werfen sich trotzdem fortgesetzt herum, die Glieder schmerzen, und die Prostration nimmt zu, Frost läuft von den Füßen zum Rükken hinauf, das Gesicht ist hochrot, wie trunken, der Puls ist voll und weich, später schwach und aussetzend. Schweiß bessert. Das Fieberbild zeigt schon typhösadynamischen Charakter. Als weitere Entzündungsfiebermittel kommen in Betracht: **Belladonna** D 6, **Mercurius** D 6, **Rhus Toxicodendron** D 6, **Chininum sulfuricum** D 1—2, **Jodum** D 6 usw., die in der Arzneimittellehre zu vergleichen sind.

Rheumatisches Fieber: **Bryonia** D 3—6 ist das Hauptmittel bei Erkrankungen der Serosa. Das Fieber ist am schlimmsten abends bis früh, meist Folge von Erkältung; zuerst Frost, dann Hitze mit Kopfweh, schließlich allgemeine, saure Schweiße. Die Stimmung ist sehr reizbar, und jede Bewegung verschlimmert alle Schmerzen. **Mercurius solubilis** D 4—6 paßt bei mehr subakutem Fieber; Frost herrscht vor, und Bettwärme wird nicht vertragen, Verschlimmerung nachts, Schweiße gegen Morgen nicht erleichternd, dabei Schlaflosigkeit vor Angst und Unruhe. **Chamomilla** D 2—4 ist auch bei Rheuma bewährt; Frostschauer gehen der brennenden Hitze voraus, das Gesicht ist meist halbseitig gerötet, große Unruhe, Hin- und Herwerfen, besonders in der Nacht, heiße Kopfschweiße folgen. Man vergleiche auch: **Rhus Toxicodendron** D 6, **Pulsatilla** D 3, **Colchicum** D 3, **Nux vomica** D 6—12.

Gastrisches Fieber: In akuten Fällen sind angezeigt: **Aconitum, Belladonna, Bryonia** und **Nux vomica** in mittleren Potenzen. Bei sich hinschleppenden Magenkatarrhen passen **Mercurius** D 4, hauptsächlich aber **Baptisia** D 3, wenn große Mattigkeit und Prostration auftritt mit Kongestionen zum Kopfe und dumpfem Kopfschmerz; Verwirrung, Schlaflosigkeit und murmelnde Delirien stellen sich ein, dabei ist der Gesichtsausdruck dumm, wie blöde. Tags besteht mehr Frost, nachts Hitze, profuse Schweiße leiten die Besserung ein. **Pulsatilla** D 3—6 paßt beim sogenannten Schleimfieber; die Patienten sind stets frostig, sie haben wenig Durst, im Hitzestadium sind die Lippen trocken, und sie werden geleckt; stellen sich dann Schweiße ein, dann sind die Patienten schlummersüchtig. Gesellen sich Gallensymptome zum gastrischen Fieber, dann sind **China** D 2—3 und **Mercurius dulcis** D 3 die Hauptmittel, und man vergleiche außerdem die Lebermittel.

Remittierendes Fieber, meist Eiterungsfieber, siehe bei den betreffenden Organen.

Es ist selbstverständlich, daß bei einem so großen Gebiete, wie das Fieber es darstellt, die Behandlung nur angedeutet werden konnte.

Fisteln

Alte Geschwüre mit Fistelausgängen, werden mit **Silicea** D 3—6 in erster Linie behandelt, wenn Wärme bessert und Kälte verschlimmert; die Eiterung wird anfangs gefördert, sie schwindet dann langsam bei guter Granulation; auch kann der Eiter resorbiert werden. Die Eiterung kann an allen Organen ihren Sitz haben und lange bestehen, die Kieselsäure wirkt stets befriedigend. **Mercurius** D 3—4 und **Acidum nitricum** D 3—6 sind die Hauptmittel bei luetischen Fisteln und Geschwüren. Bei von den Knochen ausgehenden Eiterungen bewähren sich am besten **Phosphorus** D 4—6 oder **Calcium sulfuricum** D 3. Ist der Eiter dünn und stinkend, sind die Geschwüre sehr empfindlich gegen Berührung und Verband, dann hat sich **Asa foetida** D 4—6 bewährt. Bei ganz hartnäckigen Fisteln denke man noch an **Sulfur** D 6, **Lycopodium** D 6 und **Acidum hydrofluoricum** D 12. Vierwöchentlich einmalige Injektion von **Acid. form.** D 12—30 fördert nach jedesmaliger kurzer Vermehrung der Sekretion die Heilung sehr. Die häufig vorkommenden Afterfisteln sind nach homöopathischer Auffassung nur innerlich zu behandeln, sie heilen in der Regel langsam aus.

Fluor albus

Der weiße Fluß der Frauen wird je nach seiner Ursache und seiner Art die verschiedensten Mittel verlangen. Bei anämischen Mädchen und Frauen ist nach Überanstrengung, Exzessen, bei drohender Tuberkulose **Calcium phosphoricum** D 3—6 erstes Mittel. Bei einfachem Kinderfluor sind **Caulophyllum** D 3 und **Hepar sulfuris** angezeigt; bei begleitender körperlicher und geistiger Erschöpfung **Gelsemium** D 6—30. Für mehr eitrigen Fluor kommen in Frage **Hydrastis** D 2—6 (Abortreste,

Erosionen), **Lilium tigrinum** D 2 bei hartnäckigem Trichomonasfluor, **Kalium phosphoricum** D 3 bei nervöser Erschöpfung mit Dysmenorrhoe. Ist der Fluor foetid, so sind **Acidum carbonicum** D 4 und **Balsamum peruvianum** D 2 wichtig, ähnlich **Kreosotum** D 6. Blutiger Fluor (Polypen, Myom, Ca.) läßt an **Argentum nitricum** D 3 denken, gleichzeitiger Prolaps an **Sepia** D 6.

Furunkel und Furunculosis

Die bevorzugten Mittel waren von jeher Schwefelpräparate: **Sulfur, Hepar sulfuris,** in mittleren Potenzen, auch **Sulfur jodatum,** das von Prof. BIER warm zur Nachprüfung empfohlen wurde in D 6 in Verreibung. Überraschend, selbst für Kenner der Homöopathie, die jeden Einzelfall nach der Gesamtheit der Symptome zu behandeln gewohnt sind, ist der große Prozentsatz der Heilungen nach BIERs Angabe. Das muß seinen Grund in der klinischen Behandlung haben, bei der jeder Patient gezwungen ist, bei der vorgeschriebenen Kur zu bleiben, und wo auch die Zeit nicht drängt wie bei ambulatorischer Behandlung in der Privatpraxis. Die Mitteilungen BIERs zeigen, wie notwendig es wäre, daß die Erprobung homöopathischer Medikamente in klinischen Instituten ermöglicht würde. Die klassische Vorschrift STIEGELEs, von dem BIER die Anregung erhalten hatte, lautet: Man gebe D 3. (D 4—6 bei empfindlichen Sulfurnaturen) 3mal tgl. 1 Tabl. 2 Tage lang, dann stets 1 Tag Pause, setze diese Kur 4 Wochen fort, indem man bei Seltenerwerden neuer Furunkel auf 2mal 1 Tabl. herabgeht.

Weitere Mittel beim Furunkel sind: **Belladonna** D 4—6, die die beginnende Entzündung manchmal im Keime erstickt; kommt es dennoch zur Entzündung mit stechenden Schmerzen, so lindert **Apis** D 3—6. Bei heftigsten Schmerzen mit großer Unruhe und fortschreitender Entzündung ist sehr zu empfehlen **Tarantula cubensis** D 12; im Eiterungsstadium wird **Myristica seb.** D 3—6 den Durchbruch des Abszesses beschleunigen und ebenso **Mercurius** D 4 und **Silicea** D 6 die Ausheilung fördern; letzteres hat besondere Beziehungen zum Nacken. Äußerlich wirkt sehr gut **Echinaceatinktur,** 10—20 Tr. in eine

Tasse Wasser, in Form von Kompressen ebenso **Arnicatinktur.** Bei der F u r u n c u l o s i s liegt fast immer eine Stoffwechselstörung auf konstitutionellem Boden zugrunde (Gicht, Diabetes, Anämie usw.), und die Behandlung muß sich darauf erstrecken. Hier sind die bewährtesten Mittel neben **Sulfur** hauptsächlich **Arsenicum** D 12 beim **Diabetes** und **Arnica** D 3—6; sie vermögen neu entstehende Schwären im Entstehen zu unterdrücken, wenn man 2—3stdl. 1 Gabe verabreicht. Auch **Hydrastis** D 1—3 ist bei marantischen Patienten zu empfehlen und bei Frauen mit Unterleibsleiden sowie bei chronischen Darmstörungen, wobei nicht selten eine dauernde Autointoxikation erfolgt. Die Schwefelpräparate sind auch hier Hauptmittel, was eine Nachprüfung bestätigen wird.

Gangrän

Mit großem Vorteile verwendet man neben der lokalen Behandlung auch innerlich Mittel gegen die verschiedenen Arten von Brand. Einen vorgeschrittenen Altersbrand wird man zwar nicht heilen, aber man versuche: **Arsenicum** D 5 bei Diabetesgangrän oder auch **Kreosotum** D 3—5; beide Mittel passen beim feuchten Brand, und es bestehen heftige Brennschmerzen, schlimmer nachts, bei stinkenden Absonderungen. **Secale** D 3 ist angezeigt beim trockenen Brand, wie er bei Arteriosklerose, Tabes und RAYNAUDscher Krankheit beobachtet wird. **Vipera** D 10 und die anderen Schlangengifte wirken günstig bei brandig werdenden Geschwüren aller Art, wenn die Umgebung livide verfärbt ist, bei stinkenden Sekretionen und drohender Sepsis. **Carbo vegetabilis** D 6 ist beim Altersbrand zu versuchen. **Cuprum arsenicosum** D 3 wird von STIEGELE gerühmt.

Gastritis
und Magenleiden verschiedener Art

Bei Behandlung des akuten Magenkatarrhs ist neben den Symptomen hauptsächlich die Ursache des Leidens zu berücksichtigen. Liegt Erkältung durch Eis, kaltes Obst u.a. zugrunde, so wird **Bryonia** D 6 und **Arsenicum** D 6 beruhigen. Bei Folgen von Magenüberladung oder Durcheinanderessen gebe man **Antimonium crudum** D 4, wenn Übelkeit, Ekel, Brechreiz und Erbrechen vorliegen. Nach Mißbrauch von Alkohol, Kaffee, Tabak usw., beim sog. Katzenjammer, bewährt sich **Nux vomica** D 4—6. Bei Folgen von akutem Ärger ist **Chamomilla** D 2, von anhaltenden Gemütserregungen **Ignatia** D 12 zu geben. Liegt eine Entzündung der tieferen Magenschichten vor, dann wird man zu **Bryonia** D 3—6 greifen; jede Bewegung verschlimmert dann die drückenden, stechenden Magenschmerzen, es besteht Verstopfung und zersprengender Kopfschmerz. **Arsenicum** D 6 paßt, wenn Fleisch-, Wurst-oder Fischvergiftung vorliegt mit Brechreiz, Durchfällen, heftigem Durst und wenn sich Zeichen von Kollaps einstellen. Beim gastrischen Fieber sind die Mittel: **Ferrum phosphoricum** D 6, wenn Erbrechen, Mattigkeit, Schlafsucht, Magenkrampf und Diarrhöen vorliegen. Bestehen mehr Magenkrämpfe in Anfällen mit Erbrechen von Schleim und Galle, so hilft gewöhnlich **Belladonna** D 3—6. Bei sich verschleppendem Fieber und wenn sich Schwäche und Prostration mit Gehirnsymptomen zeigen, müßte **Baptisia** D 3 folgen oder **Chininum arsenicosum** D 4.

Magenkatarrh der Säuglinge und Kinder mit Erbrechen der Milch bei reiner Zunge und Schlummersucht bei grün-gelben, schleimigen Durchfällen heilt **Aethusa cynapium** D 4; außerdem sind häufig **Pulsatilla** D 4 und **Ipecacuanha** D 4, je nach den Symptomen, zu geben.

Chronischer Magenkatarrh. Ätiologisch betrachtet kommen hier von Medikamenten in Anwendung als besonders wirksame Mittel **Nux vomica** D 12 (Völlegefühl nach Tisch, saures und bitteres Aufsteigen, Nausea, vergeblicher Stuhldrang) und **Graphites** D 12 (Magenschmerz besser durch Essen, Blähungen, Hypazidität). JOUSSET rühmt beide Mittel besonders; er gab Nux 1 Stde. vor den 2 Hauptmahlzeiten, Graphit 1 Stde. nachher 8—12 Tage lang, ließ dann eine mehrtägige Pause eintreten und begann die Kur von neuem.

Rheumatikern und Gichtikern verordnet man als bestes Mittel **Antimonium crudum** D 4—6. Bei Gewohnheitstrinkern mit vomitus matutinus passen **Nux vomica** D 6, **Acidum sulfuricum** D 2 und **Kalium bichromicum** D 4—6, letzteres besonders, wenn dem BIER gehuldigt wird. Ist der chronische Magenkatarrh die Folge von Herz-, Leber- oder Nierenleiden, so müssen die Grundkrankheiten mitbehandelt werden. **Jodum** D 4—6 bessert die anfallweise auftretenden Schmerzen, wenn großer Durst, Sodbrennen, Heißhunger und galliges oder Speise-Erbrechen besteht; die Patienten sind sehr erregt und magern rasch ab; es besteht schon Verdacht auf Ulcus ventriculi. Weitere Medikamente vergleiche man in diesem Abschnitte. Bei Magenatonie und Gastrektasie sind die Hauptmittel: **Graphites** D 3—6, **Calcium carbonicum** D 3, **Carbo vegetabilis** D 4—6, **Nux vomica** D 4—6, **Lycopodium** D 6 und **Sepia** D 6, deren Indikationen in der Arzneimittellehre zu vergleichen sind.

Von den Sekretionsstörungen des Magens wird die Hyperazidität bekämpft durch **Robinia Pseudacacia** D 2, wenn saures Aufstoßen und Erbrechen bestehen, ferner Sodbrennen, Blähsucht und Verstopfung mit erfolglosem Stuhldrang; oder durch **Capsicum** D 4 bei Sodbrennen, Speichelfluß, Brennen der Zunge, des Rachens, Magens und Dickdarms mit Hämorrhoiden. **Natrium phosphoricum** D 3 paßt bei Säurebildung nach Fettgenuß und bei überfütterten Kindern, wenn sie gleichzeitig an sauren Durchfällen leiden. **Phosphorus** D 4—6 ist angezeigt bei nächtlichen Hungeranfällen, Erbrechen, Durchfällen. **Acidum sulfuricum** D 3 paßt beim Sodbrennen der Säufer.

Bei Hypazidität sind die besten Mittel **Graphites** D 12; es besteht fauliges Aufstoßen, Gefühl der Schwere im Magen, die Patienten sind verstimmt, oft blutarm, dabei pastös (gedunsen); Flatulenz und Verstopfung; Magenkrämpfe stellen sich ein, die durch Essen gebessert werden. **Lycopodium** D 6 ist zu verordnen, wenn gleichzeitig Leberstörungen mit Pfortaderstauungen vorliegen mit träger Magen- und Darmperistaltik:

wenig Bissen machen satt und voll, aufgebläht, es tritt saure Gärung im Magen ein und Flatulenz im Darm mit Verstopfung. Der Magen ist empfindlich gegen Druck und Kleidung beengt, Aufstoßen erleichtert kaum. Hochpotenzen des Mittels können Erstverschlimmerungen, Blutungen u. dgl. verursachen. Auch **Sulfur** D 6, **Carbo vegetabilis** D 3, **Asa foetida** D 4—6 und **China** D 3 bis 6 passen bei dieser trägen Magensekretion mit abnormen Gärungsprozessen. Eines der wichtigsten Mittel bei allen Magenstörungen bleibt immer **Nux vomica** D 6—12. Die Hauptsymptome sind: Schwere und Druck im Magen beim und nach dem Essen einige Stunden dauernd; der Magen ist druckempfindlich, aufgebläht, saures oder bitteres Erbrechen, Frösteln, Verlangen nach Reizmitteln, wie Alkohol oder Kaffee. Die Morgenstunden sind immer schlechter, die Stimmung ist reizbar. Fast stets besteht eine spastische Obstipation. Die Wahl der Dosis ist bei dem Mittel wichtig: je reizbarer die Stimmung, desto höhere Potenzen, bei spastischen Zuständen ebenfalls, während die Atonie besser auf stärkere Dosen reagiert. Die Homöopathie verzichtet auf die chemische Behandlung der Magensekretionsstörungen; massive Dosen von Alkalien und Salzsäure werden nicht verwendet, da sie nur vorübergehend, palliativ nützen, während richtig gewählte homöopathische Medikamente zwar nicht momentan, aber bei längerem Fortgebrauch dauernd heilen.

Nervöse Dyspepsie. Gegen diese häufige Erkrankung bewähren sich: **Valeriana** D 3, wenn Ekel, Heißhunger, Übelkeit, Erbrechen auftreten, oft Sodbrennen und stänkriges Aufstoßen und das Gefühl des globus hystericus. **Ignatia** D 4—6 hat Speichelfluß und viel Gähnen, bitteres und saures Aufstoßen; Essen bessert das Gefühl von Hinsein im Epigastrium; im Halse das Gefühl einer Kugel; hysterische Frauen und Folgen von Kummer, Sorgen u. dgl. **Asa foetida** ist das Mittel gegen Flatulenz, wenn alles gegen den Hals zu drängt, dabei heftiges, ranziges Aufstoßen; der Magen ist öd und leer; es besteht Sodbrennen. Weitere Mittel, die auf den Nervus vagus wirken, sind: **Lachesis** D 8, **Tabacum** D 6, **Phosphorus** D 6, **Sepia** D 4—6, die in der Arzneimittellehre zu vergleichen sind.

Nervöser Magenkrampf erfordert **Belladonna** D 3 bis 6 oder **Arsenicum** D 6. Ein vorzügliches Mittel ist auch

Anacardium orientale D 6, wenn Besserung des Schmerzes durch Essen eintritt, aber der Schmerz 2 bis 3 Stunden später wieder auftritt; oft sind Geschäftssorgen oder geistige Übermüdung die Ursache. **Bismutum subnitricum** D 4 heilt Magenkrämpfe und -schmerzen nervöser Art, wenn Übelkeit und leeres Aufstoßen quälen oder wenn sofort nach dem Essen galliges Erbrechen erfolgt. **Stannum** D 6 heilt den Magenkrampf, der langsam zu- und dann wieder abnimmt; ganz ähnlich wirkt **Argentum nitricum** D 6.

Gelenkrheumatismus, akuter

Das rheumatische Fieber erfordert klinische Behandlung. Daneben kommen folgende homöopathische Arzneien in Betracht: Das Fiebermittel zu Beginn ist **Aconitum** D 6 in kumulativen Gaben, besonders wenn eine Erkältung das Entstehen der Infektion begünstigte; das Mittel ist auch später nochmals angezeigt bei evtl. beginnenden Herzkomplikationen. Bessern sich das Fieber und die einsetzenden Gelenkschmerzen nicht bald, dann muß **Chininum sulfuricum** D 1—2 folgen, die Gelenke sind dann schon rot und geschwollen und sehr empfindlich. Im weiteren Verlaufe ist oft **Ferrum phosphoricum** D 3 das wirksame Fiebermittel, und nebenbei muß wegen der Gelenkentzündung **Bryonia** D 3 im Wechsel, etwa alle Stunde eine Gabe, verabreicht werden. Tritt keine Besserung ein und wird der Harn dunkel, heiß und scharf mit Harndrang und -zwang und wenn die Gelenkschmerzen wandern und von einem Gelenk zum anderen überspringen bei kontinuierlichem Fieber mit Nachtschweißen, dann folgt zweckmäßig **Acidum benzoicum** D 2—4, ein der Salizylsäure chemisch isomeres Mittel, das auch ersetzt werden kann durch die Tinktur der salizylhaltigen **Spiraea ulmaria** (Schier). **Mercurius solubilis** D 4 kommt in Frage bei nächtlicher Verschlimmerung mit sauer riechenden Schweißen. Bewährt hat sich auch **Acidum formicicum** (D 6 2mal wöchentlich i.v.), für subakuten und chronischen Rheumatismus eignen sich höhere Potenzen (D 12) in mehrwöchigen Zwischenräumen. Diese Mittel genügen in der Regel zur Ausheilung des Gelenkrheumatismus, und man sieht nur ganz ausnahmsweise Herzstörungen auftreten. Stellen sich solche ein, so wird nach Aconitum und Bryonia **Spigelia** D 3—6 zu folgen haben oder ein anderes passendes Herzmittel, das zum infektiösen Rheumatismus in Beziehung steht; man lese deshalb bei Herzleiden nach. Bei abnormem oder schwerem Verlaufe der Polyarthritis rheumatica findet noch eine Reihe anderer Medikamente Verwendung, z.B. **Colchicum** D 3—6 bei wanderndem Schmerz und Schwellung und wenn auch die Sehnen, Bänder und Aponeurosen betroffen sind; der Harn ist sehr hochgestellt und satzig, und Nieren- und Herzkomplikationen treten auf. **Pulsatilla** D 3—6 kommt bei wanderndem Rheuma der anämischen, nervösen, empfindlichen Frauen in Anwendung, wenn die Verschlimmerungszeit auf die Nacht fällt und Abdecken und Bewegung Erleichterung bringen. Man vergleiche auch **Rhus Toxicodendron** D 6—30, **Dulcamara** D 3, **Caulophyllum** D 3. Äußerlich lindert sehr eine Einreibung mit **Gaulteriaöl** mit Guttapercha-Verband, das gleiche Mittel bessert in D 3, innerlich gegeben, die Schmerzen. Beim sog. hyperpyretischen Rheuma gibt die Homöopathie **Acidum salicylicum** D 1—2 oder **Pyrogenium** D 8, bei zerebralen Erscheinungen **Belladonna** D 6 und **Opium** D 4.

Gelenkrheumatismus, subakut und chronisch

Neben der Sanierung von Fokalinfekten sind die Hauptmittel: **Rhus Toxicodendron** D 4—30, die höhere Potenz ist vorzuziehen. Es sind mehr die Bänder und Sehnen betroffen, auch die Gelenke, Muskeln und Nerven. Die Schmerzen sind spannend, stechend, reißend, die Gelenke steif; die Schmerzen treten stärker nachts in Bettruhe auf mit allgemeiner Unruhe und bei beginnender Bewegung; sie werden besser bei fortgesetzter Bewegung und durch Wärme. Meist sind Durchnässung und Überanstrengung bei naßkaltem Wetter die Ursache. Ganz ähnlich verhält sich **Dulcamara** D 3—6. **Calcium phosphoricum** D 4—6 paßt bei rheumatischen Rückfällen bei jedem Wetterwechsel und wenn Arbeiter im Nassen beschäftigt waren. **Ledum palustre** D 2—4 ist ein vorzügliches Mittel, wenn die kleinen Gelenke rheumatisch-gichtig befallen werden; charakteristisch sind: das nächtliche Reißen, die Frostigkeit, das Fortschreiten der Entzündung von unten nach oben sowie die Verschlimmerung durch Weingenuß. Bei länger bestehenden Leiden treten Tophi auf. **Rhododendron** D 3 ist das Mittel bei Sommerrheuma, wenn bei Barometersturz und Wetterwechsel die kleinen Gelenke schwellen und schmerzen und Ruhe und Kälte verschlimmern; daneben gebe man wöchentlich 1mal **Sulfur** 30. Auch beim chronischen Rheuma ist **Mercurius** D 6 angezeigt und nicht selten **Arsenicum** D 6, wenn ödematöse Schwellungen um die Gelenke auftreten. Im allgemeinen kann dem Behandler jedoch nicht das Studium der Arzneimittellehre erspart bleiben, wenn er dieses oft hartnäckige Übel mit Erfolg bekämpfen will. Die Erfolge sind bei subakuten Formen befriedigend, bei chronischen lassen sie zu wünschen übrig.

Deformierende Gelenkentzündungen sind arzneilicher Behandlung schwer zugänglich, in einzelnen Fällen haben gebessert: **Acidum benzoicum** D 3 und **Thuja occidentalis** D 6 und **Causticum** D 12—30, wenn sie länger fortgebraucht wurden. Auch die Schwefel-, Kalk- und Kieselsäuremittel wird man nach konstitutionellen Gesichtspunkten verordnen, um dem stetig fortschreitenden Leiden wenigstens entgegenzuarbeiten.

Gicht

Eine bei der heute so verbreiteten Überernährung wieder häufig vorkommende Erkrankung, welche während der Kriegs- und Nachkriegsjahre infolge der damaligen Mangelernährung sehr selten war. Der akute Gichtanfall verlangt **Belladonna** D 6 und **Apis** D 3—6, stdl. im Wechsel eine Gabe. Stehen die Blasensymptome im Vordergrund, so bewährt sich **Cantharis** D 4 gut gegen die heftigen Schmerzen; bei Frauen ist die **Sabina** D 3 vorzuziehen. Liegen Herz-, Nieren- oder Darmstörungen vor, so wird man mit Erfolg auch **Colchicum** D 1—3 verordnen. Treten im weiteren Verlaufe der Gicht die Anfälle nicht mehr so typisch auf, so sind die hilfreichsten Mittel bei sich hinziehenden Gichtanfällen: **Lithium benzoicum** D 1, **Mercurius solubilis** D 3—4 und **Ammonium phosphoricum** D 4. Die nach Ablauf des akuten Anfalles zurückbleibenden Gelenkschwellungen sind mit **Sulfur jodatum** D 3 oder **Kalium jodatum** D 1 weiter zu behandeln. Die chronische Gicht, als konstitutionelle Anlage und Stoffwechselstörung, wird natürlich dauernd nach allgemeinen Gesichtspunkten weiter behandelt, sie fällt mit der Behandlung der harnsauren Diathese zusammen. Mit gutem Erfolg wird hier **Acidum formicicum** D 12—30 in seltenen Wiederholungen, etwa 3—4wöchentlich 1 Injektion, angewendet. Gegen die Gichttophi bewähren sich am besten: **Silicea** D 30, **Ledum** D 2—4, **Ammonium phosphoricum** D 4, **Lycopodium** D 30 und **Kalium jodatum** D 2.

Grippe

Die Erfahrung hat gezeigt, daß bei jeder Grippeepidemie das „epidemische" Mittel die besten Heilerfolge hat, ja daß dieses Mittel auch einen gewissen Schutz gewährt. Leider gelingt es nicht oft, frühzeitig dieses Mittel zu bestimmen, da es aus dem Verlauf der Seuche erst festzustellen ist. Ist dies gelungen, so hilft es fast in allen Fällen mit und ohne Komplikationen. In den letzten Jahren waren solche epidemischen Mittel: **Bryonia, Nux vomica, Cantharis** und **Chelidonium.** Es werden einige sehr wirksame Grippemittel angeführt: Ganz im Beginn der Krankheit kupiert nicht selten den ganzen Prozeß: **Camphora Rubini** ∅, wenn man 1—2stdl. 1 Tr. verabreicht. Das beste Fiebermittel ist **Ferrum phosphoricum** D 6, man gibt es in 2stdl. Wechsel mit dem durch die Symptome sich anzeigenden Medikamente. Die große allgemeine Schwäche mit den ziehenden Muskel- und Nervenschmerzen, wobei jede Bewegung verschlimmert, zeigt **Gelsemium** D 3—6 an; dabei sind besonders stark die Kopfnerven angegriffen, starkes Kopfweh bei hochrotem Kopfe, hohes Fieber, Schlummersucht und drohende Kopfgrippe. **Eupatorium perfoliatum** D 3 hat den Zerschlagenheitsschmerz, die Knochen sind wie gebrochen, dabei heftige Reizung der oberen Luftwege bis in die Bronchien mit Heiserkeit und lästigem Reizhusten und Brustschmerzen. Dieses Medikament war sehr häufig das schnelle Heilmittel. Die rheumatische Form verlangt **Bryonia** D 3, **Rhus Toxicodendron** D 6, **Nux vomica** D 6 oder **Causticum** D 6, je nach den Krankheitserscheinungen. Sind vorzüglich die Luftwege betroffen, dann wird man **Mercurius** solubilis D 6 geben oder **Phosphorus** D 6 und **Tartarus emeticus** D 6, wenn die Grippepneumonie droht oder eingetreten ist. **Kalium bichromicum** D 4 ist ein gutes Mittel bei verschleppten Katarrhen mit gelbem, fadenziehendem Schleim, der besonders im Nasen-Rachen-Raum oder auch in der Luftröhre sich festgesetzt hat. Ist der Verdauungsapparat schwer beteiligt, so gibt man bei Durchfällen mit Vorteil **Cuprum arsenicosum** D 4 oder **Chelidonium** D 1—3, auch **Ipecacuanha** D 3; bei Verstopfung ist **Sulfur** D 6 angezeigt oder **Nux vomica** D 3—6. Die maligne Grippe ist von vornherein mit **Arsenicum** D 6 oder **Chininum arsenicosum** D 4 zu behandeln; bei auftretender Schlafsucht denke man an **Opium** D 6. In der meist langsam verlaufenden Rekonvaleszenz gebe man **Ferrum** D 1—2 oder **China** D 3 und **Acidum phosphoricum** D 3, **Tuberculinum** D 8 soll vor Rückfällen schützen, ebenso nach REUTER **Acidum formicicum** D 3—6 subkutan.

Hämaturie

Blutharnen im allgemeinen, ehe man die Ursache feststellen kann, ist mit **Hamamelis** ∅—D 1 zu behandeln in häufigen Gaben; liegt eine Verletzung vor, so gibt man **Arnica D 3—6; passive, schmerzlose, anhaltende Blutverluste im Harn verlangen Secale** D 2—3; periodisch auftretende Blutungen, deren Ursache nicht festzustellen ist, heilt manchmal **Natrium nitricum** D 3. Die akute Nephritis mit Hämaturie erfordert klinische Behandlung. Daneben kommen in Frage: **Cantharis** D 4, **Terebinthina** D 6, **Arsenicum** D 4 oder **Phosphorus** D 4 zu behandeln, septische Nephritis und Niereninfarkte mit **Lachesis** D 8, **Crotalus** D 8 oder **Acium nitricum** D 4—6. Sind Nierensteine die Ursache oder Blasensteine, so kann man für den Moment **Hamamelis** geben oder auch **Ferrum muriaticum** D 2, der Patient ist aber baldigt dem Spezialarzt zu überweisen. Bei Trinkern, die zu Hämorrhoiden neigen, gibt man **Nux vomica** D 3—6 oder **Acidum sulfuricum** D 2—3. Blasenpolypen und andere Neubildungen, die Blutungen verursachen, kann man mit **Phosphorus** D 6 oder **Thuja** D 4 behandeln, bis die Operation möglich ist. Bei vikariierender Blutung, anstatt der Menses, hilft **Pulsatilla** D 4—6.

Hämoglobinurie

Diese Erkrankung erfordert zunächst eine intensive klinische Diagnostik und evtl. gezielte Therapie. Daneben kommen folgende homöopathische Arzneien in Frage: Ist das Leiden Folge von Erkältung oder Durchnässung, dann verabreicht man häufige Gaben von **Dulcamara** D 3 oder **Rhus Toxicodendron** D 4, meist treten gleichzeitig rheumatische Beschwerden auf. In schweren Fällen hätte **Helleborus niger** D 1—3 zu folgen, wenn Kreuz- und Lendenweh nach Überanstrengung und Erkältung auftreten mit großer Prostration; es besteht Fieber mit Frost und Hitze, und Schweiße folgen, der Urin ist eiweißreich. Für die toxisch-infektiösen Formen passen: **Arsenicum** D 4—6 bei großer Schwäche und rapidem Kräfteverfall oder **Lachesis** D 8 und **Crotalus** D 8 bei rapider Blutzersetzung und Neigung zu Blutungen aus anderen Organen; meist sind Infektionskrankheiten die Ursache. Auch **Phosphorus** macht Blutzersetzung mit Fiebererscheinungen und bessert solche Zustände. Nebenbei wird man bei Disposition zu Hämaturie dauernd konstitutionell behandeln, und es haben sich hier bewährt: **Calcium phosphoricum** D 3, **Sulfur** D 3, **Silicea** D 3—6, **Kalium** und **Natrium nitricum** D 3.

Hämoptoe

Dieses Symptom erfordert zunächst eine eingehende Diagnostik, die meist nur durch den Facharzt oder sogar klinisch durchgeführt werden kann. Danach hat sich dann die weitere Therapie zu richten. Daneben kommen folgende homöopathische Arzneien in Frage: Bei Lungenblutungen steht unter den Heilmitteln in erster Linie **Hamamelis** D 1—2, bei kapillärer oder venöser Blutung infolge von venöser Hyperämie der Lungen, wobei Brustschmerz und meist Kopfweh besteht. Bei der Phthisis haben sich auch hohe Potenzen als sehr hilfreich erwiesen. Ein vorzügliches Mittel bei Tuberkulose ist auch **Acalypha indica** D 1—4, wenn ein trockener Husten der Blutung vorausgeht und die Brust wie umschnürt ist. Das Mittel hat geholfen, wo andere im Stiche ließen. **Ferrum sesquichloratum** D 2—3 ist gekennzeichnet durch die periodisch auftretenden Blutwallungen, bald zum Kopfe, bald zu den Lungen, wie sie sich bei anämischen Mädchen mit beginnender Phthise zeigen. Das Blut ist hellrot und meist rein, die Brust ist schmerzhaft, am meisten zwischen den Schulterblättern; Atemnot, Erregung, Schwindel und Kopfweh gehen der Hämoptyse oft voraus. **Eisen** darf nie länger fort gegeben werden, sonst sicher Rezidive. Nach Stillung der Blutung folgt **China** D 2. **Ipecacuanha** D 3—6 paßt nach **Aconitum** bei erregten Patienten mit gußweisen, hellroten Blutungen, wenn gleichzeitig Übelkeit und Brechreiz bestehen. Zwei beachtenswerte Mittel sind **China** D 3—6, wenn durch große Blutverluste Schwäche eingetreten ist und die Blutung leicht wiederkehrt, und **Millefolium** D 3, das die Hämoptoe häufig beseitigt hat. Sind Lungenblutungen die Folge von Herzleiden, so ist neben **Digitalis** D 2—3 **Cactus grandiflorus** D 1 ein vorzügliches Mittel: es ist gekennzeichnet durch das Umschnürungsgefühl, auch **Lycopus virginicus** D 1 wirkt dann ausgezeichnet. Nicht selten neigen Trinker und Rheumatiker zu öfteren Lungenblutungen; das Blut ist hell und schaumig, es besteht Atemnot und Zusammenschnüren der Brust, und da hilft **Ledum** D 3; auch an **Nux vomica** D 4 und **Opium** D 3 wird man sich hier erinnern. Beim Lungeninfarkt und bei Gefäßveränderungen in der Lunge gibt man **Secale** D 2—3 oder auch **Arsenicum** D 6—30, wenn rapider Kräfteverfall einsetzt, und der letzte Rettungsanker in allen schwersten Fällen von Hämoptoe ist **Carbo vegetabilis** D 6—30: die Brust brennt immer heftig, die Haut ist eiskalt, die Blutung ist dunkel, und Kollaps tritt ein; das Mittel ist angezeigt bei Phthise, Infarkt, Abszessen, Gangräen der Lungen bei Bronchitis foetida, Bronchiektasie und Kavernen. Im ganzen läßt sich sagen, daß die obigen Medikamente befriedigend wirken, sowohl im Anfalle des Blutspeiens als auch, um Rezidiven vorzubeugen.

Hämorrhoiden

Auch sie müssen individuell und kausal behandelt werden, deshalb achte man auf alle Symptome und suche das Grundleiden festzustellen. Ausbleibende oder unterdrückte Hämorrhoidal-Blutungen geben zu den verschiedensten Allgemeinstörungen Veranlassung, speziell zu vikariierenden Blutungen. Äußerlich wird gegen entzündete Hämorrhoidalknoten eine Salbe von **Paeoniatinktur** (0,1 : 10) und bei Blutungen **Hamamelis** verdünnt zu Umschlägen verwendet; Suppositorien von letzterem Mittel lindern sehr Schmerzen und Entzündung und beugen den Blutungen vor; **Hamamelis** D 3—6 ist gleichzeitig innerlich zu geben. Gegen Blutungen bewähren sich sonst: **Millefolium** D 1—3 und **Acidum muriaticum** D 3, wenn äußerste Empfindlichkeit gegen Berührung, und **Acidum sulfuricum** D 3, wenn heftiger Brennschmerz besteht. Akut-entzündete Hämorrhoiden mit Prolaps oder Einklemmung der Knoten werden vorsichtig mit **Hamamelissalbe** reponiert, innerlich mit **Belladonna** D 3 und **Arsenicum** D 6 behandelt. Bei den sog. Schleimhämorrhoiden mit Afternässen und Jucken gibt man **Antimonium crudum** D 4, bei Frauen **Pulsatilla** D 3.

Nach den Ursachen betrachtet sind angezeigt bei habitueller Obstipation: **Nux vomica** D 6—30. Kaffee-, Alkohol- und Tabakmißbrauch sind ätiologische Momente; die Kranken sind reizbar, meist in den Morgenstunden, und es bestehen Darmspasmen. **Sulfur** D 6—30 paßt konstitutionell für die Anlage; Jucken und Brennen des Afters, meist Verstopfung und Pfortaderstauungen. Das Mittel bringt in D 6 ausbleibenden H.-Fluß wieder und damit Erleichterung vieler Beschwerden. Bei lokalen Blutstauungen infolge von Venenerschlaffung im Rektum bewähren sich: **Aesculus Hippocastanum** D 2—3 bei Gefühl wie von Kletten oder von Holzsplittern, eines der zuverlässigsten Mittel überhaupt. Nach Darmentzündungen (wie Ruhr, Typhus, Kolitis) zurückbleibende Hämorrhoiden verlangen: **Aloe** D 3—6, wenn Durchfälle zugegen sind; **Podophyllum** D 3—6 paßt bei Schleimhämorrhoiden mit Durchfällen, wenn Wundheitsgefühl im After und Neigung zu Aftervorfall besteht. **Mercurius** D 6 und **Acidum nitricum** D 6 passen bei Geschwürsprozessen.

Bei Unterleibsleiden der Frauen sind die Hauptmittel: **Pulsatilla** D 6, **Sepia** D 3—6, wenn beträchtliche Pfortaderstauungen bestehen und tagelang kein Drang zum Stuhle sich einstellt. Bei den Schwangerschafts-Hämorrhoiden ist außerdem **Collinsonia** D 2 bewährt. Bei Leberleiden mit Verstopfung, Blähsucht und blinden oder blutenden Hämorrhoiden gebe man **Lycopodium** D 6, **Magnesium muriaticum** D 4, **Mercurius dulcis** D 3 oder **Natrium choleinicum** D 4, und man wird bei richtiger Mittelwahl, nach dem Studium der Arzneimittellehren, die schönsten Dauererfolge haben. Bei Herzfehlern kommen die Herzmittel in Anwendung; am besten sind: **Digitalis** D 2, **Cactus grandiflorus** D 1, **Kalium carbonicum** D 6 und **Naja** oder **Lachesis** D 8. In dem weiten Gebiete der Hämorrhoidalszustände steht die Homöopathie gut gerüstet da, und wir behaupten, daß keine andere Behandlungsmethode hier mit der homöopathischen sich messen kann, und zudem ist die Wahl der Mittel nicht mal so schwer zu treffen, wie es bei vielen anderen Krankheiten der Fall ist.

Herpes zoster

Gegen die oft hartnäckige und schmerzhafte, auf Nervenentzündung beruhende Gürtelrose gebraucht man zuerst **Mezereum** D 3, das einen ähnlich schmerzenden Bläschenausschlag hervorruft; das Mittel heilt auch meist die zurückbleibenden neuralgischen Schmerzen aus. **Ranunculus bulbosus** D 4 ist bei Interkostal-Zoster angezeigt; die Schmerzen verschlimmern sich bei jedem Wetterwechsel, sie werden gebessert durch einsetzende Schweiße. Auch die Rhusarten, speziell **Rhus Toxicodendron** D 4, rufen einen Ausschlag, ähnlich der Gürtelrose, hervor, und sie heilen und bessern das Leiden. **Mercurius** D 4 ist zu geben, wenn die geschwürig gewordenen Bläschen lange nicht abheilen wollen. Gegen die Neuralgien, die nicht selten hartnäckig zurückbleiben, ist **Arsenicum** D 6 ein zuverlässiger Helfer.

Herzleiden

Entzündliche Herzerkrankungen erfordern heute überwiegend eine klinische Therapie. Durch den Einsatz der Antibiotika ist die Prognose entscheidend verbessert worden. Homöopathische Mittel kommen in erster Linie als Adjuvantien in Frage.

Perikarditis. Hier finden hauptsächlich Mittel Verwendung, die auf die Serosa spezifisch wirken: **Bryonia** D 3 bis 6 und **Colchicum** D 3—6 sind angezeigt, wenn der Rheumatismus den Herzbeutel befällt. Sind die Schmerzen sehr heftig und die Herztätigkeit äußerst erregt, dann ist **Spigelia** D 3—6 zu verabreichen in häufigen Gaben. **Apis** D 3 —6 wird folgen, wenn es zu einem Erguß in den Herzbeutel kommt, auch **Arsenicum** D 6 oder **Arsenicum jodatum** D 4 sind in diesem Stadium indiziert. Bei abheilender Entzündung gebe man noch einige Gaben **Sulfur** D 30.

E n d o k a r d i t i s. Bei der frischen Herzklappenentzündung stehen in erster Reihe **Aconitum** und **Spigelia** D 3—6. Wenn gichtisch-rheumatische Exsudation an Endokard und Klappen sich vermuten lassen, folgen **Bryonia** D 3 oder **Colchicum** D 3—6; geht dann die Entzündung zurück, so wird **Spongia** D 3 die Ausheilung vervollständigen. Kommt es zu einem Klappendefekt mit Folgeerscheinungen, so werden **Kalmia** D 1—3 und **Cactus grandiflorus** D 1 die Insuffizienz und Dilatation bessern und einen guten Verlauf garantieren; sollte jedoch die Herzschwäche zunehmen, dann muß **Naja** D 8 folgen, evtl. **Digitalis** D 1—∅ oder ein Digitalispräparat in stärkerer Dosis. Bei sich hinschleppendem Verlaufe, bei auftretenden Hydropsien und Herzmuskeldegeneration sind angezeigt: **Apocynum cannabinum,** ferner **Arsenicum** D 5, **Phosphorus** D 4—6 und **Kalium carbonicum** D 2—4; als Zwischenmittel wird man immer wieder **Digitalis** benötigen, die auch in kleinen Gaben eine durchaus befriedigende tonische Wirkung zeigen kann. Im weiteren Verlaufe des chronischen Herzklappenfehlers wird man bei vernünftiger Lebensweise des Patienten und bei richtiger Arzneibehandlung der öfter auftretenden Kompensationsstörungen gute Erfolge haben und die Kranken in guter Leistungsfähigkeit erhalten; es stehen für jeweils auftretende Beschwerden noch eine Reihe von Herzmitteln zur Verfügung, von denen genannt seien: **Spongia** D 3, **Strophanthus** ∅—D 1, **Crataegus** ∅, **Lycopus virginicus** ∅—D 1, **Aurum** D 4, **Scilla** ∅—D 1, **Adonis vernalis** D 1—2, **Convallaria majalis** D 1—2 usw., die alle eine günstige Wirkung gebracht haben; ihre Indikationen sind in der Arzneimittellehre zu vergleichen.

M y o k a r d i t i s. Auch hier kommen die genannten Medikamente in Anwendung; als wichtigste sind anzuführen: **Arnica** D 3, **Arsenicum** D 4—6, **Phosphorus** D 4—6, **Crataegus** ∅ und **Aurum** D 4. Wenn die Muskeldegeneration nicht zu weit vorgeschritten ist, beobachtet man befriedigende Besserungen, und man kann die Patienten oft lange Zeit bei relativem Wohlbefinden erhalten. Kurz erwähnt soll noch werden die idiopathische Herzhypertrophie infolge von körperlichen Überanstrengungen; sie wird behandelt mit **Arnica** D 2—30, **Arsenicum** D 5 oder **Rhus Toxicodendron** D 6, auch **Kola** ∅ hat gut gewirkt. Bei Herzstörungen infolge von Arteriosklerose oder Aortenaneurysma gibt man: **Arnica, Aurum muriaticum** oder **jodatum** D 4, **Secale cornutum** D 3 oder **Plumbum** D 30.

Kropfherz: **Spongia** D 6—30, **Calcium carbonicum** D 6, **Jodum** D 12—30, **Lycopus** D 1.

Nervöse Herzstörungen der verschiedensten Art behandelt man mit gutem Erfolg mit **Aconitum** D 6, **Coffea** D 12, **Phosphorus** D 12, auch **Asa foetida** D 4, **Ignatia** D 6, **Lachesis** D 8, **Natrium muriaticum** D 30 und **Lilium tigrinum** D 30 leisten Gutes.

Anämisches Herzklopfen beseitigen: **Ferrum** D 1—2, **China** D 3, **Natrium muriaticum** D 12, wenn sie längere Zeit gebraucht werden.

Herzkollaps, plötzlich einsetzender, ist mit **Camphora** ∅ zu behandeln oder je nach den Symptomen mit **Veratrum album** D 3, **Ammonium carbonicum** D 3, **Acidum hydrocyanicum** D 6, **Tabacum** D 4 usw.

Heufieber

Ein sicher wirkendes Mittel gegen Heuschnupfen mit seinen Begleiterscheinungen kennen wir nicht; es scheint jedoch, daß bei konstitutioneller Behandlung der Anlage auf lange Sicht die alljährlich wiederkehrenden Anfälle leichter und rascher verlaufen, zuweilen auch ganz ausbleiben. Der Heuschnupfen basiert häufig auf neuropathischer Anlage, und man wird entsprechend schon längere Zeit vor Beginn der Grasblüte die porphylaktische Behandlung beginnen mit **Phosphorus, Calcium carbonicum, Lycopodium, Arsenicum** und ähnlichen Mitteln in höheren Potenzen; am besten hat sich **Kalium phosphoricum** D 3 bewährt. Im Anfalle leisten das Beste: **Sabadilla** D 6, wenn viel Niesreiz besteht bei großer Trockenheit der Schleimhaut; ferner **Cepa** und **Selenium.** Bei asthmatischen Zuständen haben sich bewährt: **Arsenicum** D 4, **Naphthalinum** D 6 und **Jodum** D 4—6, wenn ein heftiger Schnupfen dem Asthmaanfalle vorausgeht.

Hordeolum

Bei jedem beginnenden Gerstenkorn gebe man sofort **Staphisagria** D 6; das Mittel vermag die entstehende Entzündung zu kupieren, oder es beschleunigt die Vereiterung und Abheilung und beugt bei Fortgebrauch vor. Andere Mittel bei beginnender Eiterung sind: **Hepar sulfuris** D 3—4, **Silicea** D 3—6, **Platanus** ∅—D 2, alle fördern die Eiterung und Heilung gut. Um den Rezidiven vorzubeugen, gebe man Frauen, die bei jeder Regel zu dem Übel disponieren: **Pulsatilla** D 3—6; skrofulösen Kindern wird man zur Ausheilung der Anlage **Sulfur** D 4 oder **Graphites** D 4—6 geben, je nach den vorliegenden Allgemeinsymptomen; bei ganz hartnäckigem Verlaufe hat sich **Calcium fluoratum** D 6 am besten bewährt. Äußerlich wirkt günstig eine **Graphitsalbe.** Die Erfolge sind durchaus günstig, wenn die Kur durchgeführt wird; speziell den Rückfällen wird man zuvorkommen. Das Chalazion wird mit den gleichen Mitteln behandelt.

Hydrozele

Die akut-entzündliche Hydrozele, als Begleiterscheinung der Hoden- und Nebenhodenentzündung, weicht der **Belladonna** D 3—6 oder **Apis** D 3; nebenbei sind die bei Epididymitis und Orchitis genannten Mittel zu geben. Der chronische Wasserbruch bei Kindern und jungen Männern wird manchmal geheilt durch **Abrotanum** D 1; nach Quetschungen entstandene Hydrozele versuche man mit **Arnica** D 3—6 zur Resorption zu bringen oder mit **Jodum** D 4—6. Wenn nach einer Epididymitis eine Hydrozele zurückbleibt, so ist **Rhododendron** D 3 hilfreich. Sollte jedoch nach 4—6wöchiger Behandlung mit obigen Mitteln die Resorption nicht erfolgen, so wird man zu lokaler Behandlung evtl. zur Radikaloperation raten.

Hydrozephalus

Beim akuten Hydrozephalus, der eine Begleiterscheinung von Meningitis oder Enzephalitis ist, sind die Hauptmittel **Apis** D 3—6, wenn die Patienten den Kopf in die Kissen bohren oder ihn hin und her rollen, cri encéphalique beim Erwachen, Krämpfe und Lähmungen. **Helleborus niger** D 1—3 paßt bei Betäubung und Sopor, Stirnrunzeln, automatischen Arm- und Beinbewegungen, plötzlichem Aufschreien. Opistotonus, Augenverdrehen, Kaubewegungen und gierigem Trinken. Beim chronischen Wasserkopf erzielt man recht befriedigende Resultate mit **Calcium phosphoricum** D 6, das das beste Konstitutionsmittel zu sein scheint; **Sulfur, Calcium carbonicum** und **Baryum carbonicum, Silicea, Phosphorus, Natrium muriaticum, Lycopodium, Thuja** in D 30 und alle 8—14 Tage 1mal verabreicht, können je nach Lage als Konstitutionsmittel versucht werden. Bei öfter auftretenden Krämpfen paßt **Zincum** D 4; man vergleiche die Epilepsiemittel.

Hydrops

Bei allgemeiner Wassersucht infolge von Herz-, Nieren-, Leberleiden oder bei der Hungerwassersucht wird man immer versuchen, zuerst noch Einfluß zu gewinnen auf die geschädigten Organe und auf den allgemeinen Schwächezustand des Patienten, ehe man zu den Diuretizis im Sinne der Schule greift. Das Hauptmittel ist **Arsenicum** D 5—6, das durch den unlöschbaren Durst auf häufige und kleine Schlucke Wasser gekennzeichnet ist; zudem besteht nächtliche Verschlimmerung aller Beschwerden, der Unruhe, Angst, Atemnot und Todesfurcht. Der Hydrops ist besonders an den Beinen lokalisiert; aber auch Anasarka besteht; er kann von Herz, Nieren oder Inanition herrühren. Bei Herzinsuffizierung paßt **Apocynum cannabinum,** 3mal tgl. zu geben; Schwächegefühl des Magens, heftiger Durst, Erbrechen der Getränke und Durchfälle sind Hinweise; meist ist die Seite, auf der der Kranke liegt, mehr geschwollen. Das Mittel paßt auch bei lokalem Hydrops (Hydroperikard, Aszites, Hydrozephalus, Ovarialzyste, Hydrozele). **Scilla** Ø—D 1 ist bei Herzwassersucht angezeigt, bei Nephritis ist Vorsicht geboten. **Apis** D 3 gebe man vor allem bei renalen

Ödemen, **Aqua Quassiae** bei Stauungsleber; **Solidago virga aurea** ∅—D 1 regt vorzüglich die Diurese an. In ganz schweren Fällen von Herzwassersucht ist das beste Mittel **Digitalis**, das, je nach der Pulsbeschaffenheit, in der Dosis zu wählen ist; die ikterische Verfärbung der Haut ist ein guter Hinweis. Bei schwachem, beschleunigtem, aussetzendem Puls werden starke Dosen (∅—D 1) gegeben, während langsamer, voller Puls bei erregter Herzaktion mit nächtlicher Angst und Erbrechen homöopathische Gaben erfordert (D 3—6). Es ist häufig gelungen, mit diesen und anderen Mitteln die Organfunktion wieder zu beleben und man kann Fluten von Harn abgehen sehen. Das ist natürlich nur möglich, wenn die Reaktionsfähigkeit der Organe erhalten blieb. Im übrigen vergleiche man bei den entsprechenden Organerkrankungen. Bei der Hungerwassersucht sind **China** D 2—4 oder **Chininum arsenicosum** D 4 angezeigt.

Ikterus

Ursache ist meist eine Hepatitis. Es sind angezeigt: **Chamomilla, Nux vomica, Bryonia,** wenn Gemütsbewegungen vorhergingen. **Natrium sulfuricum** D 3 und **Chelidonium** D 1 bei Duodenalkatarrhen, **Mercurius solubilis** D 4 mit **Bryonia** D 6 bei beginnender Gallengangentzündung mit scharfem Schmerz und Unmöglichkeit, rechts zu liegen. Beim hämolytischen Ikterus kommen vor allem die Schlangengifte **Lachesis** D 8 und **Crotalus** D 8 sowie **Phosphorus** D 6 in Frage, letzterer auch bei akuter gelber Atrophie. **Digitalis** D 1—3 kann hartnäckigen Ikterus mit Nausea und choleraartigen Durchfällen noch zum Verschwinden bringen. Ähnlich **Chelidonium** D 1, das bei Hepatitis infect. Gutes zu leisten scheint. Bei Leberzirrhose denke man an **Aurum muriaticum** D 3, **Aqua Quassiae** (Aszites), an **Phosphorus** D 6 und **Lycopodium** D 30, und selbst bei dem tiefbraunen Ikterus des Ca. können manchmal unsere **Arsenikalien** oder **Natrium choleinicum** D 3 noch mit Nutzen eingreifen.

Impetigo contagiosum

Hier ist die innere Behandlung ein sehr schätzenswertes Hilfsmittel, zumal diese infektiöse Pustelflechte nicht selten lokaler Behandlung widersteht. Man gibt mit gutem Erfolg Schwefelpräparate, speziell **Hepar sulfuris** D 4—6 in Verreibung, 3mal tgl. 1 Gabe, oder aber **Mercurius solubilis** D 3 bis 4, ebenso. Die Hauptmittel sind aber **Antimonium crudum** und **tartaricum** D 6; in langwierigen Fällen **Silicea** D 30.

Impotenz

Bei sexueller Neurasthenie mit großer geschlechtlicher Reizbarkeit und erotischen Vorstellungen, bei häufigen Pollutionen und verliebten Träumen gebe man **Phosphorus** D 30 am Abend eine Gabe; das Mittel paßt auch, wenn die Erektionen ungenügen sind und bei Ejaculatio praecox. Sollte die Wirkung nicht befriedigen, dann müßte **Lachesis** D 30 folgen. Beruht die Impotenz auf einer Schwäche der sexuellen Rückenmarkszentren, dann wird man **Nux vomica** D 30, **Acidum phosphoricum** D 3, **Agaricus** D 6 oder **Zincum** D 6 verabreichen. Ist die Schwäche Folge von häufigen Samenverlusten, von Exzessen in Venere oder von schweren Krankheiten, dann sind **China** D 3—6 angezeigt und **Calcium phosphoricum** D 6 oder **Ferrum** D 2. Ist die Ursache in einer lokalen Entzündung nach Tripper oder in Prostatahypertrophie zu suchen, so müssen Mittel wie **Sulfur** D 30, **Thuja occidentalis** D 6, **Selenium** D 6 gegeben werden bzw. **Sabal** D 1, **Conium** D 6 oder **Digitalis** D 3. Der Erfolg bei Behandlung der Impotenz hängt sehr von der richtig gewählten Arzneidosis ab; man kann hier gut die entgegengesetzte Wirkung starker und schwacher Dosen beobachten. Das Nähere ist in der Arzneimittellehre zu vergleichen.

Ischias

Bei frischer neuralgischer oder neuritischer Ischias sind die Hauptmittel **Aconitum** mit **Bryonia** im Wechsel (besser in Ruhe und Liegen auf dem kranken Bein) oder **Rhus Toxicodendron** D 30, wenn Durchnässung oder Arbeit in feuchtkalten Räumen vorherging. Schmerz vom Bryoniacharakter, blitzartig durchs ganze Bein schießend, das angezogen wird, verlangt **Colocynthis** D 6. Auch **Nux vomica** D 1 ist oft hilfreich bei gleichzeitiger Verstopfung, Hämorrhoiden, Alkoholmißbrauch. **Gnaphalium** D 2 hat Taubheit und Muskelkrämpfe im Bein, ähnlich das oft bewährte **Zincum valerianicum** D 3 (große Unruhe in den Beinen).

In chronischen Fällen sind oft erfolgreich **Chininum arsenicosum** D 4, **Causticum** D 30, **Lycopodium** D 30, **Silicea** D 30, **Calcium carbonicum, Chamomilla, Pulsatilla,** deren genaue Anzeigen bei den Arzneibildern nachzuschlagen sind. Einspritzungen von **Acidum formicicum** D 12 1—2mal wöchentlich sind oft sehr dankbar.

Karbunkel

Im Beginn unterscheidet sich die Behandlung nicht von der des Furunkels. Sind die Schmerzen sehr heftig, brennend und stechend, schlimmer nachts, gebessert durch Wärme, so wird man **Arsenicum** D 5 geben; läßt das Mittel im Stich, so geht man zu **Anthracinum** D 30 über, es lindert die Schmerzen und beschleunigt die Eiterung, ebenso wirkt **Tarantula cubensis** D 30. Zeigt sich livide Verfärbung der Umgebung und droht Brand und Sepsis, so geht man zu **Lachesis** D 8 und **Pyrogenium** D 30 über. Oft wirkt die von der BIERschen Schule angegebene Umspritzung des beginnenden Karbunkels mit **Arnica** direkt kupierend. **Echinacea**-Umschläge äußerlich wohltätig.

Katarakta

Der graue Star ist eigentlich ein chirurgischer Fall. Es ist jedoch zu bedenken, daß er sich nicht selten auf konstitutionellem Boden entwickelt, auf Diabetes, Gicht, harnsaurer Diathese beruht oder als Altersstar sich entwickelt; deshalb ist sehr wohl eine innerliche Behandlung gerechtfertigt, und man beobachtet dabei, wenn nicht gerade häufige Heilungen, so doch einen Stillstand des Trübungsprozesses für Jahre. Man achte jedoch, daß der günstige Moment für eine notwendig werdende Operation nicht verpaßt wird. Liegt Diabetes zugrunde, dann gebe man **Secale cornutum** D 3—6, das ja Katarakt verursacht, ebenso wie **Naphthalinum,** das auch in D 6 empfohlen wird, oder **Aci-**

dum phosphoricum D 2—3. Bei gichtischer Anlage verdienen das meiste Vertrauen: **Calcium carbonicum** D 6 und **Silicea** D 6, ferner **Magnesium carbonicum** D 6 und **Causticum** D 6. Diese Mittel passen neben **Sulfur** D 6 und **Conium** D 6 auch für den Altersstar, während man bei der traumatischen Form zu **Arnica** D 2—4 oder **Phosphorus** D 6 seine Zuflucht nehmen wird.

Keratitis

Bei der Hornhautentzündung in ihren verschiedenen Formen kommen die folgenden Mittel in Anwendung: **Belladonna** D 3 bei brennender, trockener Hitze der Augen mit Lichtscheu oder **Apis** D 3, wenn die Lider stark geschwollen sind und bei Chemosis, **Mercurius corrosivus** D 6 bei interstitieller Keratitis, Lues, wenig Schmerz. Bei mehr subakutem Verlaufe sind die Hauptmittel: **Aurum muriaticum** D 3, ferner **Calcium jodatum** D 3 und **Hepar sulfuris** D 6, wenn Geschwüre und Abszesse in der Hornhaut und Hypopyon auftreten; **Argentum nitricum** D 4—6, wenn eitriger, dicker, mehr milder Ausfluß besteht. Für die chronischen Formen passen: **Sulfur** D 6, **Silicea** D 6, **Graphites** D 6. Diese Mittel sind auch angezeigt bei den skrofulösen Ophthalmien, das Hauptmittel scheint jedoch hier **Mercurius bijodatus** D 4 zu sein und **Aethiops antimonialis** D 4. Die interkurrierenden akuten Verschlimmerungen infolge von Erkältungen usw. wird man nebenbei mit **Pulsatilla** D 3, **Rhus Toxicodendron** D 6 oder **Belladonna** D 6 bekämpfen.

Keuchhusten

Die Behandlung des Keuchhustens ist sehr dankbar, es ist aber dringend nötig, in den Arzneimittellehren die Indikationen für die einzelnen Mittel genau zu studieren, da die Medikamente häufig auf die Nebensymptome hin zu wählen sind. Im allgemeinen behandle man im katarrhalischen Stadium mit **Belladonna** D 4 und **Cuprum aceticum** D 4 Tabl., indem man abwechselnd alle 4—6 Stdn. einnehmen läßt; der Verlauf der Krankheit wird dann milde und rasch sein, auch beobachtet man nicht selten, daß die Mittel prophylaktisch wirken. Im konvulsiven Stadium kann man diese Mittel weitergeben, wenn sie befriedigend wirken, oder aber man geht zu **Magnesium phosphoricum** D 6 und **Mephitis** D 6 über, die die Anfälle sehr lindern und den Verlauf der Krankheit sicher beträchtlich kürzen. Im abklingenden Stadium bewähren sich **Pulsatilla** D 4—6 bei leichtlöslichem Auswurf oder **China** D 3 zur allgemeinen Kräftigung, damit sich die zu fürchtenden üblen Nachkrankheiten nicht festsetzen können. Komplikationen treten bei homöopathischer Behandlung sehr selten auf; deren Behandlung ist in den entsprechenden Abschnitten zu vergleichen. Es sollen hier noch einige sehr gute Medikamente mit den wichtigsten Indikationen genannt werden **Coccus cacti** D 1—2: Würgen und Erbrechen von zähem Schleim, in Strähnen aus dem Munde hängend, dabei trüber, saurer Urin. **Drosera** D 30 beim atemraubenden Bellhusten, schlimmer nach Mitternacht mit Würgen und Erbrechen von zähem Schleim; Patient hält die Brust vor Schmerzen; auch Nasenbluten. **Hyoscyamus** D 4, Hustenparoxysmen, besonders beim Niederlegen und nachts. **Ipecacuanha** D 4 bei Nasenbluten, Würgen und Erbrechen; auf der Brust starkes Rasseln, bei trockenem Husten und Durchfällen. **Naphthalinum** D 3—6 hat sich öfter als sehr wirksam erwiesen, wenn sich Erstickungsanfälle einstellen, und **Veratrum album** D 4 paßt speziell bei verschleppten Fällen, wenn Schwächezustände sich einstellen und Krämpfe mit Erbrechen und Durchfälle, wenn die Krankheit also einen üblen Verlauf zu nehmen droht.

Klimakterium

Die vasomotorischen Störungen in den Wechseljahren werden am besten mit **Lachesis** D 12 behandelt; das Mittel beherrscht die Blutwallungen, Hitzen, Schweiße, nervöse Zustände, Herzklopfen und Beengung, auch die häufig bestehende Obstipation. **Glonoinum** D 6, **Belladonna** D 6, **Sanguinaria** D 6 beseitigen ebenfalls prompt die arterielle Erregung, wenn die Mittel richtig gewählt werden. **Sepia** D 6 ist ein sehr wichtiges Mittel bei Wechsel der Gemütssymptome und bei großer Schwäche und Leistungsunfähigkeit, wenn über viel Kopfschmerz geklagt wird und unregelmäßige Blutungen und Fluor sich einstellen. Auf die Inkretion wirken **Sulfur** D 30 und **Calcium carboni-**

cum D 30 spezifisch. Die nervösen Erscheinungen weichen oft gut der **Cimicifuga** D 2—6, speziell die Schlaflosigkeit, große Reizbarkeit und die Scheitelkopfschmerzen. Starke Blutungen mit Wallungen bekämpft man erfolgreich mit **Acidum sulfuricum** D 2—3. Selten wird man mit homöopathischen Mitteln keinen Erfolg haben.

Knochenwachstumsstörungen

Beginnende Verkrümmungen der Wirbelsäule im späten Kindesalter sind neben Vigantol mit Kalkpräparaten zu behandeln, am besten mit **Calcium phosphoricum** D 6, das längere Zeit 3mal tgl. je bohnengroß fortzugeben ist; man läßt nebenbei orthopädisch-gymnastisch behandeln, in leichten Fällen reguliert sich aber ganz von selbst der Knochenaufbau. Liegt Rachitis zugrunde, so sind die daselbst angegebenen Mittel hilfreich. Die sog. Wachsschmerzen beseitigen **Acidum phosphoricum** D 3 oder **Ferrum aceticum** D 3; beide Mittel heilen auch die gleichzeitig bestehenden Anämien, die Rückenschwäche und die nicht selten beobachteten Schlottergelenke aus. Knochenhypertrophien und Exostosen verlangen **Silicea** D 6—30, wenn Gicht und chronische Rheumatismen die Ursache sind; liegen chronische Eiterungen zugrunde, so gibt man nebenbei **Phosphorus** D 6—30. Bei syphilitischen Knochenauftreibungen und nächtlichen Schmerzen hilft **Stillingia** D 2—3 oder **Calcium fluoratum** D 6 neben **Kalium jodatum** und **Mercurius.** Chronische Knochenverdickungen sind öfter durch **Hekla-Lava** D 3 und **Mater perlarum** beseitigt worden, speziell am Kiefer. Bei schlecht heilenden Knochenbrüchen fördert die Kallusbildung **Symphytum**∅ innerlich und äußerlich.

Kolik

Bei Behandlung der gewöhnlichen Enteralgie muß man die Ursachen berücksichtigen; die zur Verfügung stehenden Heilmittel sind zahlreich, und die richtige Wahl ist nicht leicht. Es sollen hier nur wenige Mittel genannt werden, die hilfreich sind bei der entzündlichen Kolik. **Atropinum** D 3—4 paßt bei allen anfallweise auftretenden, krampfigen Schmerzen, wobei der

Körper nach rückwärts gestreckt wird: Magen-, Darm-, Gallen-, Nieren-, Gebärmutterkoliken. **Chamomilla** D 2—30 paßt bei Kinderkoliken mit großer Ängstlichkeit und Unruhe, meist Durchfälle dabei; auch hilfreich bei Krampfkoliken aller Art, bei nervösen Frauen besonders nach Ärger. **Colocynthis** D 6—12 schneidende Schmerzen in der Nabelgegend, anfallweise auftretend, Blähsucht; Besserung durch Zusammenkrümmen und Druck; die nervösen Erscheinungen überwiegen die entzündlichen, häufig gleichzeitig Durchfälle. **Dioscorea** D 2—3: Die Schmerzen strahlen nach dem Rücken, den Beinen, den Armen aus, sie werden durch Herumgehen und Rückwärtsbeugen des Körpers gebessert. **Arsenicum** und **Cuprum arsenicosum** D 4 sind zuverlässige Kolikmittel, wenn akute Entzündung der Därme besteht mit Durchfall. Die Schmerzen sind schneidend, sie werden besser auf Druck, nicht durch Wärme. Ist letzteres der Fall, so ist **Magnesium phosphoricum** D 6 das hilfreichste Mittel; auch hier empfindet der Kranke Erleichterung durch Druck und Zusammenkrümmen. **Veratrum album** D 3—6: Kolik mit Erbrechen, Würgen, erschöpfenden Durchfällen, choleraähnlich: kalte Stirnschweiße, Wadenkrämpfe, drohender Kollaps. **Plumbum aceticum** D 6: Die Schmerzen sind andauernd, strahlen nach allen Richtungen längs der Nerven aus, der Leib ist kahnförmig eingezogen. Verstopfung ist zugegen und ein Gefühl, als würde der After an einer Schnur hochgezogen. Gegen die Bleikolik wird man **Opium** D 3—2 verordnen und nebenbei **Natrium sulfuricum** D 3 zu längerem Gebrauche, um die Ausscheidung des Giftes zu fördern; auch **Nux vomica** D 4 ist hier ein gutes Mittel, das sich außerdem bei Blähungs- und Entzündungskoliken bewährt.

Kollaps

Plötzlich einsetzende Herzschwäche mit Facies Hippokratis, eisig kalter Haut, kalten Schweißen bei innerer Hitze, so daß sich der Kranke abdeckt, dabei Krämpfe und Gesichtsverzerrungen, behandelt auch die Homöopathie mit **Camphora** ∅, innerlich oder wenn nötig subkutan. **Veratrum album** D 3 ist angezeigt, wenn unter dem Zeichen größter Prostration das Zentralnervensystem und das Herz zu versagen drohen und höchste Lebensgefahr besteht. **Acidum hydrocyanicum** D 4—6: Kollaps mit Krämpfen, Präkordialangst, Puls unfühlbar, eiskalte Haut. **Arsenicum** D 6: Atemnot, Herzschwäche, Todesangst, Zyanose, dabei brennender Durst, kalte Schweiße, Facies Hippokratis. **Ammonium carbonicum** D 1—2: rascher Kräfteverfall mit akuter Herzschwäche, Auffahren aus dem Schlafe mit Atemnot, oft dunkle Blutungen, meist bei schweren Lungenaffektionen hilfreich. **Carbo vegetabilis** D 12 und **Lachesis** D 8 passen beim Kollaps im Verlauf schwerster Sepsis, wenn der Fall ganz hoffnungslos geworden zu sein scheint; man hat dabei überraschende und unerklärliche Wirkungen eintreten gesehen.

Kopfschmerz

Die Zahl der Kopfwehmittel der Schule ist nicht gering, in der Homöopathie kann aber jedes Mittel unter Umständen zum Heilmittel des Kopfschmerzes werden. Es ist nicht leicht, dem Anfänger da mit Rat an die Hand zu gehen, ist doch stets die Gesamtheit der Symptome ausschlaggebend für die Mittelwahl. Am besten gelingt es vielleicht, wenn die Betrachtung von den Ursachen des Übels ausgeht. Anämischer Kopfschmerz verlangt: **China** D 2—3, **Chininum arsenicosum** D 4, wenn er periodisch auftritt mit Schwindel, Ohrensausen, Herzklopfen, Verdauungs- und Regelstörungen, besonders nach Blut- und Säfteverlusten. **Ferrum** D 2: wenn der Schmerz pulsierend und mit Wallungen zu Kopf und Brust verbunden ist, wenn Schwindel, Erbrechen und Blutungsneigung bestehen. **Natrium muriaticum** D 6—12, periodische Kopfschmerzen früh beim Aufstehen und gegen 11 Uhr vormittags, besonders nach geistigen Anstrengungen; dabei Verstopfung und Magenbeschwerden mit Depression. **Pulsatilla** D 3—6, **Calcium phosphoricum** D 6 sind bei chronischen Formen, besonders bei anämischen Mädchen mit Regelstörungen, in Erwägung zu ziehen.

Hyperämischer Kopfschmerz, meist mit Fieber einhergehend oder mit Störung der Gefäßinnervation, wird im akutesten Stadium mit **Belladonna** D 6 in häufigen Gaben behandelt, wenn die Schmerzen klopfend auftreten bei rotem Gesicht und überempfindlichen Sinnen. **Glonoinum** D 4—6 heilt heftigste Kongestionen, z. B. nach Sonnenstich, bei ausbleibender Regel. **Melilotus** D 3 beseitigt die stärksten Wallungen mit Schmerzen, wenn auftretendes Nasenbluten Linderung bringt. **Jodum** D 6 paßt bei mehr chronischer Hyperämie.

Passive Hyperämie mit Stauungskopfweh chronischer Art beseitigt **Sulfur** D 6; charakteristisch ist der Druck auf die Augen und die Hitze auf dem Scheitel; Ursachen sind Obstipation, Uterusleiden, Abdominalplethora mit Hämorrhoiden. **Sepia** D 6 ist unter gleichen Bedingungen das beste Mittel für Frauen. **Gelsemium** D 3—30 hat die Blutstauungen ausgesprochen mit Hinterkopfschmerz, der über den Schädel geht und sich in der Stirne festsetzt; fast immer sind Augenschmerzen und Sehstörungen zugegen.

Rheumatisches Kopfweh, wie es oft bei Witterungswechsel beobachtet wird oder bei gichtischer Anlage, verlangt **Rhus Toxicodendron** D 4 oder **Thuja** D 4, auch **Spigelia** D 2, wenn es vom Nacken zum linken Auge zieht und sich dort supraorbital festsetzt; die Schmerzen nehmen langsam zu und ab, mit dem Gang der Sonne. **Mercurius** D 6 paßt, wenn die Schmerzen nachts in Bettwärme schlimmer sind, bei lästigen, nicht erleichternden Schweißen.

Nervöses Kopfweh beseitigt **Coffea** D 6; die Schmerzen sind unerträglich, oft Gefühl, als sei ein Nagel im Scheitelbein eingeschlagen, Ruhelosigkeit, Überempfindlichkeit der Sinne, Schlaflosigkeit. **Cimicifuga** D 1—3, eines der besten Mittel bei drückendem Hinterkopfschmerz mit melancholischer Stimmung. **Cocculus** D 6: Hinterkopfweh; Gefühl, als öffne und schließe sich der Kopf oder als sei er hohl und leer; paßt besonders bei Nachtwachen. **Phosphorus** D 6 bis 30 und **Acidum phosphoricum** D 3 passen bei Erschöpfung des Nervensystems mit Reizbarkeit und Überempfindlichkeit, die Schmerzen sind dauernd, oft neurasthenisch, und es besteht Schlaflosigkeit. (S. Migräne.)

Magenkopfweh. Hier ist **Nux vomica** D 6 das Hauptmittel. Bei Leberstörungen ist **Chelidonium** D 3 angezeigt oder

Bryonia D 3—6 und **Mercurius** D 6. Sind Nierenleiden die Ursache, dann gebe man: **Arsenicum** D 6, **Calcium arsenicosum** D 4, **Apis** D 3 oder **Aurum** D 4. Kopfweh nach geistiger Übermüdung beseitigen: **Phosphorus** D 6, **Silicea** D 6, **Anacardium orientale** D 6 oder **Acidum picronitricum** D 6. Nach Überanstrengung der Augen: **Ruta** D 3. Nach Gehirnerschütterung: **Rhus Toxicodendron** D 4, **Hypericum** D 6, **Arnica** D 6. Alten Leuten bringt Erleichterung: **Barium carbonicum** D 12, **Conium** D 6, **Calcium carbonicum** D 6 oder **Aurum** D 4, und die Kopfschmerzen schließlich, die man bei der lernenden Jugend besonders in der Pubertätszeit beobachtet, beseitigt ziemlich regelmäßig **Calcium phosphoricum** D 6. Ein vorzügliches Mittel bei langsam zu- und abnehmenden, regelmäßig wiederkehrenden Schmerzen ist **Stannum** D 6.

Krupp-Husten

Bei der akuten Laryngitis mit Krupp-Erscheinungen (Grippe, Masern) und beim Pseudo-Krupp gestaltet sich die Behandlung folgendermaßen: **Aconitum** D 6 ist im ersten Stadium angezeigt, kumulativ in heißem Wasser zu geben, wenn der Anfall, wie gewöhnlich, durch kalte, trockene Nordostwinde ausgelöst wurde. Erfolgt nicht rasch Besserung, dann muß **Spongia** D 3 folgen bei Dyspnoe und wenn im Schlafe inspiratorische Geräusche zu hören sind. Wird der Husten bellend, tritt Heiserkeit bei mäßigem Schleimrasseln ein, ist der Kehlkopf sehr schmerzhaft und empfindlich gegen alles Kalte, dann ist **Hepar sulfuris** D 3—6 zu geben, dem **Jodum** D 4 zu folgen hätte bei fortschreitender Erkrankung mit Membranbildung, Dyspnoe und Verfall. **Bromium** D 3 kann Jodum ersetzen. Die Erfolge mit obigen Mitteln sind recht gute.

Laryngitis

Die akute Kehlkopfentzündung mit Heiserkeit erfordert die gleichen Mittel, die bei Krupp genannt wurden; man wird noch an **Belladonna** D 3—6 denken bei mehr krampfhaftem, bellendem Husten, wenn starke Kongestion zum Kopfe besteht mit pulsierendem Kopfschmerz. Bei Katarrhen, die vom Nasen-Rachen-Raum herabsteigen, passen **Ammonium carbonicum**

D 3—4 und **Mercurius** D 4. Bei den weniger heftig auftretenden Katarrhen nach Überanstrengung der Stimme und bei leicht rezidivierender Heiserkeit der Sänger, Redner u. dgl. bewähren sich: **Arum triphyllum** D 1—6 (auch als Gurgelwasser), ferner **Antimonium crudum** D 4 und **Graphites** D 4, auch **Selenium** D 6, wenn sich Heiserkeit einstellt, sobald man singt. Bei der gewöhnlichen Heiserkeit, die durch Erkältung hervorgerufen wurde, bessern rasch **Ammonium bromatum** D 3 oder **Paris** D 3. Bei den mehr chronisch verlaufenden Kehlkopfkatarrhen wird man **Phosphorus** D 6—30 oder **Carbo vegetabilis** D 6—30 verabreichen, wenn die Heiserkeit abends sich einstellt und bei feuchter Luft. Laryngitis, durch Struma verursacht, wird durch **Spongia** D 3 oder **Calcium jodatum** D 3 gebessert.

Leberleiden

Außer den schon bei Cholelithiasis und Ikterus genannten Mitteln stehen noch eine Reihe vorzüglicher Arzneien zur Verfügung. Es passen: **Berberis vulgaris** D 2—6 bei stechenden Schmerzen in der Lebergegend und bei Gallenkoliken, die öfter wiederkehren und äußerst schwächen; Leber geschwollen, druckempfindlich, und Ikterus besteht. Ausschlaggebend für die Wahl ist der gelbe, flockig-trübe Harn, der Sand und Grieß führen kann. **Carduus marianus** ∅—D 1: ein vorzügliches Mittel bei allen Leberschwellungen mit Reizbarkeit und dumpfen Stirnkopfschmerzen und Verdauungsstörungen aller Art, wobei die Zunge weiß belegt ist und Zahneindrücke zeigt. Ikterus, Gallensteine, Meteorismus, Hämorrhoiden, Aszites, Gallenstauungen. **Chelidonium** D 1—6: Schmerz dumpf und wie wund in der Lebergegend, charakteristischer Schmerz in der Gegend des unteren rechten Schulterblattwinkels; bitterer Geschmack, gelbe Zunge, Verlangen nach Pikantem, Essen bessert die Schmerzen. Gelbe oder lehmfarbene Durchfälle. Paßt bei allen Leber- und Gallenblasenentzündungen mit Gelbsucht, auch Fieber: Gallensteinkrankheit und Gallenkoliken, fördert sehr die Gallenausscheidung. **Digitalis** D 1—3 ist das Hauptmittel bei Stauungsleber mit Ikterus. **Lycopodium** D 3—6 ist das Hauptmittel bei allen chronischen, hartnäckigen Leberleiden; dumpfe Leberschmerzen, kein Druck wird ertragen, saures Erbrechen, Blähsucht und volles Gefühl nach wenig Bissen, Obstipation, Ikterus, Aszites, Hämorrhoiden, Leberatrophie und Zirrhose. **Magnesium muriaticum** D 3—4: Leberfunktionsstörungen mit hypochondrischer, hysterischer Stimmung, dabei Obstipation und Fluor albus, hartnäckig, oft Gelbsucht und große Flatulenz mit Atembeschwerden. **Calomel** D 2—3, ein ausgezeichnetes Gallenförderungsmittel. Ikterus, Gallensteinkrankheit, Leberschwellung. **Natrium sulfuricum** D 6: Gefühl der Schwere rechts im Leibe, schlechter bei linker Seitenlage, Kollern und Koliken, Galleerbrechen, Durchfälle früh aus dem Bett treibend. Verschlimmerung aller Beschwerden bei feuchtem Wetter. Leberschwellung chronisch mit Ikterus, Duodenalkatarrhe, reguliert Gallensekretion und die Verdauung. **Nux vomica** D 4—6: Leber hart, geschwollen, empfindlich auf Kleiderdruck, Gelbsucht nach Ärger, dabei Magen- und Darmschmerzen, Obstipation, Hämorrhoiden und reizbare, hypochondrische Stimmung. Leberleiden von Alkohol- und Kaffeemißbrauch, von pikanten Speisen, Abführmittelmißbrauch, von sitzender Lebensweise.

Als weitere Lebermittel beachte man **Sulfur** D 3—6, der ein kräftiges Cholagogon ist, ebenso **Podophyllum** D 1—2, ferner **Phosphorus** D 4—6 bei fettiger Entartung der Leber und **Natrium choleinicum** D 3—4 bei Obstipation, ein treffliches Leberfunktionsmittel, **China** D 2—4 paßt bei der Gallensteinkrankheit und bei Leberleiden nach Malaria.

Lithämie (rheumat. Diathese)

Die harnsaure Diathese, als Vorstadium der Gicht, des chronischen Rheumatismus, der Steinleiden, kann neben einer geordneten Lebensweise und Kost sehr wohl auch durch Medikamente behandelt werden, die Einfluß haben auf den Stoffwechsel und die innere Sekretion. Durch frühzeitige derartige Arzneibehandlung, wozu auch die Bade- und Trinkkuren gehören, ist man imstande, den lithämischen Krankheiten vorzubeugen. Es handelt sich hier um die Anwendung von Konstitutions- und Stoffwechselmitteln, von denen die wichtigsten sind: **Calciumpräparate** nebst **Calcarea renalis** und **bilialis,** die aus Harn- und

Gallensteinen bereitet werden; **Natriumpräparate:** Natrium muriaticum, sulfuricum, phosphoricum, choleinicum, nitricum, carbonicum; **Lithiumpräparate:** Lithium carbonicum, salicylicum, benzoicum; **Quecksilber** und **Magnesiummittel,** einschließlich des Magnesium borocitricum; auch **Antimon-, Silber-, Plumbum-** sowie **Sulfur-Präparate** sind oft angezeigt sowie einige Pflanzenmittel wie **China, Nux vomica, Thuja occidentalis, Lycopodium, Sarsaparilla, Berberis, Colchicum, Urtica urens** usw. Von diesen Medikamenten sind die Konstitutionsmittel in hohen Potenzen und in seltenen Gaben zu verabreichen, z.B. Sulfur, Calcium carbonicum, Natrium muriaticum, Lycopodium in D 30, etwa alle 2—4 Wochen 1 Gabe, während die Stoffwechsel- und Funktionsmittel 1—2tägig in 1 Gabe angezeigt sind. Es sind meistens Nieren- und Lebermittel, die auf die Ausscheidungsprozesse starke Einwirkung haben; speziell die Leber ist das Organ, das zur harnsauren Diathese in naher Beziehung steht, oder die Wirkung erstreckt sich auf die Drüsen mit innerer Sekretion, die ihrerseits auch noch durch die organo-therapeutischen Mittel beeinflußt werden kann.

Lumbago

Beim akuten Hexenschuß sind die Hauptmittel **Nux vomica** und **Bryonia;** erfahrungsgemäß leisten hier die Essenzen das Beste; man läßt 2—3stdl. 5—10 Tr. davon einnehmen, und man wird in der Regel raschen Erfolg haben. Auch **Tartarus emeticus** D 4—6 hat oft günstig gewirkt, wenn die heftigen Schmerzen durch Krampfanfälle abgelöst werden; sonst sind zu empfehlen **Rhus Toxicodendron** D 6—30, wenn Durchnässung die Ursache war, und **Dulcamara** D 3 nach Liegen auf feuchter Erde u. dgl. **Causticum** D 6 ist hilfreich, wenn die Schmerzen in die Beine ausstrahlen mit Steifigkeit und Lähmigkeit und wenn Kälte und Bewegung verschlimmern, Wärme und Ruhe bessern. Bei Frauen sind **Sepia** D 6, **Cimicifuga** D 1 und **Nux moschata** D 4 öfter angezeigt. Die chronischen Formen beruhen häufig auf Unterleibsleiden, auf Prostatahypertrophie und Hämorrhoiden sowie auf harnsaurer Diathese und sexuellen Störungen; sie sind entsprechend zu behandeln. Die Erfolge sind sehr gut.

Lymphangitis

Im ersten Stadium der akuten, infektiösen Lymphgefäßentzündung sind **Belladonna** D 3—6 und **Apis** D 3 in zweistündlichem Wechsel angezeigt. Bei fortschreitendem Prozeß mit Fieber und Schüttelfrost hätten zu folgen: **Arsenicum** D 6, evtl. **Lachesis** D 8 oder **Vipera** D 8, bei schwerster Sepsis und bedrohlichen Allgemeinerscheinungen. Ist es zu Abszedierung gekommen, so muß **Hepar sulfuris** D 3—6 folgen und nach der Inzision **Silicea** D 3—6. Bei der chronischen Lymphgefäßentzündung, die meist von chronischen Geschwüren ihren Ausgang nimmt, müssen diese behandelt werden; nebenbei wird man **Arsenicum** D 6 oder **Carbo vegetabilis** D 6 geben. Zur Resorption der Infiltrate sind Jodpräparate angezeigt und auch **Graphites** D 4, der sich als besonders wirksam gezeigt hat. Bei drohender Gangrän wären **Secale cornutum** D 3 oder **Kreosotum** D 4 zu versuchen und die **Schlangengifte** in hohen Potenzen.

Mastitis

Kommt es während des Stillgeschäftes zu harten Knoten in der Brustdrüse mit nach dem Rücken ausstrahlenden Schmerzen, oder zieht es beim Anlegen des Kindes wie an einer Schnur gegen den Rücken, dann ist **Croton** D 4—6 das fast sichere Heilmittel. Ist eine infektiöse Entzündung im Gange, so gebe man recht häufig **Bryonia** D 3—6. Schreitet die Infiltration mit Fieber weiter, bei schmerzhaften Knoten und heftigen, sich über den ganzen Oberkörper verbreitenden Schmerzen beim Anlegen des Kindes, dann ist **Phytolacca** D 1 angezeigt, während **Phellandrium aquaticum** D 3 paßt, wenn die Schmerzen beim Saugakte in den Leib strahlen und wenn bei leerer Brust die Stiche längs der Milchkanäle gehen. Bei Eiterbildung hätten die Mittel zu folgen, wie sie bei Abszeß angegeben sind. Erysipelatöse Entzündungen behandelt man mit **Rhus Toxicodendron** D 6 oder mit **Cantharis** D 6. Wunde Brustwarzen sind lokal zu behandeln, es bewährt sich da neben Waschungen mit verdünnter **Arnicatinktur** eine **Echinaceasalbe.** Vorbeugend gibt man sofort nach der Geburt **Arnica** D 3 in häufigen Dosen.

Mastoiditis

Diese Erkrankungsform ist eigentlich ein chirurgischer Fall. Steht die Diagnose fest, so ziehe man sofort den Chirurgen zu. In zweifelhaften Fällen, also ganz im Anfangsstadium, wenn man Schwellung, Rötung und Druckempfindlichkeit hinter dem Ohre feststellt, bei Fieber mit Frost im Rücken und Frost besonders nach Trinken abwechselnd mit Hitzewallungen, ist es gerechtfertigt, die innere Behandlung zu versuchen, und zwar mit **Capsicum** D 3, das in manchen Fällen von ausgesprochener Mastoiditis geheilt, oft aber den drohenden Eiterungsprozeß verhütet hat. Auch von **Lachesis** D 8 bei linksseitiger und von **Crotalus** D 8 bei rechtsseitiger Mittelohreiterung kann man Heilwirkung erwarten bei drohender Mastoiditis. Bei eitrigen, stinkenden Sekreten und pochenden Schmerzen in der Tiefe des Ohres hat sich **Tellurium** D 12 einen guten Ruf erworben. Nach Durchbruch oder Inzision des Abszesses werden **Silicea** D 3—6 und **Calcium sulfuricum** D 6 die völlige Ausheilung wesentlich fördern.

Menière

Den labyrinthären Symptomenkomplex hat man häufig durch homöopathische Medikamente beseitigt. Die Hauptmittel sind: **Tabacum** D 30, **Chininum sulfuricum** D 6, **Cocculus** D 4—6 und **Theridion** D 6, die sämtlich den charakteristischen Schwindel, Ohrensausen, Nausea, Taumeln und Prostration in der Pathogenese aufweisen. Auch **Acidum salicylicum** D 6, **Causticum** D 6—12 und **Acidum benzoicum** D 3 sind indiziert, wenn rheumatisch-gichtische Anlagen bestehen, während **Arnica** D 30 ganz dem vertigo ab aure laesa entspricht.

Menstruationsstörungen

A m e n o r r h ö infolge von Anämie oder Chlorose verlangt **China** D 2—3 oder **Chininum arsenicosum** D 4; weitere Mittel sind: **Pulsatilla** D 4 und **Cyclamen** D 2—3, wenn Gemütsdepression, Frostigkeit, Venosität vorliegen und bei Verschlimmerung in der Ruhe, bei Besserung in frischer Luft und durch Bewegung. **Ferrum** D 1—2 bei Bleichsucht mit Obstipation und

Magenbeschwerden, periodischen Wallungen zu Kopf und Brust. Hauptmittel: **Kalium carbonicum** D 3 und **Natrium muriaticum** D 6.

Suppressio mensium. **Belladonna** D 4—6: plötzliches Aussetzen der Regel, dafür heftige Kopfkongestionen. **Bryonia** D 3—6: ausbleibende Regel, dafür Nasenbluten. **Dulcamara** D 3: Folge von Durchnässung u. dgl. **Pulsatilla** D 4. Durchnässung der Füße, Dysmenorrhö, gelber Ausfluß. **Cimicifuga** D 1—3: nach Gemütserregungen, ebenso **Ignatia** D 4. **Chamomilla** D 3.

Menorrhagie und Metrorrhagie. Akuteste, schwere, aktive Blutungen verlangen: **Belladonna** D 4—6: anfallweise, hellrote, heiße Blutungen, oft übelriechend. **Erigeron** D 2—4: hellrote, stoßweise Blutungen, plötzlich kommend und gehend. **Hamamelis** ∅, wenn starke Schmerzen im Uterus zugegen, eines der besten Mittel, **Ipecacuanha** D 4: gußweise, hellrote Blutungen mit Übelkeit und Erbrechen, Angst und Luftschnappen. **Sabina** D 4: beginnender Abortus mit wehenartigen Schmerzen. **Trillium** D 3: profuse Blutungen mit Erschlaffung des Unterleibs.

Passive Blutungen von Stauung und Atonie des Uterus werden bekämpft mit: **Secale** D 2—3, wenn die Blutung Tag und Nacht fließt, oft ist das Blut übelriechend. **Ustilago** D 3: Blutung hell, auch in Klumpen bei der geringsten Veranlassung, z. B. bei Untersuchung. **China** D 2. Die für gewöhnlich zu lange, starke und verfrühte Regel wird durch **Calcium carbonicum** D 12—30, **Nux vomica** D 4—6, **Ferrum aceticum** D 2 in Ordnung gebracht.

Dysmenorrhö. Sie kann mechanisch, anämisch, rheumatisch, organisch oder nervös sein; schon daraus ist ersichtlich, in welcher Zahl die Heilmittel indiziert sein müssen. Zur erfolgreichen Behandlung der Regelkrämpfe ist ein genaueres Studium der Frauenmittel unerläßlich. Es sollen hier nur die wichtigsten Mittel genannt werden. **Belladonna** D 6 bei Kongestivzuständen. **Nux vomica** D 4—6, wenn Erkältungen, Gemütserregungen, Plethora und Obstipation die Ursache sind. **Cimicifuga** D 3 bei der nervös-rheumatischen **Form. Chamomilla** D 3 eignet sich bei übernervösen, reizbaren Frauen; die Schmerzen sind krampfhaft, unerträglich, zum Schreien, oft

Folge von Erkältung und Ärger. Treten zu den Gebärmutterkrämpfen allgemeine Konvulsionen hinzu, dann ist **Cuprum** D 4 ein ausgezeichnetes Mittel, auch **Veratrum album** D 4, das auch in den Regelpausen prophylaktisch genommen werden kann.

Metritis, Endometritis, Parametritis

Ist die akute Gebärmutterentzündung Folge von Erkältung mit Ausfluß und ausbleibender Regel, dann ist **Pulsatilla** D 4—6 das Heilmittel; bestehen heftige Krämpfe bei starken Menses, dann ist zwischen **Belladonna** D 4—6 und **Chamomilla** D 2—4 zu wählen. Im subakuten Stadium sind die Hauptmittel: **Mercurius sublimatus** D 6 bei reichlichem, scharfem, wundmachendem Fluor, Brennschmerz, besonders während der Regel, bei nächtlicher Verschlimmerung mit lästigen Schweißen. **Apis** D 3: Stechender Schmerz in rechter Ovarialgegend. **Sepia** D 4—6: Ausfluß wechselnd. Druck und Abwärtsdrängen im Unterleibe, besser bei Kreuzen der Beine. **Hepar sulfuris calcareum** D 4—6: Ausfluß reichlich, eitrig, übelriechend, Geschwüre, Membranenabgang. Bei den chronischen Entzündungen kommen neben den letztgenannten Mitteln in Betracht: Bei Blutarmut: **China** D 3, **Ferrum jodatum** D 4. **Calcium carbonicum** D 6. Bei Stauungen im Uterus: **Sulfur** D 6, **Lycopodium** D 6. **Aurum muriaticum** D 4. **Helonias** D 1—3. Bei Gebärmutterverlagerungen bewähren sich am besten: **Platinum** D 4 und **Stannum** D 6. Bei stinkendem Ausfluß mit Jukken, bei gleichzeitigem Harndrang und bei starker, übelriechender, langandauernder oder auch intermittierender Regel ist **Kreosotum** D 4 eines der zuverlässigsten Mittel, Die septischen Formen verlangen **Arsenicum** D 6 oder **Chininum arsenicosum** D 4 oder **Lachesis** D 8—10. Bei entzündlichen Infiltrationen der verschiedensten Art in den Parametrien hat man mit gutem Erfolge **Apis** D 3 und **Bryonia** D 3 verabreicht; droht jedoch die Vereiterung, so müßte **Mercurius sublimatus** D 6 folgen, während **Myristica** D 3—6 einem sich entwickelnden Abszeß rasch zum Durchbruch verhelfen wird. **Jodum** D 4 und **Sulfur jodatum** D 4 begünstigen sehr die Resorption bestehender oder zurückbleibender Infiltrate.

Migräne

Die Behandlung hat sich zu befassen mit dem Anfalle selbst und mit der Anlage zu dem Übel; letzteres scheint die wichtigere Aufgabe zu sein und auch die dankbarere. Den Migräneanfall selbst wird man selten kupieren, aber man kann den Verlauf wenigstens erleichtern und kürzen. Wenn man jedoch mit Ausdauer die Anlage zu Migräne behandelt, sowohl durch Ordnung der Lebensweise als auch durch konstitutionell wirkende Medikamente, so wird man bald einen milderen Verlauf beobachten, ein selteneres Auftreten und schließlich auch manche völlige Heilung. Als Abortivmittel kann man im Anfalle versuchen: **Belladonna** D 30 oder **Coffea** D 3; auch **Glonoinum** D 6 hat manchmal rasch den Gefäßkrampf gelöst. **Secale** D 1 vermag Störungen im Gefäßtonus auszugleichen, wenn man es rechtzeitig verabreicht. Im Anfalle selbst wähle man unter folgenden Mitteln, die man in häufigen Wiederholungen nehmen läßt: **Arsenicum** D 12—30: heftigste, brennende Schmerzen links über dem Auge, mit Unruhe und Angst, besonders nachts, periodisch schlechter werdend mit Übelkeit, Erbrechen, Durst; Wärme bessert. **Nux vomica** D 12—30: angioparalytische Form mit Gesichtsröte und engen Pupillen, allgemeine Frostigkeit. Anfall öfter morgens nach Diätfehlern, geistiger Anstrengung, Gemütserregungen; Übelkeit, Erbrechen, besonders bei Bewegen, Schmerz bohrend und drückend, keine Berührung wird ertragen. Schlemmer, geistige Arbeiter, Stubenhocker und Hämorrhoidarier sind häufiger betroffen. **Digitalis** D 1—3 ist ein recht zuverlässig wirkendes Mittel bei Gefäßkrampf- und Herzleidenden mit Nausea; Schmerzen äußerst heftig, Hitze und Blässe des Gesichtes wechseln, dabei Schwindel; Besserung im Liegen, schlimmer beim Aufsetzen. **Spigelia** D 3—6: linksseitige Migräne der Herzleidenden, die Schmerzen nehmen langsam zu, auf der Höhe des Anfalles Erbrechen von Galle, langsames Abflauen. Ebensolche langsam mit dem Sonnenlauf steigende und fallende Schmerzen werden durch **Argentum nitricum** D 6—12 und **Stannum** D 6 gebessert, ersteres wirkt mehr auf die linke Seite. **Iris versicolor** D 30 wirkt mehr rechtsseitig, periodische Schmerzen, besonders an Ruhetagen nach anstrengender geistiger Arbeit, bitteres oder saures Erbrechen mit Trübsichtigkeit oder vorübergehender Blindheit; grüne Durchfälle oder Verstopfung. **Sanguinaria** D 12: ebenfalls rechtsseitige Anfälle, vom Hinterkopf her über den Scheitel ziehend, sich über dem rechten Auge festsetzend, geschwollene Schläfearterien, Pulsationen, Kopf-in-die-Kissen-Bohren, große Empfindlichkeit gegen Licht, Geräusch, Bewegung; paßt besonders im Klimakterium. Das Mittel soll auch in den Pausen zwischen den Anfällen längere Zeit fort genommen werden. **Calcium carbonicum** D 30: Migräne mit Gefühl von Eiskälte im Kopfe. Bei Regelstörungen mit regelmäßig auftretender Hemikranie passen besonders **Sepia** D 30 und **Pulsatilla** D 4—6. Wenn Sehstörungen und vorübergehende Blindheit regelmäßig auftreten, dann sind angezeigt: **Gelsemium** D 3—30, eines der zuverlässigsten Migränemittel überhaupt. Es vermag nicht nur den Anfall selbst zu lindern, sondern in D 30 monatelang 2mal tgl. fortgegeben die Migräne namentlich in der Pubertätszeit überhaupt zum Verschwinden zu bringen. Ferner denke man an **Cyclamen** D 3—6, **Natrium muriaticum** D 3, **Silicea** D 3—6, deren Pathogenese in der Arzneimittellehre zu studieren wäre, ebenso die der Konstitutionsmittel, die als wirklich kurative Arzneien in den Pausen zwischen den Anfällen dauernd einzunehmen wären; es kommen hier die verschiedensten Mittel in Betracht, die nach Allgemeinsymptomen zu wählen sind, und jeder Fall ist für sich zu studieren. Gar mancher Migränekranke ist durch eine Gallensteinoperation von seinem Leiden geheilt worden.

Milztumor

Die chronische Entzündung der Milz als Begleiterscheinung oder Folge der verschiedensten Leiden wird am zuverlässigsten zurückgebildet durch **Ceanothus americanus** ∅—D 1. Das Mittel muß lange fort gegeben werden, es beseitigt begleitende Rückenschmerzen, Atembeschwerden, Schwäche, Anämie sowie Störungen in der Harnbeschaffenheit; auch typisch auftretende Neuralgien nach Malaria und Chininmißbrauch. Weitere gute Milzmittel sind **China** und **Arsenicum** in den verschiedensten Potenzen. **Scilla** ∅—D 1 paßt bei dumpfem Schmerz und bei Stichen in der Milzgegend, es kann Aszites und Asthma zugegen sein, und die Diurese wird dann gesteigert. Bei gleichzeitigen Leberleiden müßten Mittel wie **Natrium sulfuricum** D 6, **Lycopodium** D 6, **Nux vomica** D 3 bis 6, **Sulfur** D 3—6, **Manganum aceticum** D 3—6 usw. zur Behandlung herangezogen werden. Bei Blutkrankheiten: **Ferrum-, Calcium-, Jodum-** und **Phosphorus**-Mittel. Das Aqua glandium **quercus** nach RADEMACHER hat sich bei den verschiedensten Milzleiden bewährt.

Muskelrheumatismus

Man vergleiche Lumbago. Je nach dem Sitze und den Ursachen kommen andere Mittel in Anwendung. Tortikollis und Caput obstipum auf rheumatischer Basis sind mit **Belladonna** D 3 zu behandeln, dem gut **Colchicum** D 3 folgt. Trittt das Übel nach Haarschneiden auf, dann wird die Wirkung von **Glonoinum** D 6 gerühmt; nach Erkältung in Nässe paßt **Dulcamara** D 3. Chronischer Tortikollis weicht gut dem **Kalium jodatum** D 1. Sind die langen Rückenmuskeln betroffen, so ist **Cimicifuga** D 1 angezeigt, wenn das Kreuz recht schwach und überempfindlich ist. Interkostalschmerzen beseitigen **Bryonia** D 1—3 und **Ranunculus bulbosus** D 3—6; dabei ist bei ersterem häufig das rechte, bei letzterem das linke Schulterblatt mit betroffen. Zum rechten Deltamuskel haben Beziehungen: **Staphisagria** D 3, **Magnesium carbonicum** D 3 und **Ferrum aceticum** D 2, während die linke Schulter durch **Ferrum metallicum** D 1—2 beeinflußt wird. Für alle Arten von Muskelrheuma paßt gut **Rhus Toxicodendron** D 4—6, wenn Durchnässung und Übermüdung die Ursache sind; Schmerzen sind schlimmer in der Ruhe, und es tritt Ameisenlaufen auf; jede Bewegung verschlimmert zu Beginn, später geht es besser. **Pulsatilla** D 1—3 bessert die wandernden Schmerzen. **China** D 3 wäre angezeigt, wenn der Kranke sich nicht ruhig halten kann. Die Behandlung des chronischen Muskelrheumatismus fällt mit der der Gicht und harnsauren Diathese zusammen. Eines der zuverlässigsten Mittel ist **Kalium jodatum** D 1. Bei der nicht seltenen Muskelmüdigkeit mit ziehenden Schmerzen, Schwäche und Zitterigkeit wären zu geben: **Abrotanum** ∅—D 1 oder **Acidum hydrofluoricum** D 6, wenn venöse Stauungen vorliegen; das Mittel erhöht ausgesprochen die Leistungsfähigkeit wie Arsen und Kola.

Nausea

Bei der Seekrankheit ist am meisten zu empfehlen **Tabacum** D 3—4; das Mittel ruft die ähnlichsten Symptome hervor. **Petroleum** D 6 soll, 3 Tage vor Antritt der Seereise genommen, günstig wirken; bei Eintritt der Nausea wäre die Dosis zu verstärken, D 1—2. Gegen die Eisenbahnkrankheit hat sich **Cocculus** D 6 gut bewährt; man läßt schon einige Zeit vor der Fahrt das Mittel gebrauchen, und bei eintretender Übelkeit ist jedesmal die Dosis zu wiederholen. Auch mit **Kreosotum** D 6 kann man einen Versuch machen, das Mittel hat bei Hyperemesis günstig gewirkt.

Nephritis

Akute entzündliche oder toxische Nierenerkrankungen erfordern im allgemeinen klinische Behandlung. Daneben können folgende Homöopathika eingesetzt werden: Die durch akute Nierenreizung oder Erkältung entstandene Nephritis ist zu Beginn mit **Aconitum** D 6, **Belladonna** D 6, **Dulcamara** D 6, **Nitrum** D 3 zu behandeln oder mit **Nux vomica** D 6, wenn Erkältung, Durchnässung, Mißbrauch von Genußmitteln die Ursachen sind und wenn Dysurie, Harnzwang und -drang bestehen. Bei der tubulären Insuffizienz, wie sie bei Sepsis, Diphtherie und anderen Infektionskrankheiten eintritt, sind angezeigt: **Apis** D 3, wenn Kopfschmerz, Schwindel, große Unruhe, später Schlummersucht, Harndrang bei spärlichem, oft blutigem Harn im Vordergrund stehen. **Cantharis** D 5 bei Folgen von Scharlach oder Tripper, nach Verbrennungen und Infektionen; immer ist die Blase stark mit beteiligt mit Tenesmus; heftiges Fieber, harter Puls, drohende Urämie bei wenig blutigem, eiweiß- und zylinderhaltigem Urin. Ein vorzügliches Mittel ist **Arsenicum** D 6—30, das bei allen Arten von Nierentzündung paßt, wenn Herzbeschwerden vorliegen mit Angst, Atemnot, bes. in der Nacht, dabei großer Durst und zunehmende Schwäche, Hydrops mit drohendem Kollaps, Brennschmerzen in den ganzen Harnwegen, oft Durchfälle. **Helleborus niger** ∅—D 3 ist zu geben bei akutesten, schwersten Entzündungen mit drohender Lebensgefahr, urämischen Erscheinungen; Harn schwarz, blutig, eiweißreich; Anurie. **Terebinthina** D 3 Scharlachnephritis;

auch andere Infektionen und Erkältungen können die Ursache sein. Der Harn ist rauchig, wenig, blutig, wie Kaffeesatz, Drang und Zwang, riecht nach Veilchen und ist eiweißreich. Zunge sehr trocken, Durchfälle; Hydrops. Bei mehr chronischem Verlaufe der Nierenentzündung gibt man mit gutem Erfolge: **Hepar sulfuris** D 3 bei Scharlachnephritis, ebenso **Mercurius sublimatus** D 6 nach Diphtherie. Bei septischen Formen wird oft **Lachesis** D 12 zu verordnen sein. **Phosphorus** D 6—30 wirkt gut bei intermittierender Albuminurie, besonders in den Pubertätsjahren. Bei Schwangerschaftsnephritis ist neben obigen Mitteln oft **Argentum nitricum** D 4 hilfreich gewesen, auch **Helonias** D 2 und **Pulsatilla** D 3—6.

Bei der häufigen diffusen Glomerulonephritis nach Anginen mit ihrer Blutdrucksteigerung kommen besonders in Frage **Arsenicum** und seine Verbindungen mit Kalium, Calcium, Cuprum in D 4, ferner **Berberis** D 2 (große Schwäche, Mitbeteiligung der Leber), **Coccus cacti** D 1 bei wenig sauberem Urin, Harnzwang, Bronchitis, **Phosphorus** D 4—6 bei Neigung zu Blutungen und Lungenstauungen, Herzmuskeldegeneration, Retinitis albuminurica, Leberschwellung und nervösen Erschöpfungszuständen. **Aurum** D 4 paßt bei melancholischer Stimmung, meist handelt es sich um Folgen von Lues oder Quecksilbermißbrauch, auch um Arteriosklerose und Degenerationsprozesse. Gute Mittel sind auch **Argentum nitricum** D 4 und **Acidum nitricum** D 3—4 bei chronischen Formen mit Kopfschmerz, Schwindel, Verdauungsstörungen, bei blutigem, übelriechendem Urin, Schmerzen von der Nierengegend bis zur Urethra; Folgen von Infektionen besonders nach Tripper. Als vorzügliches Funktionsmittel für die Niere ist schließlich **Solidago virga aurea** ∅—D 1 zu nennen, das, ohne zu schaden, die Nierentätigkeit ausgezeichnet anregt; es beugt der drohenden Urämie vor. Hartnäckige Albuminurien verschiedener Art kann man auch auf **Serum anguillae** D 2 verschwinden sehen.

Nephrolithiasis

Gegen den Nierensteinkolikanfall wird man zuerst **Nux vomica** D 30 versuchen, es behebt in leichteren Fällen den Krampf, so daß die Steine passieren können; auch **Cantharis** D

6, **Colocynthis** D 6, **Pareira** D 2 wurden mit Erfolg gegeben. Im schlimmsten Falle muß von Morphin Gebrauch gemacht werden, und man vergleiche, was darüber bei Cholelithiasis und in der Einleitung gesagt wurde. Das eigentliche Arbeitsfeld für die Homöopathie ist jedoch die Behandlung der Anlage zu Steinleiden. Darüber lese man bei Lithämie nach, auch bei Gicht, woselbst die konstitutionell wirkenden Mittel angegeben wurden; selbstredend ist auch die Lebensweise streng zu regeln. Bei Behandlung der Steinleiden ist zu beachten, welche Art von Steinen vorliegt; bei Uratsteinen bewährt sich konstitutionell **Calcium carbonicum** D 30, täglich eine Gabe oder seltener. Als idiopathisches Mittel wird **Lapis renalis** D 4—6 gute Dienste leisten, tgl. 1—2 Gaben, man verreibt zweckmäßig des Patienten eigene Steine. **Lithium carbonicum** D 1—3 oder **Lithium citricum** D 1—3 sind bekannte Steinlösungsmittel.

Enthält der Harn viel Harnsäure, führt er Grieß und Sand, besteht häufiger Harndrang mit Zwang und gleichzeitig Nierenbecken- und Blasenkatarrh, dann ist **Lycopodium** D 3 bis 4 indiziert, besonders bei Kindern, die beim Harnlassen schreien. Bei gichtischer und harnsaurer Diathese sind oft bewährte Mittel: **Coccus cacti** D 1 und **Berberis vulgaris** D 3 bis 6 oder **Sarsaparilla** D 1—3, auch **Urtica urens** D 1—2. Bei Phosphatsteinen und Phosphaturie ist **Acidum phosphoricum** D 2—3 zu versuchen oder andere Säuren in niederen Potenzen, besonders **Acidum lacticum** D 2, und wenn Blasenkatarrhe bestehen **Acidum nitricum** D 6 oder **Acidum benzoicum** D 3—4; sehr gerühmt wird auch die **Ameisensäure** D 4—6 in Form von subkutanen Injektionen. Oxalsteine verlangen **Natrium phosphoricum** D 1 oder **Acidum nitro-muriaticum** D 3; die besten Erfolge hat man von verriebenen Oxalsteinen selbst, D 3—6 in Verreibung. Selbstverständlich wird man große Steine, sobald deren Sitz festgestellt ist, chirurgisch entfernen lassen. Bestehende Nierenbecken- und Blasenkatarrhe sind nach allgemeingültigen Regeln zu behandeln. Die Behandlung der Anlage zu Steinleiden bleibt jedoch der internen Medizin vorbehalten.

Neuralgie

Bei akuten Formen sind die Hauptmittel: **Aconitum** D 3, wenn trockene Nordostwinde die Ursache sind; Fieber, Kribbeln, Taubheit der Teile, brennende, stechende Schmerzen, schlimmer nachts bei großer Unruhe und Angst, sind charakteristisch. **Chamomilla** D 6 wirkt ähnlich, besonders bei Gesichtsschmerzen der überempfindlichen Frauen und reizbaren Kinder; die eine Wange ist rot, Schmerz gegen das Ohr ausstrahlend, nachts aus dem Bett treibend. **Atropinum** D 3—4 oder **Belladonna** D 3—6: Schmerz anfallweise, klopfend, schneidend, plötzlich aufhörend, sehr empfindlich gegen Berührung: Druck, Wärme, Schweiße bessern. **Spigelia** D 2—6: linksseitige Supra- und Infraorbitalneuralgie, rheumatisch-nervös; Schmerz mit der Sonne steigend und fallend, stechend, brennend, dabei große Reizbarkeit, Aufregung und Unleidlichkeit. **Colocynthis** D 6: krampfartige Schmerzen, an allen Nerven vorkommend, schlimmer bei Bewegung, besser durch Druck, Wärme und Ruhe. Gichtische Konstitution. **Verbascum** D 1—3: Infra- und Supraorbitalschmerzen, mehr rechts, Schmerz wie von Zangen gequetscht, dabei Katarrhe der Nebenhöhlen. **Cedron** D 6: auf die Minute wiederkehrende Schmerzanfälle, mehr links, nach Grippe, Malaria und Chininmißbrauch. **Kalmia** D 1—3: wertvoll bei Schmerz, bes. der rechten Gesichtshälfte, in rechten Arm ausstrahlend, langsamer Puls.

Die mehr subakuten Formen werden bekämpft mit **Arsenicum** D 4—6. Schmerzen wie von brennenden Nadeln, Gesicht dabei blaß und eingesunken, periodische, heftige Anfälle, die den Patienten nicht ruhen lassen, besonders nachts. **Chininum arsenicosum** D 4 paßt oft noch besser, es wird zweckmäßig mit **Zincum valerianicum** D 3 abwechselnd gegeben, wenn keine prägnanten Symptome vorliegen; Grippe und Malariafolgen. **Stannum** D 6: die Schmerzen nehmen langsam zu und ab, sehr charakteristisch und bewährt. **Magnesium phosphoricum** D 3: blitzartige, periodische Schmerzen, besser durch Wärme, Druck und Bewegung. Bei ganz chronischen Neuralgien wird man oft noch sehr befriedigende Erfolge haben von **Thuja occidentalis** D 4 und **Silicea** D 4 oder auch von **Kalium jodatum** D 1 bei hartnäckigen, lanzinierenden Schmerzen auf luetischer oder gichtischer Grundlage. **Natrium sulfuricum** D 3 und **Natrium muriaticum** D 3 passen bei ganz verschleppten Malarianeuralgien, besonders wenn feuchtes Wetter oder Klima die Schmerzen wieder auslöst; auch **Nux vomica** D 4 bewährt sich in solchen Fällen neben **Arsenicum** D 4. Die Zahl der homöopathischen Arzneimittel ist damit durchaus nicht erschöpft, und der homöopathische Arzt hat wohl kaum je nötig, zu heroischen Mitteln seine Zuflucht zu nehmen, wenn er die Arzneimittellehre beherrscht.

Neurasthenie

Die psychische Behandlung steht wie bei Hysterie im Vordergrunde, aber bei der Neurasthenie kennen wir doch verschiedene recht wirksame und empfehlenswerte Heilmittel, besonders wenn, wie so oft, geistige Überanstrengung die Ursache der Nervenschwäche ist. Solche Mittel sind: **Kalium phosphoricum** D 6: große körperliche und geistige Erschöpfung, ängstlich, reizbar oder deprimiert, Schlaflosigkeit, Gedächtnisschwäche, Platzangst u. dgl. **Acidum phosphoricum** D 3: Nervenerschöpfung, Folgen von Kummer und Sorgen, Kreuzschmerz, Schwindel, Schwäche der Beine, Folge von sexuellen Exzessen. **Acidum picronitricum** D 6: Verlangen zu liegen wegen Hirnmüdigkeit und Depression, die geringste Anstrengung erschöpft; energielos; dabei Kopfweh, Schwindel, Rückenschwäche, Schlaflosigkeit, Folgen von geistiger Überanstrengung und sexuellen Verfehlungen. **Silicea** D 6—30 ist hilfreich bei Kopfschmerzen, die vom Rücken her periodisch kommen, Hirnmüdigkeit mit nächtlicher Unruhe und Erregung. Folgen von geistiger Überanstrengung.

Verläuft die Neurasthenie mit spinaler Reizung und Folgeerscheinungen der verschiedensten Art, dann wird man Gebrauch machen von **Agaricus** D 6, **Argentum nitricum** D 12, **Cocculus, Zincum** oder **Cimicifuge.** Ist Anämie nach schweren Krankheiten oder Blutverlusten Ursache der Schwäche, so werden hilfreich sein: **China** D 3—12, **Abrotanum** D 1, **Ferrum** D 1—2.

Sexuelle Neurasthenie ist oft leicht zu beheben durch **Calcium carbonicum** D 30, **Sulfur** D 30, **Nux vomica** D

30, **Phosphorus** D 30 bei Männern, während bei Frauen sich **Senia Platinum** und **Murex** D 4 bewähren. Sind seelische Verstimmungen der Grund, so sind die Mittel: **Ignatia** D 12, **Nux vomica** D 12, **Acidum phosphoricum** D 3, **Staphisagria** D 6, **Coffea** oder **Aurum** D 30. Nervöse Schlaflosigkeit ist mit **Avena** ∅—D 2 oder **Strychninum phosphoricum** D 12 zu bekämpfen. Habitueller Kopfschmerz der Nervösen mit **Gelsemium** D 3—30, **Calcium carbonicum** und **phosphoricum** D 6—30.

Bei Lampenfieber bewährt sich **Strophanthus** D 2.

Neuritis

Akute Erkältungsnervenentzündungen sind im allgemeinen wie die Neuralgien zu behandeln. Sind Kontusionen oder Verletzungen die Ursache, so wird man **Arnica** D 3—6 verabreichen. Bei Stichverletzung ist **Ledum** D 3—6 angezeigt, evtl. **Hypericum** D 1. Bei hartnäckigen Formen mit heftigen nächtlichen Brennschmerzen, die durch Wärme gebessert werden, gibt man **Arsenicum** D 6, während **Rhus Toxicodendron** paßt bei Folgen von Durchnässung; Schmerzen schlechter kurch Kälte, Ruhe und nachts, besser bei Wärme und fortgesetzter Bewegung. **Mercurius** D 6 ist gekennzeichnet durch heftige nächtliche Schmerzen mit lästigen Schweißen, weder kalt noch warm wird ertragen; meist handelt es sich um Perineuritis und Folgen von Lues. Bei Alkoholneuritis ist **Nux vomica** D 6 oder **Ledum** D 3 zu geben, während verschleppte Formen durch die Resorptionsmittel, besonders **Kalium jodatum** D 1, gebessert werden. Rheumatische Lähmungen erfordern: **Causticum** D 6, **Kalmia** D 2 oder **Rhus Toxicodendron** D 6 und **Dulcamara** D 3. Postdiphtherische Neuritis mit Paresen und Paralysen: **Gelsemium** D 4—6 oder **Lac caninum** D 30. Sind Stoffwechselkrankheiten der Grund oder liegen sekundäre Formen vor, so ist das Grundleiden zu behandeln, in anderen Fällen hat chirurgische Hilfe einzusetzen.

Obstipation, habituelle

Die Homöopathie verwirft den Gebrauch drastischer Abführmittel, sie strebt vielmehr an, die gestörte Darmperistaltik wiederherzustellen oder Funktionsstörungen in der Drüsensekretion des Darmes zu beheben, um so wieder spontane Entleerungen zu erzielen. Bis evtl. Arzneiwirkungen sich zeigen, ist es angezeigt, mit Lavements nachzuhelfen, besonders sind Ölklistiere angezeigt neben Ordnung der Kost und Lebensweise; Atmungsgymnastik und Massage sind wesentliche Hilfsmittel. Man achte, ob eine spastische oder paretische Obstipation vorliegt oder ob die Ursache in reflektorischem Krampfe zu suchen ist oder in Sekretionsstörungen der Leber, des Darmes, evtl. in Zirkulationsstörungen. Wenn nicht an dem Grundleiden der Hebel angesetzt wird, wird keine Dauerheilung erreicht, aber es ist nicht selten, daß langjährige Obstipationen völlig behoben werden, manchmal überraschend schnell. Bei der spastischen Form ist ein Hauptmittel **Nux vomica**; man achte, daß es in höheren Potenzen, z.B. D 12—30, gegeben wird, tgl. 1 Gabe; es paßt bei Krampf, speziell der Afterschließmuskeln, bei vergeblichem Stuhldrang, hypochondrischer Stimmung, Hämorrhoiden, Folgen von sitzender Lebensweise, reizender Kost, von Neurasthenie.

Plumbum D 6: krampfiger Stuhldrang, Afterschließmuskel zusammengezogen; Stuhl geht in runden, harten, schwarzen Knollen mit Kolikschmerzen; der Leib ist kahnförmig eingezogen. **Lycopodium** D 4: Zusammenschnüren des Afters und Mastdarmes; Hämorrhoiden und große Flatulenz; oft gleichzeitig Leberleiden. **Silicea** D 6: Afterkrampf, heraustretender Stuhl schlüpft wieder zurück wegen Rektumschwäche.

Bei Darmparese passen: **Opium** D 6, es scheint völlige Muskellähmung zu bestehen. Stuhl besteht in harten, dunklen Kugeln, der Leib ist voller Gase, und es tritt gar kein Stuhlgang ein; nach Operationen, Entbindungen. **Alumina** D 12 völlige Untätigkeit des Rektums; selbst weicher Stuhl wird schwer entleert, das Rektum ist dabei trocken, schmerzhaft, und der After blutet leicht. Das Mittel paßt besonders für Kinder, und es ist lange fort zu geben. **Sepia** D 3—6: Tagelang kein Verlangen und Drang, zu Stuhl zu gehen; die Stühle sind hart und groß; Gefühl eines Knollens im Mastdarm; der Patient kann nicht zum Stuhl drängen; meist gleichzeitig Blutstauungen in Abdomen und Uterusleiden.

Bei Sekretionsstörungen im Darm sind angezeigt: **Bryonia** D 1—6. Stühle großstückig, hart, wie verbrannt, trocken, es besteht kein Drang; großer Durst und Trockenheit aller Schleimhäute. **Graphites** D 6: die Stühle sind mit Schleim überzogen, und sie zeigen Schleimfetzen, wenn sie nach Tagen mit Mühe entleert werden; Afterekzeme und schmerzende Fissuren; Frauenleiden. **Natrium muriaticum** D 3—4: ein Hauptmittel bei trockenem Mastdarm, Stühle trocken, machen Afterrisse, Schmerzen, Blutungen; Anämische. Ganz ähnliche Symptome hat **Magnesium muriaticum** D 4, welches besonders paßt bei gleichzeitigem Leberleiden und bei Fluor albus unterleibsleidender Frauen.

Wegen der Hämorrhoidalobstipation vgl. bei Hämorrhoiden. Das Hauptmittel ist hier **Sulfur** D 3—6; es besteht Vollsein, Hitze im Mastdarm und Unbehagen im ganzen Abdomen. Blutzirkulationsstörungen, oft wechseln Verstopfung und Durchfall. Bei Blutarmut ist **Ferrum** D 2 häufig von guter Wirkung; vorzuziehen ist manchmal **Natrium muriaticum** D 3—4 oder **Thalattin** D 2—4, das hartnäckigste Verstopfung geheilt hat. Nach Mißbrauch von Abführmitteln gebe man **Nux vomica** D 4—6 oder **Hydrastis** D 1—2. Leberleiden mit Pfortaderstauungen verlangen: **Natrium choleinicum** D 3—4, **Lycopodium** D 3—6, **Sulfur jodatum** D 3—6 oder **Mercurius dulcis** D 2. Bei Gebärmutterleiden **Collinsonia** D 1, besonders bei Obstipation der Schwangeren.

Onanie

Auf dem weiten Gebiete der sexuellen Störungen, wie Reizbarkeit, Schwäche, Neurasthenie, Pollutionen, Onanie und deren Folgen, Ejaculatio praecox, Impotenz usw. verfügt die Homöopathie über eine Reihe von vorzüglichen Mitteln, die von konstitutionellen Gesichtspunkten aus und nach den Gesamtsymptomen zu wählen sind. Es sollen nur die bewährtesten kurz erwähnt werden, die bei Onanieneigung angezeigt sind; es sind dies: **Calcium carbonicum, Phosphorus, Gelsemium, Nux vo-**

mica und **Sulfur;** man gibt die Medikamente in höheren Potenze, am zweckmäßigsten D 30 und in nicht zu häufigen Wiederholungen, und man wird sehen, daß sich der Hang zur Masturbation in der Regel langsam verliert. Gegen die Folgen der häufigen Samenverluste gibt man mit Erfolg: **China** D 3—6 oder **Acidum phosphoricum** D 3, besonders wenn sich infolge von sexuellen Exzessen atonische Pollutionen einstellen, große Müdigkeit und Kreuzschmerzen oder Spermatorrhö und Impotenz. Bei psychischen Störungen infolge von Onanie, wie Menschenscheu mit scheuem Blick und Melancholie, hat sich **Platinum** D 30 bewährt.

Otitis media

Im ersten Stadium der Entzündung mit heftigem Fieber und Schmerzen wird man **Aconitum** D 6 geben, am besten im Wechsel mit **Belladonna** D 6; auch **Pulsatilla** D 3 ist ein vorzügliches Mittel bei reißenden, zuckenden Schmerzen, die sich gegen den Warzenfortsatz erstrecken; diese Mittel passen besonders, wenn Masern die Ursache der Mittelohrentzündung sind und solange der Prozeß nicht eitrig ist. Bei gewöhnlicher Erkältungsentzündung, besonders bei Kindern, ist **Chamomilla** D 4 ein herrliches Mittel; die Patienten sind reizbar, ruhelos und überempfindlich, besonders nachts. Wärme wird nicht ertragen, oft ist die eine Wange rot, die Schmerzen strahlen gegen die Zähne aus, das Kind will herumgetragen werden. Ist Durchnässung die Ursache der Ohrenschmerzen, dann sind hilfreich: **Dulcamara** D 3 oder **Rhus Toxicodendron** D 6. Die eitrige Mittelohrentzündung, meist Folge von Infektion, verlangt im akuten Stadium: **Ferrum phosphoricum** D 4 gegen das Fieber, gut im Wechsel mit **Mercurius solubilis** D 6, wenn die Perforation oder Parazentese des Trommelfells erfolgt ist und blutig-eitrige Sekretion mit Fieber und Nachtschweißen anhält. Im Stadium der vollen Eiterung ist **Hepar sulfuris calcareum** D 3—4 das angezeigte Mittel, dem **Silicea** D 6 zu folgen hätte bis zur Ausheilung. Bei den chronischen Eiterungsprozessen, die meist auf skrofulöser Basis beruhen, sind die Hauptmittel **Kalkpräparate: Calcium carbonicum** D 6, **phosphoricum** D 6, **jodatum** D 3, ferner **Phosphorus** D 6, bei Schwerhörigkeit und Widerhallen der Stimme im Ohre. **Jodum** D 6, **Kalium jodatum** D 1, **Sulfur** D 6 und **Sulfur jodatum** D 3 kommen als Resorptionsmittel in Anwendung. Bei schwerstem Verlaufe und einsetzender Mastoiditis ist ein erprobtes Mittel: **Capsicum** D 3, die Gegend des Warzenfortsatzes ist äußerst druckempfindlich, Hitze und Frost wechseln im Rücken, und die Eiterung ist dick, zäh und gelb. Bei septischem Verlaufe mit Schüttelfrösten wird man auch **Lachesis** D 8 geben bei linksseitigem, **Crotalus** D 8 bei rechtsseitigem Sitze und wenn die Sekrete blutig und stinkend werden; bei drohendem Kollapse ist in solchen Fällen auch **Arsenicum** D 4—6 angezeigt. Bei der Otosklerose ist noch das zuverlässigste Mittel **Phosphorus** D 6, das längere Zeit fort zu geben ist; auch **Kalium muriaticum** D 6 ist ein treffliches Mittel, wenn die Katarrhe hartnäckig im Nasen-Rachen-Raume sitzen und sich durch die Tube in das Mittelohr fortgepflanzt haben.

Oxyuren und Wurmkrankheiten

Die Wurmkuren mit Abtötungs- und Abführmitteln führen durchaus nicht regelmäßig zur Heilung; das beweisen die hartnäckigen Rezidive, besonders bei Oxyuriasis. Es scheint bei vielen Patienten eine Disposition vorzuliegen, und die Parasiten gedeihen gut auf konstitutionellem Boden. Deshalb ist es gar nicht so widersinnig, wenn Homöopathen mehr die Allgemeinbehandlung vorziehen, besonders bei schwächlichen und anämischen Patienten, die zu Darmstörungen neigen. Man soll die abtreibenden Wurmkuren nur bei kräftigen Individuen anwenden. Bei konstitutionellen Wurmkuren sieht man, daß die Parasiten meist ganz allmählich weniger werden, um schließlich ganz zu verschwinden, da der Nährboden ihrem Gedeihen nicht mehr günstig war. Selbst Bandwürmer hat man so absterben und abgehen gesehen. Die Medikamente sind nach allgemeinen Gesichtspunkten zu wählen, es werden nur wenige genannt von den vielen, die in Betracht zu ziehen sind: **Ferrum aceticum** D 2, **Cuprum oxydatum nigrum** D 2, **Mercurius** D 4, **Sulfur** D 6, **Cina** D 3—6, **Spigelia** D 3—6. Ein Vergleich in der Arzneimittellehre ist unerläßlich, wenn man auf diese Weise mit Erfolg die Wurmkrankheiten zu beherrschen versucht.

Ozäna

Bei Folgen von tertiärer Lues mit Knochen- und Knorpelzerstörung infolge von zerfallendem Gumma kommt heute in erster Linie eine Allgemeinbehandlung mit Penizillin in Frage. Daneben können versucht werden: **Kalium jodatum** D 4 und stärker und **Mercurius** D 4—6. Bestehen heftige Splitterschmerzen mit Geschwürsbildung bei scharf ätzenden, stinkenden, blutigen Sekretionen, dann ist **Acidum nitricum** D 3 angezeigt, besonders wenn vorher Quecksilber-Kuren durchgeführt wurden, oder **Kalium bichromicum** D 4—6, wenn die Geschwüre in die Tiefe gehen und Septum oder Gaumen zu durchbrechen drohen. Ein vorzügliches Mittel bei Knochenkaries ist auch **Aurum muriaticum natronatum** D 4, wenn Skrofulose oder Lues vorliegt, ferner **Acidum hydrofluoricum** D 6 bei dünnen, ätzenden, stinkenden Sekreten. Bei der Rhinitis atrophica und bei skrofulös-tuberkulösen Prozessen kommen außerdem in Anwendung: **Tuberculinum** D 30, **Phosphorus** D 6, **Silicea** D 6, **Argentum nitricum** D 6, **Asa** D 4, **Calcium carbonicum** D 6, **Cadmium sulfuricum** D 6. Man kann den Heilungsprozeß fördern durch lokale Behandlung mit Einpinselungen von **Hydrastis-Glycerin** (1:10), auch mit Aufschnupfenlassen von **Sanguinaria** D 2. Bei ausdauernder Behandlung sind die Erfolge recht zufriedenstellend. Notwendige operative Eingriffe können nebenbei vorgenommen werden.

Panaritium

Wenn nach Verletzungen der Fingerkuppe sich die geringsten Schmerzen zeigen, so wird man ein drohendes Panaritium fast regelmäßig kupieren, wenn man einen Umschlag mit 60proz. Alkohol (mit Guttapercha bedeckt) machen und öfter wiederholen läßt; auch Bäder mit Kali-Lauge, 6—10 Tr. auf 1 Tasse Wasser, oder wiederholte Betupfungen mit Salpetersäure bewähren sich. Kommt es trotzdem zur Abszeßbildung, so ist die Inzision angezeigt wegen der drohenden Knochenhaut- und Sehnenscheidenentzündung. Bei rechtzeitigem Gebrauche von homöopathischen Medikamenten sieht man auch schöne Heilungen. Ist Eiterung bereits im Gange, so reift **Myristica** rasch den Abszeß, so daß er spontan zum Durchbruch kommt. **Hepar sulfuris calcareum** D 3 wird den Eiterungsprozeß fördern und **Silicea** D 3—6 ihn schließlich ausheilen. Bei schweren septischen Entzündungen sind **Arsenicum** D 6, **Lachesis** D 8, **Echinacea** D 1 zu geben, und man wird auch damit in verschleppten Fällen schöne Erfolge haben. Äußerlich bewähren sich bei Eiterungen Umschläge und Bäder mit **Echinacea** ∅, 10—20 Tr. in 1 Tasse Wasser. Bei Knochen- und Gelenkeiterungen überstürze man nicht die Kur mit einer Radikaloperation, man hat nicht selten recht befriedigende Endresultate bei interner Behandlung erzielt.

Periostitis und Ostitis

Die akuten Formen erfordern klinische und auch meist antibiotische Behandlung. Daneben kommen die folgenden Homöopathika in Frage: Ist die Ursache einer Knochenhautentzündung in einer Verletzung oder Quetschung zu suchen, so wird man **Arnica** D 3 oder **Ruta graveolens** D 1 verordnen, während **Belladonna** D 3 nebenbei die oft starken Schmerzen beseitigen wird. Schreitet die Infiltration fort, so ist **Mercurius solubilis** D 3 angezeigt oder **Jodum** D 4—6, das die Resorption gut fördern wird. Bei eintretender Eiterung ist der Abszeß bald zu öffnen; nebenbei wird **Acidum phosphoricum** D 3 das beste Heilmittel sein, **Silicea** D 6 bei Fistelbildung. Kommt es bei dem Prozesse zu Knochennekrose, dann ist **Phosphorus** D 6 das Hauptmittel. Einen etwa sich bildenden Sequester wird man operativ entfernen, und wenn man dann mit **Silicea** D 6 und **Calcium sulfuricum** D 6 weiterbehandelt, so wird der Heilungsprozeß ein rascher werden. Die schwere septische Osteomyelitis ist nach den Grundsätzen der Sepsis zu behandeln, nebenbei wird die Behandlung eine chirurgische sein, und in der langwierigen Nachbehandlung der meist sehr heruntergekommenen Patienten wird man Kräftigungs- und Blutbildungsmittel verabreichen wie: **China** D 3, **Chininum arsenicosum** D 4, **Ferrum** D 2, **Acidum phosphoricum** D 3 usw.

Peritonitis

Bei den akuten Formen wird eine klinische Behandlung, meist mit Antibiotika, notwendig sein. Daneben kommen zur

Unterstützung die folgenden Homöopathika in Frage. Die akute Form erfordert zur Behandlung im ersten Stadium **Aconitum** D 3 oder **Belladonna** D 3 in häufigen Gaben. Schreitet die Entzündung fort und kommt es zu seröser Ausschwitzung, dann hat **Bryonia** D 3 zu folgen, wenn heftige Schmerzen bei Berührung und Bewegung auftreten, wenn Durst und Verstopfung bestehen. **Apis** D 3 ist hilfreich, wenn Brennen und Stechen vorherrschen und Harnbeschwerden auftreten. Alle diese Medikamente sind 2stdl. zu geben. Handelt es sich um s e p t i s c h e Prozesse, z. B. Puerperalfieber u. dgl., so müssen möglichst frühzeitig **Arsenicum** D 3 oder **Chininum arsenicosum** D 4 gegeben werden oder **Lachesis** D 8—10. Bei abgekapselten Abszessen sind **Hepar sulfuris calcareum** D 3—6 oder **Silicea** D 3—6 angezeigt; natürlich werden nötige operative Eingriffe rechtzeitig durchgeführt, und in der Nachbehandlung wird man mit Vorteil **China** D 3 oder **Calcium phosphoricum** D 6 geben. Die c h r o n i s c h e Peritonitis kann die verschiedensten Ursachen haben; am häufigsten ist wohl die tuberkulöse Form; auch sie wird sehr günstig durch Arzneien beeinflußt neben den sonst üblichen Behandlungsmethoden. Hier ist wohl **Arsenicum jodatum** D 4 das Hauptmittel neben **Abrotanum** D 1, das eine spezifische Wirkung auf die entzündete Serosa ausübt; man gibt die Mittel 2- bis 3stdl., und nebenbei wird man die konstitutionell angezeigten Arzneien in seltenen Gaben verabreichen; es kommen da **Sulfur, Calcium carbonicum, Tuberculinum, Phosphorus** und **Silicea** in Betracht, und zwar in höheren Potenzen. Erfolge bei Perforationsperitonitis sind natürlich nicht zu erwarten, aber bei den fortgeleiteten, mehr schleichenden Prozessen, wo es zu Verklebungen kommt und zu Abszeßbildung, sind die Erfolge gut; auch bei puerperalen Entzündungen, selbst wenn sie schwerer Art sind. Man vergleiche auch bei Appendizitis. Nach Eingriffen im Abdomen beugt **Staphisagria** D 3 dem Ileus vor.

Phlebitis

Bei der gewöhnlichen Venenentzündung sind die überragenden und zuverlässigen beiden Hauptmittel **Hamamelis** D 1—12 und **Lachesis** D 12—30 in häufigem Wechsel gegeben. Sind Traumen die Ursache, dann wäre **Arnica** D 3 zu verabfolgen. Bei heftigen stechenden Schmerzen und bei erysipelatösen Ödemen paßt **Apis** D 3, während **Arsenicum** D 5 zu folgen hätte, wenn sich Schüttelfröste einstellen mit Unruhe, Angst und nächtlichen Brennschmerzen. Bei sich länger hinziehenden Venenentzündungen gibt man mit gutem Erfolge **Pulsatilla** D 6 oder auch **Zincum** D 4. Bei strenger Ruhe und Hochlagerung der Extremitäten bilden sich die Entzündungen gut zurück, die Thromben werden resorbiert, so daß keine Komplikationen kommen und Folgen nicht zurückbleiben. Zur Nachkur wird man noch einige Zeit **Sulfur** D 3—6 nehmen lassen oder **Arnica** D 3; beide Mittel beugen den Rezidiven vor.

Phlegmone

Nur wenn der Fall nicht so dringlich ist, daß man auf dic Mittel der klinischen Medizin verzichten kann, kommen folgende homöopathische Arzneien in Frage: Zu Beginn einer Entzündung des Unterhautzellengewebes, wenn die Teile gerötet und geschwollen und schmerzhaft sind, wenn Fieber, heftiger Durst und Kongestionen zum Kopfe bestehen, wird man **Belladonna** D 3 verabfolgen, auch **Bryonia** D 3 bewährt sich in diesem Stadium der Infiltration neben **Apis** D 3; wenn die Entzündung mit brennenden Schmerzen zunimmt, so ist **Arsenicum** D 5 angezeigt oder **Mercurius solubilis** D 4 bei drohender Eiterung. Weiter kommen in Frage **Rhus** D 6, **Lachesis** D 12 oder **Pyrogenium** D 8. Bei Abszeßbildung sind angezeigt: **Myristica sebifera** D 2, das das Reifen und den Durchbruch des Eiterherdes beschleunigt, oder **Anthracinum** D 8 bei wütenden Schmerzen der Teile. Die Inzision wird man möglichst frühzeitig vornehmen. Die zurückbleibenden eiternden Wunden heilen rascher aus, wenn man schließlich **Silicea** D 6 oder **Calcium sulfuricum** D 6 verabreicht, es sei denn, daß man aus konstitutionellen Gründen **Sulfur** D 4 als Heilmittel vorzieht.

Pleuritis

Drei Mittel reichen fast immer aus, die gewöhnliche, trockene oder exsudative Pleuritis zu heilen. **Aconitum** D 6 ist zu geben, wenn Erkältung die Ursache ist, wenn die Entzündung heftig und plötzlich einsetzt mit den typischen Symptomen: Fieber hoch, heftige Seitenstiche und große Atemnot mit Angst und

Unruhe. **Bryonia** D 3—6 hat zu folgen, wenn die Schmerzen bei Bewegung unerträglich und zum Schreien sind: Atemnot, trockener, quälender Husten, Linderung der Beschwerden bei Liegen auf der kranken Seite; Fieber kontinuierlich und mehr oder weniger Exsudation. **Cantharis** D 4 paßt bei beginnender Exsudation, es lindert sehr die Beschwerden der verschiedensten Art, fast immer sind Harnbeschwerden vorhanden. **Sulfur** D 3 in einigen Gaben wird dann die Heilung der einfachen Pleuritis vollenden. Bei der oft sehr schmerzhaften Pleurodynie gibt es noch einige gute schmerzlindernde Mittel: **Asclepias tuberosa** D 3, wenn die rechte, **Ranunculus bulbosus** D 3, wenn die linke Seite betroffen ist. **Apis** D 3 wird oft **Cantharis** ersetzen. Bei verschlepptem Verlaufe mit serösem oder serös-fibrinösem Exsudat wird man als Resorptionsmittel geben: **Scilla** ∅—D 1, **Abrotanum** ∅—D 1, **Kalium jodatum** D 1, **Arsenicum** und **Sulfur jodatum** D 4, auch die Auto-Serum-Injektion leistet hier Gutes. Handelt es sich um die Pleuro-Pneumonie, dann ist **Tartarus emeticus** D 6 das souveräne Mittel, es ist hilfreich bei großer Schwäche mit Brechwürgen, Atemnot, lautem Schleimrasseln, Nasenflügelatmen und drohendem Kollaps; ein ähnlich wirkendes Medikament ist **Kalium carbonicum** D 2—4. Sollten beide versagen, dann wäre zu **Antimonium arsenicosum** D 3 Zuflucht zu nehmen. Droht ein Exsudat in Eiterung überzugehen, dann müßte **Hepar sulfuris calcareum** D 3 verabfolgt werden; liegt aber ein Empyem vor, so muß unbedingt der operative Eingriff vorgenommen werden, und die Nachbehandlung hat sich zu gestalten, wie bei Abszeß angegeben ist. Die tuberkulöse Form der Pleuritis sollte vom Lungenfacharzt behandelt werden. Das Hauptmittel ist hier **Arsenicum jodatum** D 4, auch **Abrotanum** D 1 bewährt sich; nebenbei wird man die Tuberkulinpräparate in seltenen Dosen geben. Die Behandlung deckt sich sonst im allgemeinen mit der der Tuberkulose berhaupt. Die Behandlung der Pleuritiden ist im ganzen eine recht dankbare.

Pollutionen

Sie beruhen meist auf neurasthenischer Anlage und sind Folgen von sexuellen Exzessen und von Onanie. Neben der hier ausschlaggebenden seelischen Führung reiche man am zweckmäßigsten Konstitutionsmittel in seltenen Gaben: **Nux vomica, Phosphorus, Sulfur, Calcium carbonicum, Barium carbonicum,** alle in D 30. Sie beheben die Anlage zu diesen schwächenden Zuständen ziemlich sicher. Ein recht günstig wirkendes Mittel ist **Dioscorea** D 2—4, es beseitigt Erektionen, die die ganze Nacht auftreten und von 3—4 Pollutionen begleitet sein können; charakteristisch sind die scharf riechenden Schweiße an den Genitalien. **Gelsemium** D 4—6 bessert Pollutionen, die tags und nachts auftreten ohne Erektionen. **Digitalis** D 4—6 paßt bei starker Reizung der Prostata mit Erektionen und Pollutionen sowie Spermatorrhö. Ist die Ursache in den Folgen eines Trippers zu suchen, so sind die Hauptmittel: **Thuja occidentalis, Sulfur, Selenium** oder **Acidum nitricum** D 4. Die Folgen von häufigen atonischen Samenergüssen, wie Kreuzweh, Depression, Melancholie usw., beseitigen: **China** D 3, **Acidum phosphoricum** D 3, **Zincum** D 6 und **Acidum picronitricum** D 6.

Polypen

Diese hypertrophischen Wucherungen an Schleimhäuten werden zweckmäßig operativ entfernt; da jedoch die Anlage fortbesteht, so hat die Allgemeinbehandlung (neben lokaler) nach der Operation einzusetzen, wenn man Rezidiven vorbeugen und völlige Gesundung erreichen will. Bei Nasenpolypen verordnet man die Konstitutionsmittel **Sulfur, Calcium carbonicum, Thuja, Phosphorus** oder **Silicea** in hohen Potenzen und seltenen Gaben; nebenbei gibt man als auf den lokalen Prozeß wirkend: **Jodum** D 4—6 oder **Calcium jodatum** D 3, bei scharfen, ätzenden, wäßrigen Sekreten und wenn Drüsenanschwellungen skrofulöser Art bestehen; **Sanguinaria** D 3—6 bei Stockschnupfen mit Geruchverlust und wundmachenden Sekretionen. **Teucrium marum** D 1—2 paßt bei blutigem Ausfluß und wenn Niesreiz besteht und die hinteren Choanen solide Pfröpfe zeigen. **Phosphorus** D 6 beseitigt Nasenbluten, grüneitrige Sekrete und Geschwüre nebst Ozäna. Äußerlich gilt **Sanguinaria** D 2 als gutes Schnupfpulver, und **Hydrastisglycerin** 1:10 dient zur Tamponade. Bei Polypen an der Gebärmutter oder am Mastdarm ist **Thuja occidentalis** D 4 das Hauptmittel.

Prostata

Die akute Prostatitis verlangt hauptsächlich **Pulsatilla** D 4, nebenbei wird man gegen die Schmerzen **Belladonna** D 6 und im späteren Stadium **Bryonia** D 6 verabreichen. Die chronische Form verlangt **Sulfur** D 30, **Selenium** D 12 oder **Clematis** D 3, wenn die Drüse verhärtet bleibt. Die Massage wird unerläßlich sein wie auch bei der Prostatahypertrophie der alten Männer. Bei diesem Leiden sind sehr gute Erfolge zu erreichen mit: **Ferrum picronitricum** D 6—30, wenn häufiger Harndrang nachts besteht oder Harnträufeln. **Sabal serrulata** D 1 hat sich oft bewährt, und auch **Solidago virga aurea** ∅ bis D 1 wird empfohlen. **Digitalis** D 4—6 und höher paßt, wenn viel Reizerektionen mit Pollutionen sich einstellen, ferner vergeblicher Harndrang und Harnträufeln. Ganz hartnäckige Verhärtungen der Vorsteherdrüsen haben sich zuweilen durch **Conium** D 4, **Aurum jodatum** D 4 und **Argentum nitricum** D 3 gebessert; maligne Neubildungen wird man dem Chirurgen überweisen, schwere Zystitis dem Blasenspezialisten.

Pruritus

Das Hautjucken kann die verschiedensten Ursachen haben, die bei der Behandlung berücksichtigt werden müssen. Bei psorischer Grundlage sind die wichtigsten Mittel **Sulfur** und **Psorinum.** Die Beschwerden sind bei beiden Mitteln am schlimmsten abends beim Zubettgehen und nachts. Altersjucken bessert sich oft bei **Alumina** D 12, **Anacardium** D 6, **Mezereum** D 6. Rheumatische Grundlage mit Pruritus ani läßt an **Lycopodium** D 12 denken, Diabetes an **Kreosotum** D 6, das auch bei Pruritus vulvae Gutes leistet. Bei dieser Lokalisation in den Wechseljahren kommen in Frage **Graphites** D 12, **Sepia** D 30, **Caladium** D 3. Äußerlich bewährt sich Karbolwasser 2proz. und **Unguentum verbasci.** Eine allgemeine Umstimmung können bringen die arsenhaltige **Dürkheimer Maxquelle** und **Meerwasser** oral.

Psoriasis

Die gewöhnliche Form ist sehr hartnäckig; wie in der Schule ist das Hauptmittel **Arsenicum,** es wird in D 6 verwendet. Weitere Mittel sind: **Graphites, Natrium muriaticum, Calcium carbonicum** hochverdünnt in seltenen Gaben und **Antimonium crudum** D 4; sie sind bei gichtischer Anlage angezeigt, ebenso wird **Berberis aquifolium** ∅—D 1 empfohlen. Die Mittel sind lange Zeit fort zu geben. Recht befriedigende Erfolge beobachtet man bei Injektion von **Acidum formicicum** D 30, das man am besten 4wöchentlich 1 Gabe intrakutan 0,2—0,5 verabreicht. Seebäder pflegen die Psoriasis sehr zu verschlimmern. Entsprechend gelingen einzelne Heilungen mit **Thalattin** D 4, mit reinem Meerwasser 3mal 1 Eßlöffel tgl. wie auch mit vorsichtigen, seltenen Einspritzungen des Mittels (isotonisch).

Psychosen

Viele dieser Kranken sind dankbare Objekte geduldiger arzneilicher Behandlung. Wo keine körperlichen Hinweise für bestimmte Mittel vorliegen, steht an der Spitze bei großer Erregung, Neigung zu Gewalttätigkeit, nächtlicher Unruhe und Jammern **Stramonium** D 6, das sogar bei erregter Altersdemenz Luminal zu ersetzen vermag. Dem Hyoscin ebenbürtig kann unser **Hyoscyamus** D 2 und höher wirken, wenn große Hirnerregung mit Schlaflosigkeit, unzüchtigen Reden, chronische Blutungen darauf hinweisen. Große Ängstlichkeit bei Schwermut deutet auf **Arsenicum** D 30, Selbstmordideen auf **Aurum** D 6, manische Exaltation auf **Cannabis indica, Crocus, Veratrum album.** Ein oft bewährtes Schlaf- und Beruhigungsmittel ist **Passiflora**∅.

Ptosis
Augenmuskellähmungen und Strabismus

Paresen und Lähmungen der Augenmuskeln infolge von Erkältung bei scharfen, trockenen Nordostwinden heilt **Aconitum** D 6 oder **Causticum** D 4, das speziell bei Ptosis paßt. **Chelidonium** D 3—6: Lähmung des Musculus rectus externus. Ist Diphtherie die Ursache, dann wäre **Gelsemium** D 1—3 zu geben oder **Lac caninum** in Hochpotenz.

Rachitis

Die Prophylaxe besteht in richtiger Ernährung (Muttermilch) und Pflege, ferner in der medikamentösen Behandlung der konstitutionellen Anlage, speziell der Psora und der exsudativen Diathesen. Man vergleiche deshalb die Abschnitte Skrofulose und Eklampsie der Kinder. Man wird auch die Neigung zu Katarrhen der Luftwege und des Digestionsapparates zeitig in Behandlung nehmen. Bei manifesten Knochensymptomen nebst bekannten Begleiterscheinungen sind neben Vigantol Kalkpräparate die Hauptheilmittel; das **Calcium phosphoricum** D 3 ist als Nutritionsmittel vorzuziehen, während man **Calcium carbonicum** D 30 in seltenen Gaben zwischendurch verabreicht. **Silicea** D 12—30 folgt gut bei offenen Fontanellen, Knochenverkrümmungen, dünnen Beinen, dickem Bauch und Frostigkeit. **Phosphorus** D 12—30 und **Acidum phos.** D 3 passen bei nervösen Symptomen: Schlaflosigkeit, Krampfneigung, Unruhe, ferner bei Neigung zu Katarrhen und Blutungen. **Natrium muriaticum** D 6—30 ist notwendig zu geben bei Verdauungsstörungen, **Sulfur** D 30 wird als Reaktionsmittel in den seltensten Fällen zu entbehren sein. Denkt man noch an **Mercurius** D 6 bei luetischer Anlage, so wird man mit den genannten Mitteln fast regelmäßig die Rachitis völlig ausheilen; selten wird man die Arzneimittellehre weiter befragen müssen.

Retinitis

Die Behandlung sollte stets in Zusammenarbeit mit einem Augenarzt erfolgen. Akute Formen verlangen **Belladonna** D 6 und **Gelsemium** D 3—D 30; passive Kongestionen, Kopfschmerz, Schwindel, fliegendes Skotom. Die Retinitis albuminurica kann durch **Kalium phosphoricum** D 6—12 gebessert werden zusamt ihrem Grundleiden. Bei retinalen Blutungen können **Pulsatilla** D 6, **Phosphorus** D 6, **Cactus** D 6 Gutes leisten, ihre Aufsaugung fördern **Lachesis** und **Crotalus** D 12.

Asthenopische Beschwerden bessert zuverlässig **Natrium muriaticum** D 12 und **Ruta** D 2. Letzteres als Tinktur mit **Aqua Foeniculi** 1:4 gemischt kann auch als Augenwasser auf die geschlossenen Lider benutzt werden.

Rhinitis

Als Regel gilt, daß man einen auftretenden Schnupfen niemals durch Gewaltmittel zu unterdrücken versucht; oft kann man ihn aber durch richtig gewählte Mittel in seinem Verlauf erleichtern und kürzen. Erkältungskatarrhe der Nase behandelt man im ersten Stadium mit gehäuften Gaben von **Aconitum** D 6, auch **Nux vomica** D 6 ist hilfreich bei trockenen Katarrhen, sie kann kupieren. Besteht großer Niesreiz, starke Sekretion und Schleimhautschwellung, so bessert sehr rasch **Euphorbium officinarum** D 4—6. Geht der Katarrh weiter in den Rachen und will er auf Kehlkopf und Bronchien übergreifen bei reichlich wäßrigen, scharfen Sekretionen, dann wird **Ammonium carbonicum** D 3 dem Prozesse Einhalt tun.

Den Infektionsschnupfen kupiert **Camphora** D 1 nicht selten, wenn man das Mittel frühzeitig, stdl. 1 bis 2 Tr. auf Zucker, verabreicht; man kann ihn zu Epidemiezeiten, z. B. bei Grippe, auch prophylaktisch geben, und zwar mit Erfolg. Sonst ist **Jodum** D 6 ein vorzügliches Heilmittel, auch beim gewöhnlichen Schnupfen, wenn die Sekrete wäßrig, scharf, wundmachend auftreten und der Katarrh sich verschleppen will.

Arsenicum D 6—12 heilt brennende wäßrige Sekrete, Niesen ohne Erleichterung, Stirnkopfweh mit Augenentzündung, im Freien besser. **Mercurius** D 6 ist angezeigt, wenn das akuteste Stadium vorüber ist; die Sekrete sind dicker, schleimig, aber scharf, es besteht Neigung zu Miterkrankung der Nebenhöhlen und des Rachens. Zieht sich der Katarrh in die Länge und bilden sich Geschwüre mit dicken, gelbsträhnigen Sekreten, dann ist häufig **Kalium bichromicum** D 4 ein ausgezeichnetes Heilmittel.

Den akuten Schnupfen der Säuglinge behandelt man am besten mit **Sambucus** D 2, wenn die Entzündung auf die oberen Luftwege fortschreitet mit erschwerter Atmung und krähender Stimme; auch **Belladonna** D 6 und **Apis** D 3 sind hier treffliche Hilfsmittel.

Von den chronischen Formen behandelt man die Rhinitis hypertrophica mit Kalkpräparaten: **Calcium carbonicum** D 6 und **jodatum** D 4, **Hepar sulfuris** D 6, auch mit **Sulfur** D 4 und **Sulfur jodatum** D 3. Oft liegt Skrofulose zugrunde, und dann sind auch **Natrium muriaticum** D 4 und **Graphitis** D 4 angezeigt. Die Rhinitis atrophica, oft mit Geschwürbildung und Ozäna (vergleiche daselbst), findet ihre Heilmittel in **Acidum nitricum** D 6, wenn zähe, gelbe, auch blutige Sekrete vorliegen, Splitterschmerz, Geschwüre mit harten Rändern und chronischer Kopfschmerz. **Hydrastis** D 2—4 paßt bei gelben ätzenden, auch blutigen Sekreten und bei Verdacht auf bösartige Prozesse. **Phosphorus** D 6 ist angezeigt bei Stockschnupfen, wenn Polypen, Krusten und Pflöcke sich bilden, die mit folgendem Nasenbluten herausbefördert werden. Äußerlich gebraucht man mit Vorteil Tampons, die man mit **Sanguinaria**- oder **Hydrastis-Glycerin** 1:10 befeuchten und 2—3mal tgl. für einige Zeit einführen läßt. Die Erfolge bei Behandlung der Nasenkatarrhe sind sehr befriedigend, wenn man die Schädlichkeiten nebenbei fernhält und die konstitutionellen Anlagen der Patienten bei Verordnung der Medikamente berücksichtigt.

Schlaflosigkeit

Die Homöopathie verwendet niemals heroische Schlafmittel, sie sucht die Ursache der Schlafstörungen zu beheben, und meist gelingt dies auch. Ist nervöse Erregung die Ursache mit Kongestion zum Kopfe und großer Unruhe und Angst in der Nacht, oft Folge von Ärger oder Furcht, dann ist **Aconitum** D 6 recht hilfreich. **Coffea** D 30 wirkt ähnlich bei Schlaflosigkeit aus Munterkeit, besonders nach freudiger Erregung und nach Nachtwachen. Die besten Kinderschlafmittel sind: **Chamomilla** D 2 und **Cypripedium** D 6. **Lachesis** D 8: schwere Gehirnerregung, geschwätzig, Illusionen, kann trotz größter Müdigkeit keinen Schlaf finden, erst gegen Morgen, und erwacht dann mit Verschlimmerung aller Beschwerden; am Tage Schläfrigkeit. **Ferrum phosphoricum** D 3—6 wirkt bei Gehirnhyperämie und nervöser Schlaflosigkeit der Anämischen, auch bei Fieber und erregter Herztätigkeit. **Nux vomica** D 6, noch wirksamer **Strychninum phosphoricum** D 12: Folgen von Magen-Darm-Störungen, nach Mißbrauch von Alkohol, Tabak, Kaffee, bei Mangel an Bewegung; Erwachen zwischen 3—4 Uhr, später wieder Einschlafen und spätes Erwachen mit Kopfschmerz. **Zincum valerianicum** D 3: bei allgemeiner Schlaflosigkeit oft bewährt, ähnlich **Avena** ∅ und **Passiflora** ∅.

Skrofulose

Der Lymphatismus und die exsudative Diathese sind als die Vorläufer der Tuberkulose zu erachten, und sie werden mit gutem Erfolge spezifisch behandelt mit Tuberkulinen, mit der Impfung nach Ponndorf oder der Perkutanbehandlung nach Petruschky. Ein vorzügliches Mittel ist auch das **Psorinum** D 30, wenn der ganze Stoffwechsel darniederliegt; gewöhnlich bestehen die verschiedensten Hautausschläge, Neigung zu übelriechenden Schweißen und Durchfällen. Bei der torpiden Form der Skrofulose, wobei die Patienten gedunsen und schwammig und anämisch sind, zu Hautausschlägen, Schleimhautsekretionen und Drüsenanschwellungen neigen und nebenbei geistig stupide sind, sind die Konstitutionsmittel: **Calcium carbonicum** D 30, **Sulfur** D 30, **Graphites** D 30, **Barium carbonicum** D 6, außerdem noch Jodverbindungen. Wegen der näheren Indikationen vergleiche man die kleine Arzneimittellehre des Taschenbuches. Die erethische Form, wobei die Kinder einen grazilen Körperbau zeigen, mager, zart und von schwachem Knochenbau sind bei sanguinischem Temperament und geistiger Begabung, verlangt als Heilmittel: **Phosphorus** D 30, **Calcium phosphoricum** D 6, **Oleum jecoris aselli** ∅, **Ferrum** D 2, **Mercurius solubilis** D 6 und **Arsenicum** D 6. Ein sehr wichtiges Mittel ist auch **Silicea** D 6—30, das vorzüglich wirkt bei Mischformen von Skrofulose und Rachitis; der Bauch des Patienten ist dick, die Beine dünn, bei Kopfschweißen und stinkenden Fußschweißen, großer Empfindlichkeit gegen Kälte und Berührung; die Kinder sitzen am warmen Ofen und haben immer Schnupfen und oft Nasenbluten, sie magern trotz gierigen Essens ab, meist neigt die Haut zu Geschwüren und Eiterungen, ebenso Drüsen und Knochen. HAHNEMANN hat in seinem großen Werk über die chronischen Krankheiten ungefähr 40 sog. antipsorische Medikamente angegeben; sie kommen alle bei Behandlung der Skrofulose, je nach den Symptomen, in Anwendung, und es kann hier nur auf das Studium der Arzneimittellehre verwiesen werden, wenn man sie mit Erfolg gebrauchen will; die Heilwirkung ist aber bei ausdauernder Behandlung eine ausgezeichnete. Es sollen nur noch einige der wichtigsten Mittel genannt werden: **Alumina, Antimonium crudum, Abrotanum, Aurum, Car-**

bo vegetabilis, Causticum, Kalium carbonicum, Lycopodium, Natrium muriaticum, Petroleum, Thalattin. Die verschiedensten Potenzen sind mit Erfolg verwendet worden.

Seekrankheit s. Eisenbahnkrankheit

Singultus

Eine arzneiliche Behandlung kommt nur bei den schweren Formen in Betracht. Bei Entzündungen der Pleura und des Peritoneums sind die Hauptmittel: **Belladonna** D 3, evtl. **Hyoscyamus** D 1—2, in schweren Formen auch **Opium** D 3 oder **Veratrum album** D 3. Liegen Magenstörungen vor, dann wirkt bei Pyrosis am zuverlässigsten **Acidum sulfuricum** D 3. Bei den mehr nervösen Formen sind geeignet zur Behandlung: **Nux vomica** D 6 und **Magnesium phosphoricum** D 3. Bei einer mit heftigem, tagelang anhaltendem Singultus verlaufenden Grippeepidemie hat **Lachesis** D 8 prompt gebessert. Ist die Ursache in einer Anämie zu suchen, wobei häufig Magen- und Verdauungsstörungen vorliegen, dann hat sich bei hartnäckigem Schlucksen **Cyclamen europaeum** D 6 bewährt, besonders wenn gleichzeitig viel Gähnen auftritt; auch **Phosphorus** D 6 wäre zu Rate zu ziehen, wenn eine nervöse Erschöpfung zugrunde liegt.

Sinusitis

Frischer Stirnhöhlenkatarrh mit starkem Kopfschmerz besonders in den Vormittagsstunden weicht auf **Cinnabaris** D 4 und **Hydrastis** D 2 in häufigem Wechsel genommen. Bei nächtlicher Verschlimmerung können auch **Mercurius bijodatus** D 4 und **Sticta** D 2 in Frage kommen.

Die Erfolge bei Kieferhöhlenkatarrh sind weniger prompt. Man greife zu **Kalium bichromicum** D 4 und **Arnica** D 6—30, bei hartnäckiger Eiterung zu **Silicea** D 30.

Skorbut

Das Leiden wird im Beginn leicht behoben durch Wechsel der Kost und Zufuhr der passenden Vitamine; arzneiliche Behandlung nicht notwendig. Kam es jedoch zu schweren Störungen mit Geschwürbildung im Munde und zu allgemeiner hämorrhagischer Diathese, dann hat neben lokaler Behandlung auch die Arzneibehandlung einzusetzen, und dann sind die Mineralsäuren die Hauptheilmittel: **Acidum muriaticum, sulfuricum, phosphoricum und nitricum**, die in tiefen Potenzen gegeben werden. Bei ausgesprochener Stomatitis mit Speichelfluß und Foetor ex ore ist **Mercurius sublimatus** D 6 das Hauptmittel. **Phytolacca** paßt bei heftigen Schmerzen im Munde, bei Geschwüren, Schlingbeschwerden, Halsdrüsenschwellungen und zunehmender Schwäche; das Mittel kann auch zum Gurgeln verwendet werden, wie Kalium chloricum. Setzt mehr die allgemeine hämorrhagische Diathese ein mit Blutungen aus allen Organen oder unter der Haut, so wird man **Phosphorus** D 6 verabreichen. Bei septischem Verlauf sind **Arsenicum** D 5, **Lachesis** D 8 oder **Carbo vegetabilis** D 12 die besten Heilmittel.

Sonnenstich

Neben den allgemeinen Maßnahmen (Zusatz von etwas Kochsalz zum Getränk) wird man bei heftigen Kopfkongestionen mit hochrotem Gesicht, zerebralem Erbrechen, schwerem, vollem Kopfe, starren Augen, bei vollem und gespanntem Puls und bei Atembeengung sofort **Glonoinum** D 6 verabreichen. In leichteren Fällen, wenn sich Schwäche und Kopfschmerz infolge von Sonnenhitze leicht einstellen, paßt sehr gut **Natrium carbonicum** D 2—4, auch bei den Folgen von Sonnenstich bewährt, ebenso wie **Lachesis** D 8, das Schwindel, Mattigkeit und Ohnmachtsanwandlungen infolge von Hitze behebt.

Soor

Der **Borax** D 2 ist das Hauptheilmittel bei Kindern, er wird auch von der Schule lokal viel gebraucht; die Wirkung beruht jedoch nicht auf lokaler Desinfektion, sondern sie ist eine allgemein heilende, da das Mittel bei Gesunden ganz die Erscheinungen des Soor hervorruft. Ein weiteres vorzügliches Mittel ist **Kalium chloratum** D 3—6, auch an **Arsenicum** D 6 wird man denken bei zunehmendem Marasmus; dieses Mittel ist auch das beste bei dem Marasmus-Soor der alten Leute und Kachektischen, obwohl hier die Heilung nur ausnahmsweise erreicht werden wird.

Spermatorrhö

Agnus castus D 4—6 wirkt gegen den Samenfluß, wenn er als Folge von geschlechtlichen Exzessen mit Verlust der Potenz bei Kälte der Genitalien auftritt. **Nuphar luteum** D 2—3; Samenfluß atonisch bei völligem Mangel an Libido, Impotenz. **Phosphorus** D 30 ist zu geben, wenn der Geschlechtstrieb sehr lebhaft ist, aber es fehlt die Kraft, den Beischlaf auszuüben, und der Samen fließt ohne Erektion ab, während **Acidum phosphoricum** D 3 zu wählen wäre, wenn nach Exzessen in venere Samenfluß auftritt mit Brennen im Rücken und Kreuzschmerzen und Schwäche der Beine. Eines der am zuverlässigsten wirkenden Mittel ist **Digitalis** D 4—6, sie belebt entschieden die erschlafften Geschlechtsfunktionen und behebt Sperma- und Prostatorrhö. Geht der Samenfluß mit Lähmigkeit des Rückens und Kopfschmerz einher, besteht gleichzeitig eine nervöse Reizbarkeit bei geistiger Unfähigkeit und Gedankenverwirrung, dann wird man **Selenium** D 12 verordnen; meist war eine Gonorrhoea posterior die Veranlassung der Beschwerden.

Stomatitis

Gegen die Entzündung der Mundschleimhaut wird man zu Anfang **Belladonna** D 3—6 geben bei Trockenheit im Mund und Rachen und bei Schlingbeschwerden; die Schleimhäute sind hochrot und brennen stark. **Mercurius** D 6 bei Rötung mit Schwellung der Schleimhäute und des Zahnfleisches, die Teile sind mehr livide verfärbt, Speichelfluß, Sekrete scharf, ätzend und wundmachend, auch blutig; Geschwüre, Foetor ex ore, Lockerung der Zähne, Zunge stark verdickt, stark belegt, zeigt die Zahneindrücke, Halsdrüsen geschwollen. Weitere Mittel bei Stomatitis sind die Säuren, man vergleiche bei Skorbut. Gegen Aphthen bewährt sich am besten **Borax** D 3 und, wenn es sich um sehr heruntergekommene Patienten handelt, **Carbo vegetabilis** D 12. Bei Geschwürbildung im Munde mit zäher, gelber, strähniger Schleimabsonderung paßt **Kalium bichromicum** D

4; dieses Mittel ist angezeigt bei mercurieller Stomatitis, gegen welches Leiden des weiteren empfohlen werden: **Acidum nitricum** D 3, **Phytolacca** D 3 und **Hepar sulfuris** D 4. Bei septischen Mundaffektionen wird man frühzeitig **Arsenicum** D 5 und **Lachesis** D 8 verordnen.

Struma

Beim parenchymatösen Kropfe sind Jodpräparate die Heilmittel, man gehe aber vorsichtig bei der Dosierung vor. Gut vertragen werden zumeist Jodsalze, wie **Calcium jodatum** D 4, **Sulfur jodatum** D 3 und **Kalium jodatum** D 3; am wenigsten Nebenerscheinungen machen organische Jodverbindungen, wie **Spongia** D 2—3 oder **Fucus vesiculosus** ∅—D 1. Eine Kropfkur forciere man nie, man lasse sich Zeit, und man wird sicher zum Ziele kommen, ohne den Patienten zu schädigen. Durch die medikamentöse Behandlung soll ja nur die in ihrer Tätigkeit gestörte Schilddrüse wieder in Ordnung gebracht werden; dieses außerordentlich wichtige Organ sollte man deshalb auch nicht operativ angehen, wenn es nicht durchaus nötig ist. Beim Bindegewebskropf sind die Heilmittel Kalkpräparate: **Calcium carbonicum** D 6 und **Hepar sulfuris** D 12—30, letzteres hauptsächlich, wenn vorher zu viel mit Jodsalben geschmiert wurde. Bei ganz harten Kropfknoten ist **Calcium fluoratum** D 6 angezeigt oder auch von den Pflanzenmitteln **Conium** D 4—6, besonders wenn Verdacht auf bösartige Entartung besteht. Der Kinderkropf wird außerordentlich günstig beeinflußt durch **Thalattin** D 3 und durch die D 4—6. Verreibung von **Lapis albus,** einem Kalkstein, der bei Gastein vorkommt; man hat ja das kalkhaltige Wasser auch zum Teil für das Entstehen der Kröpfe verantwortlich gemacht. Gegen den in der Schwangerschaft stets wachsenden Kropf ist das beste Mittel **Calcium phosphoricum** D 6; auch **Hydrastis** D 1 und **Hamamelis** D 1 sind zu empfehlen, letzteres besonders bei Struma vasculosa. Wegen des Basedowkropfes vgl. bei Basedow. Zystenkröpfe sind am hartnäckigsten; wenn sie auf **Apis** D 3 oder **Bromum** D 4 sich nicht bessern wollen, wird zumeist die Operation nötig werden; es ist auch nicht von Nachteil, wenn man degenerierte Kröpfe entfernt, an lebensfähiges Gewebe sollte man jedoch nur im Notfalle das Messer setzen. Äußerlich sollte man nie Jod anwenden, da sich die Dosierung zu unsicher gestaltet; es haben sich aber Umschläge von Salz- oder Glaubersalzwasser bewährt. Wer den homöopathischen Arzneischatz richtig zu handhaben weiß, dem wird die Behandlung des Kropfes wenig Schwierigkeiten machen.

Tortikollis

Beim Rheuma der Nackenmuskeln (Tortikollis, Caput obstipum) hat man gute Erfolge bei Gebrauch von **Dulcamara** D 3 oder **Rhus Toxicodendron** D 6, wenn Erkältung bei nassem Wetter die Ursache war. Ist kalter Luftzug das auslösende Moment, besonders nach Haarschneiden und wenn große Empfindlichkeit gegen Zugluft besteht, dann helfen **Belladonna** D 3—6 oder **Glonoinum** D 6. Bei chronischem Tortikollis ist **Kalium jodatum** D 1 angezeigt. Auch **Causticum** D 2—4 hat gut gewirkt sowie **Bryonia** D 3. Ist eine Verletzung oder Kontusion die Ursache, so wird man **Arnica** D 3—6 versuchen. Bei Narbenverkürzung kann nur die Operation den Schiefhals beseitigen.

Ulcus ventriculi et duodeni

Die Behandlung der Hyperchlorhydrie wurde bei Gastritis besprochen, sie beugt in manchen Fällen dem Magengeschwüre vor. Bei anämischen Mädchen, die über regelmäßige Magenschmerzen, bis zu Krämpfen, klagen, wird man sehr häufig mit Erfolg diese Vorläufer des Ulcus rotundum bekämpfen durch die Verabreichung von **Belladonna** D 6 und **Arsenicum** D 4, die 2-bis 3stdl., je 3 Tr., im Wechsel längere Zeit fort zu geben sind. Bei anämischer Grundlage kommt ferner in Anwendung **Ferrum** D 2, es beseitigt Dyspepsie Sodbrennen, Speiseerbrechen, auch die häufig bestehende Obstipation; sollte Neigung zu Durchfällen vorliegen, dann ist **Ferrum phosphoricum** D 6 angezeigt. Weitere Vorbeugungsmittel sind: **Natrium muriaticum** D 4, besser noch **Thalattin** ∅—D 4, **Pulsatilla** D 3—6 und **China** D 3—6 oder **Chininum arsenicosum** D 4, deren Indikationen in der Arzneimittellehre zu vergleichen sind. Ist es zu Geschwürbildung mit Hämatemesis oder bluthaltigen Stühlen ge kommen, so wird zuerst die Blutung zu bekämpfen sein. Das Hauptmittel ist in diesem Fall **Hamamelis** D 1, von dem man häufige Gaben zu je 5—10 Tr., am besten in Eiswasser, verabreicht; zumeist genügt dieses Mittel. Sollte bei Übelkeit mit Brechreiz die Blutung andauern, dann ist **Ipecacuanha** D 3 zu verordnen. Bei plötzlich eintretendem Kollaps wären **Veratrum album** D 3, **Arsenicum** D 4 oder **Carbo vegetabilis** D 4 die Hilfsmittel. Steht die Blutung, dann beginnt die Ulkuskur in Diät und arzneilich. Die bewährtesten Mittel sind: **Atropinum** D 4 und **Argentum nitricum** D 4, die abwechselnd 2- bis 3stdl., je 2—3 Tr., gegeben werden, sie lindern die Schmerzen und fördern die Heilung. Weiter kommen in Anwendung: **Acidum nitricum** D 6 und **Phosphorus** D 6. Beim Ulkus der Säufer ist **Kalium bichromicum** D 6 vorzuziehen oder auch **Acidum sulfuricum** D 3. Die Erfolge bei Behandlung des Magengeschwürs sind günstig. In gewissen Fällen wird die chirurgische Behandlung angezeigt sein, und speziell die ungünstig sitzenden Narben sind in der Folge häufig dem Chirurgen zur Behandlung zu überweisen. Sehr wichtig ist die medikamentöse Nachbehandlung bei vernarbten Geschwüren, damit die drohenden Rezidive ausbleiben.

Ulcus cruris

Wegen der Prophylaxe ist es von größer Wichtigkeit, Patienten, die an Varizen der Beine leiden, darauf aufmerksam zu machen, daß sie diese Blutstauungen frühzeitig und dauernd behandeln lassen. Gegen das bestehende Unterschenkelgeschwür wird man medikamentös vorgehen mit **Sulfur** D 6 oder besser **Sulfur jodatum** D 3, die beide recht gute Heilerfolge bei längerem Gebrauch aufweisen. Geschwüre, die stark granulieren, leicht bluten und mehr flach sind, aber ätzend-eitrig sezernieren und nächtliche Schmerzen verursachen, sprechen für die Anwendung von **Mercurius solubilis** D 6. Bestehen in der Umgebung juckende und schuppende Ekzeme bei mehr flachen, aber recht langwierigen Geschwüren, so ist **Clematis** D 3 anzuwenden. Ein wichtiges Mittel ist **Arsenicum** D 5, wenn Brennschmerz, schlimmer nachts und bei Kälte, vorwiegt und wenn Wärme wohltuend empfunden wird; die Sekrete sind kopiös, scharf und ätzend, die Umgebung ist ödematös; es handelt sich gewöhnlich um marantische Herz- und Lungenkranke. **Silicea** D 3—6 paßt bei eiternden Geschwüren, die sehr schmerzen, und wenn Wärme bessert, während **Acidum hydrofluoricum** D 6 Besserung hat durch kalte Anwendungen; die Sekrete sind dünn, ätzend, stinkend, die Geschwürränder sind hart und jukkend. Bei bösartig aussehenden Geschwüren mit schwarzblauem Grunde, mit infiltrierter Umgebung, heftigen Schmerzen bei Berührung und Verband passen **Lachesis** D 8 und vor allem **Vipera Berus** D 8—10; sie beugen drohender Sepsis vor und verhüten die Phlebitis. Es gibt noch eine Reihe von ausgezeichneten Mitteln gegen das Übel, die alle das eine oder andere Mal geheilt haben; man orientiere sich deshalb in der homöopathischen Literatur. Äußerlich ist die Zahl der empfohlenen Anwendungen allzu groß; sehr gut tun Umschläge von **Hamamelis-Extrakt** in Wasser, wenn Salben vertragen werden, eine solche von **Hydrastis** oder eine Mischung von Hamamelis- und Echinaceatinktur und Glyzerin zu gleichen Teilen. Die Homöopathie hat stets den Hauptwert auf die arzneiliche Behandlung gelegt, die den Hebel an der Wurzel dieses hartnäckigen Leidens anzusetzen sucht; in keinem Falle darf versucht werden, mit Gewaltkuren die Geschwüre oder Ekzeme am Unterschenkel zu heilen, da nicht selten schwere Störungen an anderen Organen folgen, und mancher Patient war zufrieden, wenn wieder ein geheiltes Unterschenkelgeschwür aufbrach mit „Salzfluß", weil er sich von unangenehmen Allgemeinstörungen befreit fühlte.

Urtikaria

Anfälle von Nesselsucht, die akut mit Fieber auftreten bei großer Unruhe und Angst, erfordern **Camphora** D 1 in häufigen Gaben; auch **Belladonna** D 6, kumulativ gegeben, lindert oft rasch die Beschwerden und bringt den Ausschlag zum Schwinden. War eine Erkältung in Nässe im Sommer die Ursache, so ist **Dulcamara** D 3 angezeigt. Sonst sind die beiden Hauptmittel **Apis** D 3 (akut) und **Natrium muriaticum** D 30 (chronisch), auch **Arsenicum** D 6 kann in Frage kommen. In hartnäckigen chronischen Fällen — oft liegt eine konstitutionelle Disposition zugrunde — muß man die Ursache zu ergründen suchen und daraufhin die Arzneimittelwahl treffen; bei neuropathischen Patienten hat man öfter Erfolg mit **Kalium phosphoricum** D 6 oder **Calcium carbonicum** D 6. Äußerlich bewährt sich beim japanischen Primelausschlag Benzin, sonst lindern noch am besten Waschungen mit starkem Salzwasser.

Varizen

Bei Wundheits-, Zerschlagenheitsschmerz und dumpfem Wehtun der Teile, infolge von beträchtlicher Stauung, verordne man **Hamamelis** D 1, wenn Geschwüre und Blutungen vorhanden sind. **Arnica** D 4 bessert die dick angeschwollenen Varizen bei längerem Gebrauch; gibt man nebenbei **Calcium fluoratum** D 6, das Beziehungen zu den elastischen Fasern hat, dann sieht man in der Regel selbst ausgedehnte Varizositäten ganz bedeutend zurückgehen. **Pulsatilla** D 4 beseitigt venöse Stauungen mit Wehtun und Stichen; die Extremitäten sind kalt und frostig, Folge von träger Blutzirkulation; Bewegung in frischer Luft bessert alle Beschwerden; in der Ruhe und nachts in Bettwärme Verschlimmerung. Auf Pulsatilla folge oft gut **Zincum** D 4—6, besonders wenn infolge der Stauungen nächtliche Unruhe der Beine mit Zuckungen auftritt. Liegen Leberleiden dem Übel zugrunde, dann leisten **Sulfur** D 6, **Lycopodium** D 6, **Carduus marianus** D 1 gute Dienste. Bei Herzleiden müssen passende Herzmittel gegeben werden. Die oft infolge von Varizen auftretenden Wadenkrämpfe lassen sich durch **Cuprum** D 4 oder **Veratrum album** D 6 beseitigen. Wegen der varizösen Unterschenkelgeschwüre vergleiche man Ulcus cruris.

Verbrennungen

Bei Verbrennungen ersten Grades nähert man den schmerzhaften Teil für kurze Zeit einer Flamme, nach Erstverschlimmerung folgt rasch Besserung — ein homöopathisches Verfahren. Das gleiche gilt von Umschlägen mit warmem Wasser, dem man 20 Tr. **Urtica urens**-Tinktur oder 1—2 Tr. **Cantharis**-Tinktur und 25—30 Tr. Weingeist auf 1 Tasse Wasser zusetzt. Verbrennungen zweiten Grades behandelt man mit bestem Erfolg mit einer Salbe von **Echinacea,** sie lindert sehr gut die Schmerzen und beschleunigt die Heilung; innerlich kann man das gleiche Mittel in Tinktur, 2- bis 3stdl. 3 Tr. in etwas Wasser geben. Gerühmt wird auch die Wirkung von **Arsenicum** D 4—5; es soll die Schmerzen lindern und die Granulationen fördern. Bei tiefer gehenden Verbrennungen der Mundschleimhaut wäre **Causticum** D 4 zu versuchen. Treten infolge von Verbrennungen Kollapserscheinungen auf, so sind **Ammonium carbonicum** D 2 oder **Camphora** ∅—D 1 in häufigen Gaben angezeigt.

Zähne

Bei Störungen in der Zahnung, verzögertem Durchbruch, Zahnungsfieber, Verdauungsstörungen sind die Hauptmittel Kalkpräparate; man wird **Calcium carbonicum** D 30 in seltenen Gaben als Konstitutionsmittel verabreichen und nebenbei das beruhigende **Chamomilla** D 30. Zahnschmerz infolge von Karies verschwindet in der Regel schnell auf **Kreosotum** D 3—4 oder auf **Staphisagria** D 3 bei schwarzen, abbröckelnden Zähnen; hier ist auch **Acidum nitricum** D 4—6 ein gutes Mittel gegen Zahnweh, das des Nachts und bei Wetterwechsel auftritt und von Speichelfluß und Lockerwerden der Zähne begleitet ist. Bei Pulpitis sind **Belladonna** D 6, **Arsenicum** D 5 und **Mercurius solubilis** D 6 die Hauptmittel. Selbstredend sind alle Zahnmittel nur als Hilfsmittel zu erachten, und man wird die Patienten zur Weiterbehandlung dem Zahnarzte überweisen. Bei Wurzelhautentzündung ist ein unvergleichliches Mittel **Mercurius sublimatus** D 6; die Schmerzen sind besonders nachts schlimmer im Liegen und in Bettwärme, auch Zugluft und alle Kälte sind unerträglich. Bei mehr langsamem Verlauf der Periodontitis gibt man **Jodum** D 6; wenn eine Parulis sich gebildet hat, dann ist **Hepar sulfuris** D 3 das Heilmittel. Zahnfisteln und die Pyorrhö werden günstig beeinflußt und oft geheilt durch **Silicea** D 3—6. Bei Quecksilberperiostitis sind die Mittel: **Acidum nitricum** D 3, **Kalium jodatum** D 1, **Phytolacca** D 3, **Mezereum** D 3. Rheumatisch-gichtische Zahnschmerzen behandelt man mit **Mercurius** D 6, **Bryonia** D 3, **Rhus Toxicodendron** D 6, **Thuja** D 4—6, **Nux vomica** D 6 oder **Colchicum** D 3; nervöse Zahnschmerzen mit **Coffea** D 6, **Chamomilla** D 6, **Chi-**

ninum sulfuricum D 2; Schwangerschaftszahnschmerzen mit **Magnesium carbonicum** D 4, **Ammonium carbonicum** D 4, **Pulsatilla** D 6 oder **Sepia** D 6. Bei Blutungen des Zahnfleisches ist **Mercurius** D 6 zu geben oder auch eine der mineralischen Säuren, man vergleiche bei Skorbut. Da eine ganze Reihe von Zahnleiden auf konstitutioneller Basis sich entwickelt, so fällt die Behandlung der Zähne auch dem Internisten zu; der Zahnarzt befaßt sich in der Regel nur mit der lokalen Behandlung. Wie immer, so ist auch hier für die Arzneimittelwahl die Gesamtheit der Symptome ausschlaggebend.

Über die homöopathischen Arzneiformen

Die hier folgenden Ausführungen sind in Übereinstimmung mit der zweiten Ausgabe von Dr. Willmar SCHWABEs Homöopathischem Arzneibuch (1924), das seit 1934 als Normalpharmakopö gilt. Die bewährten Vorschriften HAHNEMANNs sind auf das genaueste beachtet und nur einige zeitgemäße Neuerungen, die meist dem seit jener Zeit geänderten Maß- und Gewichtssystem entsprechen, angebracht.

Die Homöopathie entnimmt ihre Arzneistoffe der Pflanzen- und Tierwelt, dem Mineralreich und auch der chemischen Industrie. Abweichend von der Allopathie bereitet sie sich zunächst aus den verschiedenen Arzneistoffen Essenzen, Tinkturen, Lösungen und Verreibungen von einem genau bestimmten Arzneigehalt, und diese werden nach festgelegten Regeln weiter verdünnt.

Es ist nicht Zweck dieser Zeilen, die Arzneibereitungslehre zu praktischen Zwecken zu erläutern. Wir wollen vielmehr nur klarmachen, was die einzelnen technischen Ausdrücke und Abkürzungen bedeuten, und bringen deshalb nur das hierzu Notwendige. Jeder, der tiefer in die Wissenschaft der Arzneibereitung eindringen will, benötigt ja sowieso das Arzneibuch.

Essenzen

(Urtinkturen aus frischen Pflanzen; ∅ ist das Zeichen für Urtinkturen)

Diese werden aus dem Pflanzensaft der frisch ausgepreßten Pflanzen oder aus frischem Pflanzenbrei hergestellt unter Zusatz von 90proz. Weingeist. Der Arzneigehalt der Essenzen beträgt ½ oder ⅓, d. h. in 2 bzw. 3 Teilen Essenz ist genau soviel Arzneistoff wie in 1 Teil der frischen Pflanze. Zur Herstellung der D 1 (erste Dezimalpotenz) werden 2 bzw. 3 Teile Essenz mit 8 bzw. 7 Gewichtsteilen Weingeist verdünnt, so daß die D 1 immer genau den Arzneigehalt 1/10 hat.

Ad usum externum (für den äußerlichen Gebrauch) werden besondere Essenzen hergestellt, indem meist 1 Teil Urtinktur mit 1½ Teilen Weingeist versetzt wird.

Tinkturen aus trockenen Pflanzenteilen und aus frischen tierischen Stoffen

Diese werden meist mit 10 Teilen Weingeist auf 1 Teil des Urstoffes (Zeichen ∅) hergestellt. Ihr Arzneigehalt ist dann 1/10. Die Urtinktur entspricht in diesem Falle der D 1 (erste Dezimalpotenz). Bei Stoffen, die sich im Weingeist nicht lösen (oder deren weingeistige Lösung zersetzlich ist usw.), werden wäßrige Urtinkturen bereitet, die entweder den Arzneigehalt 1/10 oder bei schwerlöslichen Stoffen 1/100 haben. In letztem Falle entspricht die wäßrige Urtinktur der D 2 (zweite Dezimalpotenz). Weingeistige Lösungen haben den Arzneigehalt 1/10 = D 1 oder 1/100 = D 2.

Verreibungen (Triturationen)

1 Gewichtsteil der Arzneisubstanz mit 9 Gewichtsteilen Milchzucker verrieben gibt die D 1 in Verreibung (erste Dezimalverreibung). Der Arzneigehalt dieser beträgt also 1/10. Bei flüssigen Stoffen, die zu verreiben sind, wird als tiefste Verreibungspotenz die D 2 (zweite Dezimalverreibung) bereitet, indem man eine entsprechende Tropfenzahl (2—4) mit 9,9 g Milchzucker verreibt. Der Arzneigehalt der D 2 ist 1/100. Auch aus Urtinkturen können Verreibungen hergestellt werden. D 1 bzw. D 2 sind die tiefsten Potenzen dieser Verreibungen.

Tabletten

Tabletten zu 0,25 g, also ¼ g schwer, werden durch Druck in Tablettenmaschinen ohne Verwendung von Zusätzen oder Bindemitteln aus den Verreibungen hergestellt. Ihr Arzneigehalt und überhaupt ihre Zusammensetzung (also auch Wirkung) ist den betr. Verreibungen vollkommen gleich. **Sie bieten den Vorteil der Bequemlichkeit beim Mitnehmen, besonders auf der**

Reise; ferner ermöglichen sie eine genaue Einhaltung der einzunehmenden Menge.

Streukügelchen (Globuli)

Die Streukügelchen werden aus reinen Zuckerkügelchen durch Befeuchten mit den flüssigen Potenzen hergestellt. Man befeuchtet eine gewisse Menge reiner Zuckerkügelchen mit dem hundertsten Teile der betreffenden flüssigen Potenz. Da sich Zucker in Wasser sehr leicht löst, kann man Streukügelchen nur aus stark weingeistigen Lösungen oder Potenzen herstellen.

Potenzierung

Es gibt zwei Arten der Potenzierung: die nach der Dezimalskala und die nach der Zentesimalskala. Bei der Dezimalskala verfährt man so, daß man je 1 Teil des betr. Urstoffes oder einer Potenz mit je 9 Teilen Milchzucker oder mit Weingeist (in einigen Fällen auch mit Wasser) verreibt bzw. verschüttelt. Aus Urstoffen erhält man so die erste Dezimalpotenz, aus der ersten Dezimalpotenz (D 1) die zweite (D 2) usw.

Bei der Zentesimalskala, die jetzt weniger im Gebrauch ist, nimmt man 1 Teil Urstoff auf 99 Teile Vehikel. Bei jeder folgenden Potenzierung ebenso. Die Zentesimalpotenzen werden durch den Buchstaben C bezeichnet.

Das Nähere über die Arzneistärke der Potenzen und die Beziehungen beider Systeme zeigt folgende Tabelle:

Dezimalpotenz	Zentesimalpotenz	Arzneigehalt
D 1	—	1/10
D 2	C 1	1/100
D 3	—	1/1000
D 4	C 2	1/10 000
D 5	—	1/100 000
D 6	C 3	1/1 000 000

usw.

Potenzen im Schrifttum ohne C oder D sollen Zentesimalpotenzen bedeuten. Römische Ziffern bei HAHNEMANN u. a. bedeuten „Millionesimalpotenzen" (werden aber wie die anderen Potenzen bereitet) I = D 6, II = D 12, III = D 18 usw.

Die nach der Zentesimalskala bis zu C 3 oder nach der Dezimalskala bis zu D 6 potenzierten schwerlöslichen (oder sog. unlöslichen) Stoffe sind durch das anhaltende Reiben so verfeinert, daß man sie nunmehr auf flüssigem Wege weiter potenzieren kann.

Dilutionen

Die flüssigen Potenzen werden als Dilutionen bezeichnet. Von sehr schwer löslichen Stoffen gibt es nach vorstehenden Ausführungen flüssige Potenzen erst von D 8 an aufwärts.

Vorwort zur Arzneimittellehre

Im bisher behandelten Teil mußte versucht werden, unsere Arzneibilder den heute üblichen wissenschaftlichen Anschauungen und Diagnosen anzugleichen, eine Arbeit, die in stetigem Fluß bleibt und durch die neu sichtbar gewordene überragende Bedeutung der Neurikon (SPERANSKY) immer wieder anderer Formulierung bedarf. In der folgenden Arzneimittellehre betreten wir dagegen das ureigene Gebiet der Homöopathie, auf welchem die Kraftlinien unserer Arzneikörper des Mineral-, Pflanzen- und Tierreiches uns vor Augen treten und an Hand des Ähnlichkeitsgesetzes zu praktischem Handeln einladen. Sehr viele dieser Mittel haben allerdings vor und neben den HAHNEMANNschen Prüfungen ein großes, wertvolles Erfahrungsgut ihres Gebrauches auf sich gehäuft, dessen Berücksichtigung selbstverständliche Pflicht ist. All dies in dem folgenden trockenen Kurzstil zusammenzudrängen heißt eigentlich die aufkeimende Freude an u n s e r e n Wegen der Therapie zu ersticken. Es muß vorausgesetzt werden, daß dem raschen Nachschlagen in diesem Taschenbuch ein breit angelegtes, ruhiges Sammeln aller Tatsachen über das interessierende Mittel vorausging oder sofort nachfolgt. Dazu können nicht nur größere homöopathische Arzneimittellehren dienen, sondern auch alte und neue Kräuterbücher, Lehrbücher der Toxikologie und Pharmakologie, Chemie und Botanik.

So betrieben, ist dann die Anwendung unserer Heilweise keine trockene Gedächtnis-Akrobatik, wie vielfach geglaubt wird, sondern eine nach den ersten überzeugenden Erfolgen immer neu anspornende, begeisternde Kunst, die allmählich die Denkweise und innere Einstellung des homöopathischen Arztes zum Heilvorgang ändert, ihn von manchem Druck entlastet, dafür aber neue, einfache Aufgaben weist, die er erfüllen kann, auch wo er auf sich allein gestellt bleibt. Unsere Erkenntnisse über die Neurodystrophie und die Heilanästhesie geben der seit HAHNEMANN bei uns gepflegten Anschauung über den dominierenden Wert der seelischen und Allgemeinsymptome neues Gewicht. Obwohl die leib-seelische Struktur heutiger Kranker eine weitgehend andere geworden sein mag als vor 150 Jahren, so sind doch die Grundregeln der Arznei-Darreichung HAHNEMANNs noch von BIER und SCHULZ im ganzen bestätigt worden. Trotzdem verpflichtet uns die Gegenwart zu immer neuem Nachsinnen und Beobachten, ob und wie diese Regeln von uns zum eigenen Gebrauch abgewandelt oder ergänzt werden müssen. Hier sei das wichtige Werk BIERs mit seiner vorbildlichen und breit geschilderten Arbeitsweise uns eine beste Führung. BIER betont den möglichen Reizverzug gegebener Arzneien, SPERANSKY spricht von einer Latenzzeit bis zu zwei Monaten gerade bei den schwachen Reizen. Schöpfen wir daraus den Mut, die schon von HAHNEMANN gemachten Erfahrungen aufs neue ernst zu nehmen.

Kurze homöopathische Arzneimittellehre

Abrotanum, Eberraute

(Essenz, A.-G.* 1/3 und Dilutionen)

Abmagerung trotz guten Appetites, besonders an den Beinen. Fieber kontinuierlich, hektisch, bei Drüsen- und Schleimhautleiden. Blutarmut, Blässe, hohle Augen und altes Aussehen. Schlaflosigkeit, innere nervöse Unruhe. Gelenke rot und geschwollen, steif mit Brennschmerzen. Nacken-, Rücken-, Kreuzschmerzen. Verschlimmerung durch Nässe, Kälte, bei Nebelwetter. Vikariierende Beschwerden, z. B. Rheuma statt Katarrh oder Hämorrhoidalfluß. Neigung zu Blutungen aus Nase, Darm oder Blase. Durchfälle abwechselnd mit Verstopfung. Angiome.

Indikationen: Mittel für Skrofulöse und Rheumatisch-Gichtische, auch bei larvierter Gicht passend; ferner für Anämische und Rekonvaleszente. Chronische Gicht, Marasmus, Frostbeulen.

Vergleichsmittel: Bryonia, Acid. benz. (Gicht), Jod, Natr. mur. (Marasmus). ∅—D 3.

Acidum aceticum, Essigsäure

(A.-G. 96% Dilutionen)

Abmagerung und wassersüchtige Anschwellung der Extremitäten. Haut wie Alabaster, gespannt und kühl. Starke, kalte Schweiße, Magenschmerz krampfig, Erbrechen. Durchfälle mit Brennen im Leib. Essigkachexie. Blutungen aus allen Körperhöhlen. Blutwallungen.

Indikationen: Hydrops; Blutungen. Kachexien. Magen-Darm-Katarrhe, chronisch, mit Marasmus der Kinder.

Vergleichsmittel: Arsen, China, Digital. (selten gebrauchtes Mittel) D 2—6.

*) A.-G. = Arzneigehalt nach Homöop. Arzneibuch 1924

Acidum benzoicum, Benzoesäure

(A.-G. 1/10, Dilutionen)
der Salicylsäure verwandt

Urin spärlich, dunkel, stinkend wie Pferdeharn, satzig. Schweiße sehr stark in der Nacht. Heftiger Durst. Schmerzen periodisch, wandernd an den Gelenken. Verschlimmerung nachts und nach Weingenuß. Magenkrämpfe. Gichtschmerzen und Tophi an Händen und Füßen. Überbeine. Gelenke rot, heiß; stechende Schmerzen daselbst und Schwellungen. Herzschmerzen stechend, wechselnd; Herzklopfen, besonders nachts.

Indikationen: Stoffwechselmittel ersten Ranges bei harnsaurer Diathese, akutem und chronischem Rheuma der Gelenke und Sehnenscheiden, des Herzens und bei Neuralgien; chronische Gicht, Tophi, Überbeine, Gelenkdeformationen. Entscheidend für die Mittelwahl sind stets die Harnsymptome. Bewährt bei beginnender Endo- und Perikarditis im Verlaufe des akuten Gelenkrheumatismus.

Vergleichsmittel: Acid. nitr., Sabina. D 1—6.

Acidum formicicum, Ameisensäure

(A.-G. 25%)

Anwendung wie Formica rufa.

Acidum hydrofluoricum, Flußsäure

(A.-G. 38—40%, Dilutionen)

Hautjucken intensiv mit Brennen und Hitzegefühl. Schweiße stinkend an Händen und Füßen. Ätzende Sekrete. Geschwüre und Fisteln langwierig und bösartig mit dünnem, ätzendem Eiter. Verschlimmerung der Schmerzen nachts und durch jede Wärme. Besserung durch Kälte, kalte Umschläge und bei Bewegung. Knochenschmerzen nachts in den Röhrenknochen und Eiterungen daselbst. Neigung zu Verhärtungen der Drüsen und degenerativen Prozessen. Venenerweiterungen, Ulcera varicosa, Neigung zu Ödemen. Harnausscheidung vermehrt und Besserung des Kopfschmerzes dadurch.

Indikationen: Zahnkaries, Drüsenverhärtungen, Gefäßerweiterungen und chronische Hautgeschwüre mit harten

Rändern. Naevus vasculosus. Das Mittel wirkt langsam, aber tief, und es paßt besonders bei fahl und krank aussehenden, alten, marantischen Patienten, muß aber lange fort gegeben werden.

Vergleichsmittel: Sil., Jod. D 6—30.

Acidum hydrocyanicum, Blausäure

(A.-G. 2%, Dilutionen)

Rapider Kräfteverfall, plötzlich drohende Lebensgefahr. Krämpfe aller Art. Eiskalte Haut, livides Gesicht, Präkordialangst und Dyspnoe. Flüssiges rollt beim Schlucken glucksend den Ösophagus hinab. Bewußtlosigkeit, Anästhesie und Harninkontinenz. Erbrechen und Durchfälle mit stürmischem Verlauf, größte Schwäche.

Indikationen: Kollapsmittel ersten Ranges bei Cholera, bei Urämie, auch bei Herzleiden. Krampfmittel bei Epilepsie mit allen typischen Symptomen, auch bei anderen Krampfzuständen passend, Zwerchfellkrampf, Laryngismus.

Vergleichsmittel: Cicuta, Crataegus, Campher, Laurocerasus, Sambucus. D 3—30.

Acidum lacticum, Milchsäure

(A.-G. etwa 90%, Dilutionen)

Saures Aufstoßen und Erbrechen. Durchfälle mit Kolik und Tenesmus. Kollern im Leibe. Schweiße reichlich, sauer. Gelenke, besonders der Finger, rot, geschwollen und schmerzhaft. Harndrang häufig, besonders nachts.

Indikationen: Rheumatisch-gichtische Affektionen der Gelenke und Muskeln. Diabetes. Katarrhe der oberen Luftwege mit Kitzelhusten. Saure Dyspepsie. Vomitus matutinus, Hyperemesis gravidarum.

Vergleichsmittel: Sauermilch, Acid. phos. D 3—30.

Acidum muriaticum = Acidum hydrochloricum, Salzsäure

(A.-G. 25%, Dilutionen)

Große Schwäche und Hinfälligkeit. Ruhige Delirien und Bewußtlosigkeit mit unfreiwilligen Stühlen. Zunehmende Herzschwäche, Puls aussetzend und kalte Glieder. Hämorrhoiden brennend, vorfallend. Große Empfindlichkeit gegen Berührung. Blutungsneigung der Schleimhäute, Geschwüre daselbst; Dekubitus. Fieber mit nervöser Erschöpfung, adynamisch, septisch, typhös. Magenschmerz, Leerheitsgefühl.

Indikationen: Blutungen. „Nervenfieber", wie die alten Ärzte sagten, Art mit hochgradiger nervöser Schwäche. Mundentzündungen. Chronische Magenkatarrhe mit Säureüberschuß.

Vergleichsmittel: Arsen, Baptisia, Acid. phos., Kali. chloric. D 1—3.

Acidum nitricum, Salpetersäure

(A.-G. 25%, Dilutionen)

Früher als Volksmittel üblich gegen Nervenfieber, Syphilis und als harntreibendes Mittel.

Nervenüberreiztheit, zornig, fluchend, furchtsam, Brünette, hagere Alte. Matt und kraftlos, gelbe Gesichtsfarbe, dunkle Haare. Geschwüre und Fisteln an Haut, Schleimhaut, Knochen. Splitterschmerzen und Brennen an Geschwüren und Schleimhäuten. Neigung zu Blutungen, Nachtschweiße. Stinkende Se- und Exkrete, Eiter grün oder bräunlich. Neigung zu Herzschwäche und Herzklopfen, Puls aussetzend. Verschlimmerung bei Nässe und Kälte und nachts in Bettwärme. Katarrhe und Durchfälle bei jeder Erkältung, Rezidivneigung. Frostig, kalte Füße. Folgen von Quecksilbermißbrauch: Geschwüre, Kachexie. Fieber schleichend, remittierend. Kopfschmerz hartnäckig, klopfend, mit Blutandrang, nachts. Bluthusten und eitriger, übelriechender Auswurf. Lungenstiche. Speichelfluß, lokkere Zähne, Foetor ex ore, Mundgeschwüre. Großer Durst, Würgen, Erbrechen von Blut und Schleim. Hämorrhoiden mit Splitterschmerz, Afternässen, Fissuren. Harn stinkend, brennt, ist eiweißhaltig und auch blutig. Regel meist zu früh, stark, dunkel und langdauernd. Fluor foetid, scharf, eitrig-blutig, wundmachend.

Indikationen: Skrofulös-tuberkulöse Konstitution mit Drüseneiterungen und -verhärtungen, Fisteln, Phthisis, Basedow. Rheumatische Anlage. Hämorrhagische Diathesen. Schwer heilende Hautgeschwüre aller Art, Lokalisation mit

Vorliebe am Übergang von Schleimhaut zur Haut, an Stirnhaargrenze. Kopfschmerz der Luetiker und Arteriosklerotiker. Ozäna. Hämoptoe und Hämatemesis. Ulcus ventriculi. Phthisis im Spätstadium. Hartnäckige, chronische Darmkatarrhe und Pädatrophie. Knochenleiden. Nephritis und Zystitis.

Vergleichsmittel: Arsen., Merkur., Hepar, Thuja. D 6—30; günstige Mittelwirkung zeigt sich oft an durch Auftreten von Hauterscheinungen.

Acidum oxalicum, Oxalsäure

(Dilutionen)

Heftige neuralgische Schmerzen, anfallweise an kleinen Stellen auftretend. Kreuzschmerz und Rückenschwäche gegen die Beine gehend. Hautjucken, frostig und Kälteüberrieseln. Herzklopfen und Bruststiche, nervöse Aphonie. Harnbeschwerden, Drang und Zwang; Harn klar und sehr sauer. Denkt stets an seine Beschwerden, die dadurch schlimmer werden. Im Rücken Kältegefühl, das Kreuz versagt, Lähmigkeit.

Indikationen: Harnsaure Diathese; Lumbago. Neurasthenie, heftige Samenstrangneuralgien. D 6—30.

Acidum phosphoricum, Phosphorsäure

(A.-G 25%, Dilutionen)

Nervöse Erschöpfung und große Schwäche körperlich und seelisch. Schlafsucht am Tage, schlaflos nachts. Redeunlust. Neigung zu Schlummersucht, Apathie in Fieberzuständen asthenischer Art, schleichend. Nachtschweiße aus Schwäche, erschöpfend. Kreuzschwäche ausgesprochen nach sexuellen Exzessen. Kopfschmerz und Hirnmüdigkeit und Neigung zu Schwindel. Schwächegefühl in Kopf, Brust, Rücken, Bauch und Beinen. Durst auf kalte Milch, Magenschwäche. Weiße Durchfälle, schmerzlos, wenig schwächend. Knochen und Knochenhaut empfindlich, schabende Schmerzen. Gelenke schwach, schlotternd, Knochenverkrümmung und -eiterung. Harn reichlich, milchig, phosphat- und zuckerhaltig. Geschlechtsfunktionen schwach, Pollutionen, Kreuzschmerz. Häufiges nächtliches Urinlassen.

Indikationen: Nervenschwäche und -zerrüttung, weniger Nervosität; Folgen von geistiger Überanstrengung, Blut- und Samenverlusten, von Kummer und Sorgen, Heimweh u. dgl., Folgen von schnellem Wachsen, von schweren Krankheiten, Rekonvaleszentenmittel. Rachitis. Diabetes. Phosphaturie. Kopfweh. Schlaflosigkeit. Sexuelle Neurasthenie. Anhaltende Diarrhöen. Das Mittel muß längere Zeit und in stärkeren Dosen verabreicht werden.

Vergleichsmittel: China, Nux, Acid. picrin. D 1 bis 12.

Acidum picronitricum, Pikrinsäure
(Dilutionen)

Hirnmüdigkeit und Hirnerschöpfung. Neurasthenische Beschwerden. Unfähigkeit zu körperlicher und geistiger Arbeit mit Schlaflosigkeit. Schwindel, kann sich nicht konzentrieren. Rücken- und Kreuzschwäche, Beine schwer und Formikationen. Geschlechtliche Schwäche, Pollutionen. Harn eiweißhaltig mit erhöhtem spezifischem Gewicht. Hautjucken heftig und Neigung zu Furunculosis, besonders im Gehörgang. Prostatavergrößerung, Nykturie.

Indikationen: Folgen von Kummer und geistiger Übermüdung, Nervenzerrüttung. Verschlimmerung durch geistige Arbeit und Nachtstudien. Folgen von geschlechtlichen Exzessen. Albuminurie. Hautkrankheiten. Perniziöse Anämie.

Vergleichsmittel: Gelsem., Phos., Silicea, Arg. nitr. D 6—30.

Acidum sulfuricum, Schwefelsäure
(A.-G. 94—98%, Dilutionen)

Aussehen elend, blaß, heruntergekommen, Schwäche und Mattigkeit. Schweiße sehr stark aus Schwäche. Innerliches Zittern. Blutwallungen und Blutungen aus Schleimhäuten und in die Haut. Schleimhautgeschwüre und wunde Mundwinkel. Zahnfleisch blutend. Magensäure und Erbrechen. Magen schwach, verlangt nach Schnaps. Durchfälle sauer und entzündete, stark juckende Hämorrhoiden. Abneigung gegen Kaffee.

I n d i k a t i o n e n: Skorbut, Peliosis rheumatica. Störungen im Klimakterium. Saure Dyspepsie und chronischer Magenkatarrh der Säufer. Singultus bei Pyrosis. Chronische, saure Durchfälle. Metrorrhagien. Petechien.

V e r g l e i c h s m i t t e l: Arn., Ledum, Sepia. D 2—6.

Aconitum, Sturm- oder Eisenhut

(Essenz, A.-G. ½, Dilutionen)

Eine der giftigsten und bewährtesten Arzneipflanzen. Maximaldosis etwa 0,5 g der Tinktur oder 0,0002 Aconitin. Schon von HUFELAND gepriesen als eines der wirksamsten Antirheumatica und Antineuralgica, hat es sich außerordentlich bewährt zur Kupierung akut einsetzender katarrhalischer und rheumatischer Fieber, noch ehe örtliche Veränderungen oder Exsudate sich bildeten. Verlangt häufige Gaben.

Hochgradige Erregung, Unruhe, Angst, Todesfurcht, Schlaflosigkeit. Kopfschmerz zum Zerspringen. Schwindel, Schwanken, Delirien; Migräne mit Galleerbrechen. Nervenschmerzen plötzlich, reißend, anfallweise, besonders nachts. Haut brennend rot, trocken, Stiche wie von Eisnadeln. Frost und Schüttelfrost, Hitze und dann erleichternde Schweiße. Will in der Hitze sich abdecken, aber Frösteln bei jeder Bewegung. Durst unlöschbar auf kaltes Wasser, das erquickt. Herzklopfen mit Angst, Wallungen, Puls voll, hart, rasch. Brennschmerz, Reißen, Kribbeln und Taubheitsgefühl. Überempfindlichkeit, Ungeduld, verzweifelt wegen Schmerzen. Berührung ist unerträglich. Sinnesorgane überreizt. Neigung zu Fieber bei Erkältung, bei Nord-Ost-Winden. Blutungen hellrot aus allen Organen von Kongestion. Verschlimmerung abends, nachts, periodisch und plötzlich. Verschlimmerung durch Bewegung, Berührung, Druck und Kälte. Besserung durch warme, profuse Schweiße gegen Morgen.

I n d i k a t i o n e n: Akuteste Erkältungsfieber bei sonst gesunden, kräftigen Individuen von sanguinischem Temperament. Erstes Stadium von Gelenkrheumatismus mit beginnender Endo- und Perikarditis. Nervöse Herzstörungen, Präkordialangst; Angina pectoris. Folgen von Erkältung bei Nord-Ost-Winden, von Kalttrinken, von unterdrücktem Schweiß und Sekretionen, Folgen von Schreck und Ärger oder Furcht und sonstigen Gemütserregungen. Akuteste Entzündungen an allen Organen. Kopfschmerz; Schlaflosigkeit; Neuralgien. Augen-, Ohren-, Nasenkatarrhe, Krupp im ersten Stadium. Entzündung der Luftwege und des Verdauungstraktus. Nieren- und Blasenentzündung usw. Ausbleibende Regel infolge von Erkältung oder Gemütserregung. Sogenanntes Milchfieber bei unterdrückten Lochien. Die Brennschmerzen, das Kribbeln, Kälte- und Taubheitsgefühl sind typisch; sobald krampfige Schmerzen einsetzen, ist Belladonna, Chamomilla oder Colocynthis zu geben.

Vergleichsmittel: Bellad., Cham., Coffea, Ferr. phos. D 6—30.

Aesculus Hippocastanum, Roßkastanie

(Essenz, A.-G. ⅓, Dilutionen)

Der China ähnliche Wirkung, besonders bei asthenischen Hämorrhagien.

Vollheitsgefühl im Bauche und an anderen Teilen von Blutstauungen. Hämorrhoiden mit Holzsplitterschmerz. Obstipation. Dumpfer Schmerz in dem Ileo-Sakralgelenk mit Kreuzschwäche, Schleimhäute brennend, trocken, wenig Sekrete, besonders im Rachen. Besserung durch Bewegung im Freien und in kühler Luft.

Indikationen: Erstes Hämorrhoiden-Mittel (D 2). Blutstauungen und rheumatisch-gichtische Anlage. Kopfschmerz. Augen-, Nasen-, Rachenkatarrhe. Abdominalplethora mit träger Verdauung.

Vergleichsmittel: Aloe, Collinsonia, Nux, Sulf. ∅ D 3.

Aethiops antimonialis
Hydrargyrum stibiato-sulfuratum

(Tabletten — Verreibungen)

Skrofulöse Augenentzündungen. Phlyktaene. Psoriasis luetica. Alte Fisteln. Colica mucosa.

Aethusa Cynapium, Hundspetersilie

(Essenz, A.-G. ⅓, Dilutionen)

Erbrechen von geronnener oder flüssiger Milch, plötzlich auftretend. Blässe und verfallenes Aussehen. Durchfälle mit rasch zunehmender Erschöpfung vom Gehirn aus. Krämpfe, Bewußtlosigkeit oder Schlaf vor Schwäche. Verschlimmerung bei Sonnenhitze.

Indikationen: Brechdurchfall der Kinder nach falscher Ernährung oder im Sommer. Pylorospasmus der Säuglinge.

Vergleichsmittel: Antimon, Arsen, Cicuta, Veratr. alb. D 3—6.

Agaricus muscarius, Fliegenpilz

(Essenz, A.-G. 1/3, Dilutionen)

Mit seinem zinnoberroten Hut, mit weißen Warzen besetzt, der schönste Pilz unserer Wälder. In Nordasien als berauschendes Mittel gebraucht. Enthält neben Cholin vor allem Muskarin, den Antagonisten des Atropin.

Erregt, reizbar; schwätzen, singen, wie in einem Rausche, Muskelzuckungen, Zittern, Krämpfe wie beim Veitstanze. Glieder kalt, frostig, bläulich, Venen gefüllt; Blutungsneigung. Haut juckend, brennend, kribbelt, ist frostempfindlich. Gefühl von Eisnadeln unter der Haut an allen Körperteilen. Kreuzweises Auftreten der Beschwerden, z. B. rechter Arm, linkes Bein.

Indikationen: Hirn- und Spinalreizung. Schwindel; Kopfschmerz der Schüler und Studenten. Blutstauungen mit Parästhesien. Frostschäden. Verlangsamte geistige und körperliche Entwicklung der Kinder. Veitstanz. Spinalirritation. Rükkenmarkparesen und -paralysen. Herzklopfen mit Angstgefühl. Lungentuberkulose. Zucken einzelner Muskeln, der Lider.

Vergleichsmittel: Cimicif., Cannab. ind., Hyosc., Tarantula. D 3—30.

Aloe

(Tinktur, A.-G. 1/10, Dilutionen)

Schon in den ältesten Zeiten als Tonikum und Purgans berühmt.

Brennen und Hitze, wechselnd mit Wallungen, venöse Stauungen. Gefühl der Schwere und Last und Vollheitsgefühl in allen Organen. Abdomen bevorzugt, der Mastdarm ist der

Hauptangriffspunkt. Aufgeregt, reizbar, hypochondrisch. Kopfschmerz kongestiv, wie eine Last auf dem Scheitel. Venen überfüllt, Varizen, Blutungsneigung. Hämorrhoiden. Herabdrängen im Becken. Gefühl der Schwere und Völligkeit. Pflockgefühl im Ileo-Sakralgelenk und an der Symphyse. Durchfälle morgens mit heißen Blähungen, große Schwäche folgt. Schleimhäute trocken, brennend, Geschwürbildung und Blutungen. Blähsucht zum Platzen, Kollern, Rumpeln, Schließmuskelschwäche, der After ist unzuverlässig, Stuhl unfreiwillig.

Indikationen: Ungleichmäßige Blutverteilung, Stauungen stehen im Vordergrunde. Status haemorrhoidarius und Abdominalplethora. Durchfälle herrschen bei den Hämorrhoiden vor, letztere treten traubenförmig vor und bluten leicht. Leberanschoppung und Gallenstauung mit Blähsucht. Dysenterie mit Tenesmus. Chronischer Dickdarmkatarrh. Soll nach zu vielem Arzneigebrauch das ursprüngliche Krankheitsbild wieder herstellen.

Vergleichsmittel: Sulf., Lycopod. D 3—30. Bei chron. Diarrhö mit Inkontinenz bewirken oft noch mittlere Potenzen Erstverschlimmerung.

Alumina, Tonerde, Aluminiumoxyd

(Tabletten — Verreibungen)

Alaun und andere Aluminiumsalze sind als Adstringentien, leichte Antiseptika sowie gegen saure Dyspepsie im Gebrauch.

Große allgemeine Schwäche und Lähmigkeit! Lähmungen. Magere, kachektische Personen, schwach, matt, müde, elend. Schleimhäute und Haut trocken, Splitterschmerz, Geschwüre. Neigung zu Verhärtungen an Haut, Schleimhäuten und Drüsen. Schwindel, wie trunken in der Frühe, beim Gehen und Bükken. Zwangsvorstellungen, fixe Ideen, Selbstmordgedanken. Mastdarm- und Blasenschließmuskelschwäche und -lähmung. Verlangen nach Unverdaulichem, wie Kohle, Kalk, Kreide usw. Große Erkältlichkeit, Verlangen nach Wärme und warmer Kleidung. Verschlimmerung durch trockene Kälte, durch Alkohol und Kartoffelgenuß. Besserung bei feuchtem Wetter und bei Bewegung im Freien.

Indikationen: Skrofulose. Degenerative Prozesse. Psychosen. Rückenmarksleiden. Chronische Schleimhautkatarrhe der Kinder und alten Leute. Dyspepsie. Obstipation der Kinder und Schwangeren; auch weicher Stuhl wird schwer entleert. Das Mittel wirkt sehr langsam, aber tief und muß längere Zeit fort gegeben werden.

Vergleichsmittel: Plumbum, Secale, Silicea. D 6 bis 30 und höher.

Ambra grisea, Amber

(Tinktur, A.-G. 1/10, Dilutionen)

Ein Gallen- oder Darmstein des Pottwales, bestehend aus dem cholesterinartigen Ambrafett und ätherischem Öl. Moschusartige Wirkung.

Überempfindlichkeit nervöser, müder, schwacher, magerer Personen. Unruhig, hastig, eilig, von Gegenstand zu Gegenstand springend. Schlaflosigkeit von Nervenüberreizung und -erschöpfung. Gehör überempfindlich. Herzklopfen und Atemnot bei geringsten äußeren Eindrücken. Sprechen und Unterhaltung greift sehr an, ebenso Koitus. Metrorrhagie nach geringen Anstrengungen. Mangelnde Reaktion in schweren Krankheiten aus nervöser Schwäche. Verschlimmerung durch Musik.

Indikationen: Neurasthenie und nervöser Zusammenbruch nach Sorgen oder geistiger Übermüdung. Asthma nervosum. Schlaflosigkeit. Schwindel.

Ammonium carbonicum, Hirschhornsalz

(Tabletten — Verreibungen)

Neigung zu Schwächeanfällen und Ohnmachten; Herzschwäche. Neigung zu Katarrhen bei feuchtem Wetter. Kitzelhusten, trocken, brennend, schlimmer nachts zwischen 2—3 Uhr. Auswurf scharf und anfangs schwerlöslich, später reichlich. Durchfälle wie bei Cholera nostras am 1. Tag der Regel, dabei Kopfweh. Atemnot und Erstickungsgefühl mit starkem Schleimrasseln. Verschlimmerung bei naßkaltem Wetter und von Kaltbaden. Nase dauernd verstopft durch Katarrhe, schnüffelnde Kinder, Erysipel, Streptokokkeninfektionen, Scarlatina maligna.

I n d i k a t i o n e n: Dicke, stets müde, erkältliche Frauen, kurzatmig mit Kollapsneigung. Analeptikum und Herztonikum bei langsam eintretender Herzschwäche; Riechfläschchen! Reaktion anregend bei allgemeiner Schwäche in schweren Krankheitszuständen. Bronchitis der Alten und Bronchiolitis mit drohendem Kollaps. Nasenkatarrhe, die langsam auf die weiteren Luftwege sich ausbreiten, Folgen von Erkältung, Durchnässung und Kaltbaden; auch Rheumatismen, speziell Zahnweh nachts und zur Regelzeit.

V e r g l e i c h s m i t t e l: Rhus, Acid. muriat., Tart. emet. D 3 Tabl.

Anacardium orientale, Malakkanuß

(Tinktur, A.-G. 1/10, Dilutionen)

Die ostindische und die westindische Elefantenlaus werden von Eingeborenen vielfach verwendet gegen Hautausschläge und Magenleiden.

Bewußtseinsstörungen; Geist nicht klar; alles ist wie im Traume. Gedächtnisschwäche und -verlust der alten Leute. Demoralisation. Fluchen, Schwören, streitsüchtig. Gefühl eines Pflockes in Kopf, Hals, Darm. Hautjucken, heftiges mit Bläschen, Pusteln oder Quaddeln. Verschlimmerung durch geistige Anstrengung und Gemütsaffekte. Besserung durch Essen (Magenschmerz), aber Schmerz 2 Stdn. später wiederkehrend.

I n d i k a t i o n e n: Nervenmittel. Ulcus duodeni. Nervöse Dyspepsie. Heftig juckende Ekzeme, neurotische Ekzeme, Lichen.

V e r g l e i c h s m i t t e l: Rhus, Chelid. D 6—30. Häufig Erstverschlimmerung.

Antimonium arsenicosum

(Tabletten — Verreibungen)

I n d i k a t i o n e n: Entsprechend seinen Komponenten wertvolles Mittel bei Bronchiolitis, Pneumonia katarrhalis mit viel Rasseln, Atemnot und Beklemmung, anstrengendem, schwerlöslichem Husten, hohem Fieber, Durst, rasch zunehmender Schwäche und drohendem Kollaps, exsudativer Pleuritis, resorbierend, Asthma. D 2—3 Tabl.

Antimonium crudum, Schwefelspießglanz

(Tabletten — Verreibungen)

Von PARACELSUS und den Iatrochemikern als mächtiges Arkanum viel benutzt.

Große Müdigkeit, will stets liegen, besonders bei heißem Wetter. Schläfrigkeit am Tage und nach dem Essen und viel Kopfschmerz. Kinder sind störrisch, widerspenstig, mürrisch. Erwachsene sind sentimental, erotisch. Zunge dickweiß belegt; saures Aufstoßen; Rhagaden am Mund. Übelkeit, Völle im Magen, Würgen und Speiseerbrechen. Durchfälle unverdaut, Blähsucht oder Obstipation. Heiserkeit und Aphonie nach Überhitzung oder Kaltbaden. Hautschwielen, Schrunden, Rhagaden, Nagelverunstaltungen. Folgen von Viel- und Durcheinanderessen mit Übelkeit. Verschlimmerung bei naßkaltem Wetter durch Kaltbaden. Verschlimmerung durch Erhitzung in der Sonne, durch saures Essen und Trinken.

I n d i k a t i o n e n: Paßt bei rheumatisch-gichtischer Anlage und bei Fettsucht; bei Stoffwechselstörungen der Kinder und Greise. Akute und chronische Magen-Darm-Katarrhe. Hautschwielen an den Füßen. Akute Laryngitis.

V e r g l e i c h s m i t t e l: Puls., Ipec., Sulf. D 3—6 Tabl.

Antimonium sulfuratum aurantiacum

Antimonpentasulfid

(Tabletten — Verreibungen)

I n d i k a t i o n e n: Mittel der Wahl bei Bronchitis mit großer Schleimansammlung, Atemnot und Beklemmung und zähem, weiß-gelbem Auswurf, der schwerlöslich ist. Lungenemphysem und Asthma der Alten, dabei oft dyspeptische Beschwerden. D 2—3 Tabl.

Antimonium tartaricum, Brechweinstein

Tartarus stibiatus seu emeticus

(Dilutionen oder Verreibungen — Tabletten auch Stibium tartaricum genannt)

Rapider, allgemeiner Kräfteverfall, drohende Lebensgefahr. Facies Hippokratis. Gesicht auch blaß und gedunsen oder zyanotisch, kalt-schweißig. Herzschwäche mit Erschöpfung, Zittern, Schlafsucht, drohender Kollaps. Fieberzustände, nachts klebrige Schweiße. Hautausschläge kommen bei Exanthemen nicht recht heraus. Juckende, impetiginöse und pockenartige Ausschläge. Hexenschuß. Kinder sind verdrießlich, ärgerlich, lassen sich nicht anfassen. Kopfschmerz drückend, wie ein Band um die Stirne. Herzklopfen mit Präkordialangst; zunehmende Herzschwäche. Schleimrasseln auf der Brust, muß aufsitzen wegen Atemnot. Nasenflügelatmen, Todesangst. Auswurf unlöslich, zäh, gelblich. Zunge weiß belegt, Geschmack bitter, Speichelfluß. Übelkeit ständig, Brechwürgen, Magendruck, Erbrechen erleichtert. Durchfälle erschöpfend, schmerzhaft, blutig-schleimig. Große Schläfrigkeit.

I n d i k a t i o n e n: Rheumatisch-gichtische Anlage. Lumbago. Hautausschläge. Drohende Vagusparalyse bei schwersten Krankheiten, wie Pneumonie, Bronchiolitis, Grippe; Pleuritis. Magen-Darm-Katarrhe der Trinker. Dysurie, Hämaturie. Vgl. Ipec. D 3—6 Tabl.

Apis mellifica, Bienengift

(Tinktur, A.-G. 1/10, Dilutionen)

Brennen und Stechen der Teile mit Rötung, Schwellung, Hitze. Große Unruhe und Erregung zuerst, später Schlummersucht von Hirndruck. Fieber adynamisch mit wenig Durst, dabei Zerschlagenheitsschmerz. Haut sehr empfindlich gegen Berührung, nesselartige Ausschläge. Ödeme, Hydrops alabasterartig allgemein und lokal.

Neigung zu Eiterungen und Phlegmonen mit Brennen und Stechen. Rechtsseitig wirkendes Mittel oder Wandern von rechts nach links.

Kopfweh, von Hirnhautreizung, Aufschreien im Schlafe, Zähneknirschen. Ödem der Augenlider, Tränenfluß. Lichtscheu; Chemosis. Stiche am Herzen, Neigung zu Herzschwäche mit Atemnot. Kitzelhusten von einer kleinen Stelle im Kehlkopfe ausgehend. Ödem im Halse, glänzend, wie gefirnißt, Hals sehr empfindlich. Halsbelag rechtsseitig beginnend, nach links fortschreitend. Durst wenig oder Verlangen nach Milch und kühlenden Sachen.

Urin eiweißhaltig, wenig, geht mit Drang und tropfenweise. Ovarium rechts brennend und Drang gegen die Schenkel zu.

Verschlimmerung durch Wärme in jeder Form, im warmen Zimmer. Besserung durch Kälte, im Freien, bei Bewegung in frischer Luft.

Indikationen: Akute und akuteste Entzündungen an Haut, Schleimhäuten, Zellgewebe und besonders an den serösen Häuten mit Fieber; paßt mehr, wenn die Gewebe ödematös durchtränkt sind, bei drohender Eiterung; das Fieber ist adynamisch: wenig Durst und mäßige Schweiße wechseln mit Hitze, Erysipel, Nesselsucht, Panaritien, Phlegmonen, Furunkel. Meningitis, Hydrozephalus. Augenentzündungen aller Art. Angina und Laryngitis, Hydropsien.

Vergleichsmittel: Natr. mur. das chronische Apis, Canth., Lach., Zinc. D 1—30.

Apocynum cannabinum, Indianerhanf

(Essenz, A.-G. ⅓, Dilutionen)

Der in Nordamerika heimische Hundswürger wird dort als Diuretikum benutzt und wegen seiner guten Wirkung bei kardialem Hydrops als „vegetabilischer Trokar“ bezeichnet.

Herzklopfen mit Stechen, sehr wechselnder Puls, große Schwäche. Atemnot und Oppression auf der Brust, kann nicht liegen. Durst unauslöschlich, aber jeder Schluck Wasser wird erbrochen. Dumpfer Schmerz in der Nierengegend. Harndrang und Blasenschwäche. Gesicht blaß, wassersüchtige Anschwellungen bei großem Durst, Übelkeit, Heißhunger, Erbrechen, fortschießende Durchfälle. Gefühl von Hinsein im Epigastrium von allgemeiner Schwäche.

Indikationen: Hydrops von Herzfehlern oder Niereninsuffizienz; Aszites. Sommerdurchfälle und Zehrungsdiarrhöen der Kinder, Digitalisersatzmittel, besonders bei gleichzeitigen Magen-Darm-Störungen.

Vergleichsmittel: Digit., Helleborus. ∅—D 2.

Aralia racemosa, Narde

(Essenz, A.-G. ⅓, Dilutionen)

Neigung zu Katarrhen und große Empfindlichkeit gegen Kälte. Scharfe Nasensekrete, wundmachend; Heuschnupfen und Asthma. Krampf- und Kitzelhusten nach dem ersten Schlafe, schlechter beim Niederlegen.

Vergleichsmittel: Ars. jod., Cepa, Naphthalin. Sabad. ∅—D 3.

Aranea Diadema, Kreuzspinne

(Tinktur, A.-G. 1/10, Dilutionen)

Alle Spinnengifte zeigen mächtige Wirkung auf das Nervensystem.

Frostigkeit und Eiskälte der Glieder, große Müdigkeit und Schwäche. Periodisch auftretende, neuralgische Schmerzen, intermittierende Fieber. Schlaflos wegen Frostigkeit; beim Erwachen Gefühl, als seien einzelne Körperteile zu groß, Taubheitsgefühl. Zahnschmerz im Oberkiefer plötzlich beim Zubettgehen auftretend. Fersenbeinschmerz bohrend mit Kältegefühl in den Knochen. Verschlimmerung bei naßkaltem Wetter und in feuchten Wohnungen.

Indikationen: Hydrogenoide Konstitution Grauvogls. Rheumatische Anlage. Malariafolgen. Intermittens.

Vergleichsmittel: Arsen., Cedron. D 6—30.

Argentum nitricum, Höllenstein

(Tabletten — Verreibungen und Dilutionen)

Abgezehrte Menschen mit blassem, grauem, eingefallenem Gesicht, fortschreitende Abmagerung. PARACELSUS hat die Silberwirkung auf das Nervensystem, seine „virtus cephalica", zuerst erkannt.

Gedächtnisschwäche, ruhelos, erregt, Schwindel, besonders in engen Straßen und im Dunkeln. Kopfschmerz links über dem Auge, bohrend, berstend, besser durch festes Binden, durch Druck und kalte Luft. Migräne. Angst und Platzangst, Zwangsvorstellungen. Zittern und Taumeln. Lanzinierende Neuralgien, unsicherer Gang, Kribbeln der Glieder. Augen entzündet mit Lichtscheu und milden eitrigen Sekreten. Heiserkeit und Kitzelhusten mit Auswurf wie gekochte Stärke. Asthma. Splitterschmerz im Rachen bei Entzündung und Geschwüren. Magen aufgetrieben zum Platzen, heftiges, lautes Aufstoßen. Magenschmerz periodisch, oft gegen Mitternacht, Magenkrämpfe. Verlangen nach Süßigkeiten, die aber schlecht bekommen. Meteorismus und Flatulenz mit Kollern im Leibe. Durchfälle grün, schleimig, blutig. Harn eiweißhaltig, auch blutig, Harnzwang und -drang. Ausfluß eitrig aus der Harnröhre, dabei Splitterschmerz. Fluor scharf, blutig, fleischwasserartig, langwierig, Ovarium links wie zu groß und schmerzhaft. Verschlimmerung nachts, periodisch, durch Wärme, vor der Regel, durch geistige Überanstrengung. Besserung durch Druck (Kopfweh) und linke Seitenlage (Herzklopfen).

Indikationen: Hirn- und Rückenmarkleiden. Epilepsie, Neurasthenie, Tabes dorsalis. Conjunctivitis blennorrhoica, Trachom. Heiserkeit der Sänger und Redner. Rachenkatarrh. Nervöser Magenkrampf und Ulcus rotundum. Durchfälle chronisch, nervös; Nephritis und Zystitis.

Vergleichsmittel: Arsen., Mercur., Phos., Puls. D 3 (rec. parat, cum aqua dest.) 30.

Arnica montana, Bergwohlverleih

(Tinktur, A.-G. 1/10, Dilutionen)

Schmerzen wie gequetscht oder geprügelt am ganzen Körper. Empfindlichkeit der kranken Teile bei Berührung; große Unruhe. Große Schwäche nach Blutverlusten oder nach schweren Krankheiten. Schwindel, Ohrensausen, Benommenheit. Schlaflosigkeit. Gefäße erweitert, speziell Kapillaren und Venen. Blutwallungen. Blutungen, Blutergüsse nach Schlag, Quetschungen, Verwundungen.

Frost und Hitze mit großem Durst. Gesicht rot und heiß, Glieder kalt, es folgen starke Schweiße. Fieberzustände aller Art. Haut neigt zu Furunkeln, zu Wundliegen, zu Ausschlägen. Angst und Unruhe, Bett ist wie zu hart, wirft sich fortgesetzt herum. Platzangst, Schwindel, Gedächtnisschwäche und dumpfer Kopfschmerz, Benommenheit, gleichzeitig, schweigsam, Stupor im Fieber.

Rheumatische Schmerzen überall, wie verrenkt, nach Anstrengungen. Ohrensausen, Schwerhörigkeit, Folgen von Verletzungen.

Herzstiche und -krampf, zunehmende Herzschwäche; Puls schwach. Brust wie zerschlagen und Atemnot; Husten schwer und Bluthusten. Heiserkeit nach Überanstrengung der Stimme. Keuchhusten. Fauliges Aufstoßen, Appetitlosigkeit. Magen aufgebläht, Durchfälle stinkend, unfreiwillig. Regel zu früh und stark; Blutungen nach Stoß und Fall, nach Geburten.

Indikationen: Paßt bei anämischen, nervösen, rheumatischen und venösen Konstitutionen; bei Folgen von allen Verletzungen. Blutstillungs- und Resorptionsmittel, Analeptikum. Muskelrheumatismus nach Durchnässung oder Übermüdung. Venöse Stauungen, Varizen. Apoplexie. Arteriosklerose mit Angina pectoris. Septische Prozesse. Rekonvaleszentenmittel. Folgen von Gehirn- und Rückenmarkerschütterung. Dyspepsia flatulenta. Abortus- und Wochenbettmittel.

Vergleichsmittel: Acon., Bellis, Hamam., Rhus. D 1—30.

Arsenicum album, Anhydrid der arsenigen Säure

(Tabletten — Verreibungen)

Ein tief auf jedes Organ und Gewebe wirkendes Mittel; schon seine prägnanten Allgemeinsymptome führen häufig zu sicherem, erfolgreichem Gebrauch.

Rascher Kräfteverfall, größte Erschöpfung. Facies Hippokratis, hohle Augen, kalte Schweiße, reizbare Schwäche, Brennschmerz, heftiger Durst. Neigung zu Blutung und Geschwürbildung, zu Ödemen und Hydrops. Blutarmut und Bleichsucht. Fieberzustände akut und chronisch, Wechselfieber. Sekrete wäßrig, scharf, ätzend und wundmachend. Haut trocken, schmutzig, schuppend, brennend oder wächsern. Abmagerung fortschreitend. Flechten besonders im Gesicht, Furunkel, Gangrän, Geschwüre. Unruhe körperlich und geistig, Angst und Todesangst; Sterbegedanken. Kopfschmerz und Migräneanfälle, mehr linksseitig und periodisch auftretend. Neuralgische Schmerzen, besonders um Mitternacht, periodisch, Wärme bessert. Augen brennend, tränend, lichtscheu; Lidkrämpfe. Herzklopfen heftig mit Unruhe und Angst. Neigung zu Herzschwäche. Raucherherz. Nasensekrete scharf, wundmachend, brennend, dünn. Husten trocken, quälend, besonders nachts und in kalter Luft, wenig Auswurf, Atemnot, muß aus Bangigkeit aufsitzen, sehr erschöpfend. Asthma nervöser Art oder vom Herzen ausgehend. Durst unendlich, Mund trocken, brennend, trinkt aber nur kleine Schlucke. Hals brennend, neigt zu Geschwüren mit stinkendem Belag. Appetitlos, Ekel, Sodbrennen, Erbrechen, Magenkrämpfe. Durchfälle mit heftigster Kolik, erschöpfend. Hämorrhoiden, brennend wie Feuer und vorfallend. Tenesmus, Harn eiweißhaltig, Schmerz in der Nierengegend. Harndrang. Absonderungen kadaverös, foetid. Verschlimmerung in der Ruhe und bei Kälte, besonders nachts. Besserung durch Wärme feucht oder trocken.

Indikationen: Dyskrasien, Folgen von Malaria, Lues, Vergiftungen mit Jod, Quecksilber, Chinin. Perniziöse Anämie. Verfettungen der Organe. Diabetes. Septische Prozesse aller Art mit Fieber. Hautleiden aller Art, besonders Flechten, Geschwüre, Karbunkel, Gangrän. Neuralgien überall. Augenentzündungen, skrofulös. Angina pectoris. Katarrhe der Luftwege. Asthma bronchiale. Gastritis. Ulcus rotundum. Peritonitis. Heuschnupfen. Periodisch auftretende Beschwerden.

Vergleichsmittel: Rhus, Carbo, Cepa, Phos., Thuja. D 3—30 und höher. Abdominale und Nierenleiden reagieren gut auf niedere Potenzen, Nervenleiden und Neuralgien auf höhere, reine Hautfälle auf D 2—3.

Arsenicum jodatum, Arsentrijodid

(Tabletten — Dilutionen)

Tuberkulosemittel, hauptsächlich im 1. und 2. Stadium der Lungentuberkulose empfohlen, wenn der Husten kurz und hakkend ist, der Auswurf sich schwer löst und die Abmagerung langsam fortschreitet. Heufieber, Peritonitis tuberculosa, Pädatrophie mit Durchfällen.

Vergleichsmittel: Tuberculin., Aralia, Naphthalin. D 4—12.

Arum triphyllum, Indianerrübe

(Essenz, A.-G. ⅓, Dilutionen)

Ein nordamerikanisches Mittel, das ähnlich unserem Aronstab (Arum maculatum) bewährt ist bei akuter und chronischer Heiserkeit sowie bei Nasen-, Rachen- und Kehlkopfaffektionen. D 3.

Asa foetida, Stink-Asant

(Tinktur, A.-G. 1/10, Dilutionen)

Eine aus Persien stammende Umbellifere, schon im Altertum viel gebraucht als Gewürz und Arznei.

Nächtliche Knochenschmerzen, Knochenhautschwellungen und Eiterungen. Fistelbildung mit bohrenden, stechenden Schmerzen; Geschwüre sehr empfindlich. Neuralgische Schmerzen an den Augen. Überempfindlichkeit des Gemütes. Globus im Ösophagus. Ohnmachtsneigung. Herzstörungen nervöser Art; Krampfneigung. Sodbrennen. Tympanie: Alles drängt nach oben und heftiges Aufstoßen. Stinkende Blähungen und Verstopfung. Brustdrüsenschwellung mit Sekretion von Milch bei Nervösen.

Indikationen: Hysterie und Neurasthenie. Hautgeschwüre mit hartnäckigen Ekzemen in der Umgebung und Überempfindlichkeit. Nervöse Dyspepsie mit Flatulenz. Nervöse Herzstörungen.

Vergleichsmittel: Moschus, China, Mercur., Aur. D 2—6.

Atropinum sulfuricum

(Tabletten — Verreibungen und Dilutionen)

Indikationen: Wirkt wie Belladonna, nur noch kräftiger. Asthma nervosum. Epilepsie. Akkomodationsstörungen. Konjunktivitis. Ulcus ventriculi. Gallen- und Nierensteinkoliken. Enuresis nocturna. D 4—6.

Aurum, Gold

(Tabletten — Verreibungen)

Lebensüberdruß, Melancholie, Selbstmordgedanken. Trübsinn, religiöse Manie. Sehr reizbar, überempfindlich. Blutwallungen zum Kopfe, nächtlicher Kopfschmerz. Apoplektisch plethorischer Typus. Herzklopfen und -stiche und Wallungen zur Brust, Angstgefühle. Zusammenschnüren der Brust und Beklemmungen. Lympfdrüsenschwellungen, Leberschwellung. Nephrosklerose. Augen geschwollen, rot, lichtscheu, Sehstörungen, Ohrenfluß stinkend, ebensolche Nasensekrete mit Geschwüren; rote Nase, Knochenschmerzen dumpf, bohrend, besonders nachts. Knochenfisteln. Hodenschwellungen, Uterusvergrößerung, Eierstocktumoren. Verschlimmerung nachts und früh.

I n d i k a t i o n e n: Quecksilbermißbrauch, Folgen von Alkoholismus und Skrofulose. Ozäna. Leberzirrhose, Hodenentzündungen. Psychische Störungen aller Art, besonders Depressionszustände. Chronische Herzleiden, besonders Stenokardie, roter Hochdruck, Aortitis; Myokarditis und Fettherz. Skrofulöse Ophthalmie; Chorio-Retinitis.

V e r g l e i c h s m i t t e l: Hepar, Kal. jod., Mercur., Acid. nitr., Phos. D 3—30.

Baptisia tinctoria, wilder Indigo

(Essenz, A.-G. ⅓, Dilutionen)

In ihrer Heimat wird die Wurzel als Antiseptikum, gegen Typhus und Scharlach gebraucht. Die homöopathische Prüfung (1875) ergibt:

Fieber hoch und anhaltend, septischer Art. Zunehmende Schwäche. Wehtun überall, wie zerschlagen, Unruhe, Bett erscheint zu hart. Kopfschmerz dumpf, besonders im Vorderkopfe. Gesicht rot, heiß; stupider, blöder Gesichtsausdruck, wie trunken. Geist verwirrt, murmelnde Delirien, Geschwüre stinkend, schmerzlos auf lividen Schleimhäuten. Durchfälle stinkend mit Koliken, speziell in der Blinddarmgegend.

I n d i k a t i o n e n: Septische Prozesse. Stomatitis. Gastrisches Fieber. Enteritis, Appendizitis, Ösophagus-Spasmen, Dysphagie.

V e r g l e i c h s m i t t e l: Rhus, Arsen., Arn., Echin. D 3.

Barium carbonicum, kohlensaures Barium

(Tabletten — Verreibungen)

Das Mittel war noch HUFELAND wohlbekannt als resorbierend bei Drüsen.

Kinder sind stumpfsinnig, furchtsam, wachsen und lernen schlecht. Alte Leute sind mißtrauisch, leutescheu, verdrießlich, vergeßlich. Schleimhäute stets katarrhalisch mit Trockenheitsgefühl. Nase geschwollen, dick, leicht blutend. Schwellung der

Tonsillen. Heißhunger und trotz Vielessen Abmagerung. Dickbauch. Haut neigt zu Ausschlägen, frostig, juckend. Stinkende Fußschweiße. Drüsen hart und geschwollen, neigen zu Eiterung; wenig schmerzhaft. Schwindel und Schlaflosigkeit der Alten, Zittern, Schwäche, Lähmigkeit. Husten nachts der Alten, Magen- und Verdauungsschwäche, Blähsucht, Obstipation. Knochenwachstumsstörungen mit großem Kopf, Gelenkentzündungen. Pollutionen und geschlechtliche Erregung der Kinder typisch.

Indikationen: Lymphatismus und große Empfindlichkeit gegen naßkaltes Wetter. Anginarezidive. Skrofulose und Rachitis mit Augen-, Ohren-, Nasenleiden. Chronische Tonsillitis und Schwellungen aller drüsigen Organe. Arteriosklerose mit Herzstörungen, Zustand nach Apoplexie; Dementia senilis. Beginnende maligne Neubildungen. Kardia-Striktur.

Vergleichsmittel: Digit., Sil., Calc. D 3—30.

Belladonna, Tollkirsche

(Essenz, A.-G. ½, Dilutionen)

Gehört zu den heimischen Giftpflanzen, die am häufigsten zu Vergiftungen Anlaß geben. Die Symptome der Arzneiprüfung sind:

Akute, heftige Entzündungen, die sich bereits lokalisierten. Fieber mehr gutartig, mit Schweißen an bedeckten Teilen, durstlos, Kongestionen zum Kopfe, Gesicht hochrot, heiß; Füße kalt. Karotiden pulsierend. Pupillen weit, lichtscheu. Augen tränend und trübsichtig. Große Erregung und Unruhe, Neigung zu Delirien und Manie. Schlaflos trotz Schläfrigkeit; schwere Träume. Zähneknirschen. Plötzliches Auffahren aus dem Schlafe mit Schreck und Schreien. Krampfschmerzen, Zuckungen und Krämpfe auch im Schlafe.

Schmerzen blitzartig, plötzlich kommend und gehend, periodisch. Überempfindlichkeit der Sinnesorgane und der entzündeten Teile. Blutungen hellrot. Schleimhäute brennend, trocken, besonders am Halse. Haut rot, glänzend, scharlachähnlich, juckend. Schweiße heiß, nicht erleichternd, besonders im Gesicht und am Kopfe. Stirnkopfweh zum Bersten mit Schwindel. Migräneanfälle. Delirien tobend mit Schreien, Halluzinationen, Wahnideen. Neuralgische Schmerzen, periodisch, blitzartig, plötzlich aufhörend.

Krampfhusten, Heiserkeit, Atemnot bis zum Asthma. Zusammenschnüren im Halse; Schlundkrampf. Magenkrämpfe, Erbrechen. Durchfälle, Koliken. Krampfschmerzen in der Lebergegend, heftigste Leibschmerzen. Harndrang und -zwang. Regel stark, hellrot, heiß, übelriechend mit Drang nach unten. Krampfwehen und Gefühl, als breche der Rücken. Abortusneigung. Großes Kindermittel,

Indikationen: Folgen von Erkältung, von Schreck und Ärger. Infektionsfieber im Beginn. Gehirnaffektionen aller Art mit Krämpfen, Delirien und Lähmungen.

Akute Entzündungen an Augen, Ohren, Luftwegen. Magenkatarrh, Ulcus rotundum. Gallenstein- und Nierenkoliken. Akuter Muskelrheumatismus. Steifhals. Enuresis nocturna. BASEDOW.

Vergleichsmittel: Calc., Hyosc., Stram. D 2—30.

Berberis vulgaris, Sauerdorn

(Tinktur, A.-G. $^1/_{10}$, Dilutionen)

Das Alkaloid Berberin steht zwischen Chinin und Rhabarber.

Große Müdigkeit und Erschöpfung bei fahlem, schlaffem Gesicht. Frostig, zerschlagen. Rheumatische, neuralgische Schmerzen, ausstrahlend, Kältegefühl im Magen. Sodbrennen. Schmerz im rechten Hypochondrium, Blähsucht, Ikterus; Durchfälle. Schmerz in der Nierengegend, längs der Harnleiter ausstrahlend. Blasenschmerz, Schneiden in der Harnröhre gegen die Hoden. Urin trüb, flockig, mit rotem Satz; Harngrieß und Sand.

Indikationen: Harnsaure Diathese, Rheuma und Gicht. Nierenentzündung. Nierengrieß und -steine. Gallensteinkrankheit. Ikterus. Magen-Darm-Störungen. Lumbago.

Vergleichsmittel: Lycop., Nux, Sarsap. ∅—D 6.

Bismutum subnitricum
basisches salpetersaures Wismut

(Tabletten — Verreibungen)

Angst, unzufrieden. Zunge weiß, Zahnfleisch geschwollen, Speichelfluß. Magenbrennen, Druck wie von einer schweren Last daselbst. Erbrechen sofort nach dem Essen. Großer Durst auf Kaltes. Magenkrampf zum Rücken strahlend, muß sich dabei nach hinten überbeugen. Durchfälle heftig.

Indikationen: Nervöser Magenkrampf. Hypochondrie und Meteorismus. Gastritis und Ulcus ventriculi (hintere Magenwand).

Vergleichsmittel: Antimon., Arsen., Bellad., Kreos. D 3—6 Tabl.

Borax
Natriumtetraborat

(A.-G. der Lösung 1/100, Dilutionen)

Früher waren Bor und seine Salze als menstruationsfördernd, abortiv bekannt. Vereinzelt werden sie noch heute gegen Epilepsie empfohlen.

Überempfindlichkeit gegen Geräusche. Furcht zu fallen bei abwärtsgehender Bewegung; Stiche rechts in der Tiefe der Lunge. Modriger Auswurf. Mund voller Aphthen, an den Lippen schmerzhafte Geschwüre. Durchfälle. Urin heiß, scharf. Kind schreit beim Urinieren. Regel zu früh, stark, lang. Fluor kleisterartig, macht Jucken.

Indikationen: Nervosität der Kinder mit Magen-Darm-Katarrhen. Aphthen, Phthisis, schleichende Lithiasis. Menorrhagie. Dysmenorrhoea membranacea. Sterilität.

Vergleichsmittel: Bryonia, Calc. D 1—3 Tabl.

Bovista, Staubschwamm

(Tinktur, A.-G. 1/10, Dilutionen)

Im Volk als blutstillend bekannt und früher als fungus chirurgorum offizinell. Antidot bei Teerschädigungen der Haut.

Venöse Stauungen, gedunsene Haut und Ödeme; Frostigkeit. Vergrößerungsgefühl am Herzen und Kopf, wie zu groß.

Blutungen passiv, kapillär, dunkel, nachts und frühmorgens. Flechten hartnäckig am Handrücken. Achselschweiße nach Zwiebel riechend. Geistige Auffassung schwach, Stottern. Dumpfer Kopfschmerz. Gefühl eines Eisklumpens im Magen, Durchfälle alter Leute. Uterusblutungen passiv, stark, besonders nachts und morgens.

Indikationen: Anämie und venöse Stasen. Störungen des Intellektes. Hautausschläge. Verdauungsstörungen, besonders zur Regelzeit. Blutungen. D 3—6.

Bromum, Brom

(A.-G. der Lösung 1/100, Dilutionen)

Vorwiegend wirksam bei skrofulösen Kindern mit Drüsen. Blonder Typ (im Gegensatz zum dunkelhaarigen Jod).

Drüsenanschwellungen mit schleichendem Fieber und keine Eiterung. Kopfweh mit Blutwallungen und Schwindel. Brennschmerz an den Schleimhäuten, Membranen, Wundheitsgefühl. Haut mit Akneknötchen, trocken, brennend, Geschwüre. Kopfmüdigkeit, Gedächtnisschwäche, Verblödung. Krampfanfälle. Herzklopfen und -druck bei linker Seitenlage: will tief atmen. Kehlkopf zusammengeschnürt, Heiserkeit; pfeifende, beengte Atmung. Husten und Erstickungsanfälle, Folge von Membranbildung. Geschlechtstrieb abgeschwächt, Impotenz. Dysmenorrhö.

Indikationen: Floride Skrofulose. Tonsillitis chronica. Harte Struma. Furunculosis. Psychische Störungen und Angstzustände. Sportherz. Krupp und Pseudokrupp. Laryngitis.

Vergleichsmittel: Con., Spongia, Jod. D 2—3.

Bryonia alba, Zaunrübe

(Essenz, A.-G. 1/2, Dilutionen)

Die Zaunrübe ist ein Hauptmittel der Homöopathie mit sehr vielseitiger, zuverlässiger Wirkung.

Temperament reizbar, ärgerlich, mißlaunig, will Ruhe haben. Fieber abends und nachts zunehmend, Hitze mit großem Durst auf viel Wasser; Schweiße sauer, nachts und früh. Schleimhäute trocken, stechend, Sekrete zäh, schwerlöslich, blutig. Stechende, scharfe Schmerzen, unsägliches Wehtun überall.

Kopfweh pulsierend, zum Bersten, schlimmer bei Bewegung, besser bei Druck. Delirien mild und murmelnd, besonders nachts; Erwachen mit Schreck. Schwindel. Viel Niesen, Nasenbluten (auch vikariierend), Heiserkeit. Husten hart, trocken, sehr schmerzhaft. Auswurf zäh und wenig. Atmung kurz, beschleunigt; besser bei Liegen auf der kranken Seite.

Zunge weiß und trocken, Geschmack bitter, großer Durst. Erbrechen, Übelkeit, Magenschmerz nach Essen, brennend, stechend. Meteorismus, Obstipation. Empfindlichkeit des rechten Hypochondriums. Gelbsucht nach Ärger. Gelenke rot, heiß, geschwollen, schmerzhaft bei Bewegung, in Wärme. Verschlimmerung bei Bewegung und Berührung, durch Essen, Ärger und Wärme, Besserung durch Druck, Kälte, Liegen auf der kranken Seite.

Indikationen: Das Mittel ist hauptsächlich nach den Allgemeinsymptomen und den Modalitäten zu wählen. Alle Entzündungen im 2. Stadium bei Infiltration der Gewebe oder bei serösen Ergüssen. Schleichende Fieberzustände aller Art mit Reizung der Meningen; Entzündungen aller serösen Häute. Gelenkrheumatismus. Laryngitis. Bronchitis, Pneumonie, Pleuropneumonie. Magen-Darm-Katarrhe; Sommerdurchfälle. Leberentzündungen, Duodenalkatarrh; Ikterus.

Vergleichsmittel: Acon., Bellad., Calc., Rhus, Ars. ∅—D30.

Cactus grandiflorus, Königin der Nacht

(Essenz, A.-G. ⅓, Dilutionen)

Herz zusammengeschnürt, wie mit einer eisernen Hand gepackt. Herzklopfen und -flattern, bei schwachem Puls. Herzgeräusche. Atemnot. Brust wie umschnürt. Linksliegen ist unmöglich. Blutungsneigung aus Nase, Lunge, Magen, Blase, Gebärmutter. Kopfweh, drückend auf dem Scheitel, wallend mit Schlaflosigkeit. Zusammenschnürungsgefühl an allen Organen ist charakteristisch.

Indikationen: Herzfehler und Kompensationsstörungen. BASEDOW. Stauungskatarrhe auf der Lunge und Hämoptoe. Obstipation mit Hämorrhoiden. Blasenstörungen. Blutungen. Besonders als Herztonikum und Sedativum gut sowie als Herzentgiftungsmittel nach Infektionen, Nikotin, Thyrosin.

Vergleichsmittel: Digit., Convall., Spig., Kalmia, Naja. D 1—6.

Calcium carbonicum (Calcarea Hahnemanni)

Wesentlich: Calciumcarbonat (innere Teile der Austernschale)

(Tabletten — Verreibungen)

Das Präparat enthält entsprechend seiner Herkunft von einem Seetier wohl auch Spurenelemente anderer Art. Konstitutionsmittel ersten Ranges.

Temperament phlegmatisch, träge, langsam, torpid. Schlaflosigkeit, schwere Träume. Kopfschmerzen habituell. Haut blaß, gedunsenes Aussehen. Schlechtes Wachsen und Zahnen, Knochenverkrümmungen. Kopfschweiße, profus im Schlafe, besonders am Hinterkopfe. Partielle Schweiße, Kältegefühl innerlich und äußerlich; Widerwillen gegen Kälte. Füße naßkalt, Handflächen schweißig und kühl; frostig. Geschwollene Nase und Lippen. Schleimhäute neigen zu chronischen Katarrhen. Polypenbildung. Flechten mit Hautjucken. Schorfe wie Kreide. Unheilsame Geschwüre.

Atemnot bei Treppensteigen; Husten mit eitrigem Auswurf. Herzklopfen nach dem Essen, Neigung zu Herzschwäche. Säurebildung im Magen und Darm, Gefräßigkeit, viel Durst. Verlangen nach Eiern, Abneigung gegen Gekochtes und Milch. Saures Erbrechen der Milch in Klumpen, sie macht Übelkeit. Meteorismus mit Verstopfung oder saueren Durchfällen. Urin stinkend mit weißem Satz. Nierengrieß und -sand. Onanieneigung und häufige Pollutionen, atonische Prostatorrhö. Regel zu früh, stark, lang, besonders im jüngeren Alter, Verschlimmerung durch Kälte, Nässe, Luftzug und Bewegung.

Indikationen: Torpide Skrofulose, Lithämie, Neurasthenie. Blutarmut, Fettsucht und Abmagerung, besonders Pädatrophie. Rachitis. Arteriosklerose. Hartnäckige Hautausschläge aller Art. Spasmophilie; Epilepsie; Hydrozephalus. Chronische Augen-, Ohren- und Nasenkatarrhe; Fleischpolypen. Kropf. Chronische Bronchitis der Emphysematiker. Beginnende Phthisis mit Neigung zu Blutungen. Saure Dyspepsie.

Durchfälle im Zahnungsalter. Karies, Nekrose; chronische Rheumatismen und Gicht. Nierensteine, Gallensteine, Sexuelle Neurasthenie. Menorrhagie; Pubertätsstörungen.

Vergleichsmittel: Cham., Puls., Lycop., Sil., Kal. bichrom. D 6—30.

Calcium fluoratum

(Tabletten — Verreibungen)

Hypertrophie und Verhärtung der Gewebe. Augenlid-Entzündungen, -Verdickungen und Geschwürbildung. Drüsenverhärtungen schmerzlos; Verhärtung von Sehnen und Faszien. Knochen- und Gelenkverdickungen, Eiterungen und Fistelbildung. Venen erweitert, blau durchscheinend. Nävus. Hämorrhoiden. Zahn-Karies-Neigung.

Indikationen: Varizositäten und Blutstauungen; Erschlaffung der elastischen Fasern an Gefäßen und Lungen. Hordeolum. Exostosen. Zahnfisteln, Ulcus cruris, harte Ränder. Beziehungen zum Narbengewebe.

Vergleichsmittel: Con., Lapis, Baryt mur., Hekla, Rhus. D 3—12, langsam wirkend.

Calcium jodatum, Jodkalzium

(Tabletten — Verreibungen)

Indikationen: Skrofulöse Drüsen und chronische Tonsillitis. Schleimhautkatarrhe, chronisch. Mittelohreiterungen, Struma. D 2—3 Tabl. und dil.

Calcium phosphoricum

Zweibasisches Kalziumphosphat

(Tabletten — Verreibungen)

Magerkeit, Blutleere, Mattigkeit, Schul-Kopfschmerz. Fontanellen schließen sich lange nicht; Zahnung langsam. Schwäche der Wirbelsäule, Knochenverkrümmungen und -schmerzen. Kallusbildung verzögert bei Frakturen, besonders bei alten Leuten. Verlangen nach Geräuchertem, Speck, Salz und Eiern. Große Empfindlichkeit gegen jeden Wetterwechsel, schleppende Rekonvaleszenz nach Grippe und andere Infektionskrankheiten.

Indikationen: Skrofulose und Pädatrophie. Rheumatische Veranlagung. Magen-Darm-Katarrhe chronisch. Rachitis. Knochenkaries, langsames Zahnen. Wachstums- und Entwicklungsstörungen. Agile Idiotie (D 3).

Vergleichsmittel: Calc. carb., Sil., Sulf. D 3—30.

Camphora, Kampferbaum

(A.-G. der Lösung 1/10, Dilutionen)

Starres, flüchtiges Öl, aus dem Holz des Baumes gewonnen. Gaben von mehr als 3 g können giftig, selbst letal wirken. Die Umkehr der Wirkung kleiner und großer Gaben ist deutlich.

Plötzlich einsetzender, rapider Kräfteverfall mit blassem Gesicht. Eiskalte Haut, innere Hitze, stößt Decken weg, kalte Schweiße. Heftiger Durst, Muskelkrämpfe, Brechwürgen und Übelkeit. Stühle schmerzlos, reiswasserartig. Untertemperatur. Harndrang und -zwang, Harnverhaltung und Inkontinenz. Geschlechtstrieb abgeschwächt oder Priapismus. Regel stark.

Indikationen: Zurücktretende Hautausschläge mit folgendem Kollaps. Schock. Fiebermittel bei akuten Erkältungs- und Infektionsfiebern, kupiert entstehende Krankheiten. Blasenkatarrh. Antidot bei fast allen vegetabilischen Arzneien und Giften (Tabak, Kanthariden, Santonin u. a.), vorbeugend gegen Katheterfieber.

Vergleichsmittel: Ars., Cupr., Veratr., Eukalyptus. ∅—D 2.

Cannabis indica, Haschisch

(Tinktur, A.-G. 1/10, Dilutionen)

Narkotisch wirkendes Harz.

Gehirnerregung mit Halluzinationen und Delirien, wie berauscht. Unbesinnlichkeit, Täuschungen betreffs Raum und Zeit. Kopfweh, als öffne und schließe sich der Scheitel, heftig drückend. Herzklopfen mit Angst und hochgradige nervöse Atemnot. Schleimig-eitriger Ausfluß aus der Harnröhre, Harndrang und -zwang.

Indikationen: Migräne mit Hirnreizung. Asthma nervosum. Zystitis. ∅—D 3.

Cannabis sativa, Hanf

(Essenz, A.-G. 1/2, Dilutionen)

Harndrang und Brennen längs der Urethra beim Harnen. Gelber, schleimig-eitriger Ausfluß aus der Harnröhre. Erektionen häufig und schmerzhaft mit Chorda veneria und Priapismus. Erotische Gedanken, erregter Geschlechtstrieb, Samenergüsse. Dysurie. Blasenkrämpfe. Nierenschmerzen, Eiweißharnen.

Indikationen: Blasenkatarrh; Nierenentzündung mit Herzbeschwerden. Nierensteine. Hornhauttrübungen.

Vergleichsmittel: Apis, Cant., Thuja. Ø—D 3.

Cantharis, Spanische Fliege

(Tinktur, A.-G. 1/10, Dilutionen)

Stimmung aufgeregt, unruhig, ängstlich. Schleimhäute und Serosa gereizt; brennende, schneidende Schmerzen. Haut brennend, feuerrot mit Blasenbildung. Krampfige Zusammenschnürung des Rachens, besonders beim Wassertrinken. Durst unendlich bei trockener Zunge und wunden Rändern. Ekel, Würgen, Erbrechen von Schleim, Magenkrämpfe. Durchfälle blutig-schleimig, Afterbrennen und Tenesmus.

Urin spärlich, trübe, oft eiweißhaltig, blutig-schleimig. Harn tropfenweise mit Zwang und Drang, Schmerz zum Schreien. Brennen und Schneiden in Harnröhre, Blase und Nierengegend. Tenesmus an Blase und Mastdarm, besonders nach dem Harnlassen. Schleimig-eitrige, reichliche Sekretion aus der Urethra, auch blutig. Glied geschwollen, viel schmerzhafte Erektionen, Pollutionen.

Indikationen: Hydrophobie, Satyriasis. Angina, Pleuritis, Dysenterie. Zystitis, Nephritis, Nierensteine, Sand und Grieß. Erysipel. Verbrennungen. Immer wird Blasenreizung vorhanden sein, wenn Cantharis angezeigt ist.

Vergleichsmittel: Apis, Arsen, Mercur. corros. D 6—30.

Capsicum annuum, Spanischer Pfeffer

(Tinktur, A.-G. 1/10, Dilutionen)

Heimat Südamerika. Bekanntes Stomachikum und Hautreizmittel mit starker Wirkung auf die Harnwege. Hoher Vitamin C-Gehalt.

Gedunsen, fettsüchtig, frostig, besonders zwischen den Schulterblättern. Brennende, scharfe Sekrete, Trockenheitsgefühl der Schleimhäute. Ohrenschmerzen, besonders am Processus mastoideus, Ohreiterungen. Atem übelriechend bei Husten, Foetor ex ore; Engbrüstigkeit. Brennen der Zungenspitze, Rachen rot und geschwollen, Zusammenschnüren. Sodbrennen, Speichelfluß; brennende Durchfälle. Afterknoten geschwollen, brennend, blutend.

Indikationen: Neuralgien, Plethora und mangelnde Reaktion bei Fettsüchtigen. Otitis media. Pharyngitis. Saure Dyspepsie, Flatulenz, Hämorrhoiden. Bronchitis foetida. D 3—6.

Carbo animalis, Tierkohle

(Tabletten — Verreibungen und Dilutionen)

Neben der altbekannten Adsorptionswirkung entwickelte HAHNEMANN durch fortschreitende Verreibung mit Milchzucker bei Holz- und Tierkohle bewährte arzneiliche kolloidale Wirkungen, die erst ab D 4—6 auftreten.

Hochgradige Erschöpfung, venöse Konstitution der Greise. Frostig, bläuliche Hautfarbe, Eiterungen. Drüsen hart und hartnäckig. Drohende Eiterung der Leistendrüsen. Schleimhäute brennend, geschwürig, stinkende Sekrete. Husten mit Atemnot und eitrig gangränösem Auswurf aus Kavernen. Erstikkungsanfälle. Sonst vergleiche man Carbo vegetabilis, das die gleichen Symptome zeigt.

Indikationen: Psora, Drüsenschwellungen. Bronchitis chronica, Emphysem, Kältegefühl auf Brust, Phthisis. Pyrosis, Hämorrhoiden.

Vergleichsmittel: Sepia, Sulf., Kreosot., Con. D 3—30.

Carbo vegetabilis, Holzkohle

(Tabletten — Verreibungen und Dilutionen)

Schwäche mit mangelhafter Oxydation und Venosität, akuter Kollaps, langsamer Marasmus. Innerliches Brennen an Schleimhäuten und Organen. Haut eisig kalt, besonders die Knie und die unteren Extremitäten. Kalte Schweiße an den

Gliedern, kalter Atem, kalte Zunge. Verlangen nach frischer Luft, will solche zugefächelt haben.

Heiserkeit abends, besonders bei feuchter Luft. Atemnot; Krampfhusten. Auswurf eitrig, blutig, stinkend, besonders bei alten Leuten. Blutungen passiv überallher von Stauung. Venenschwellungen. Fieber mit innerer Hitze und Brennen, Nachtschweiße, Frostigkeit. Sekrete und Exkrete scharf, zäh, grün, ätzend, auch blutig. Zunge voller Aphthen, Magensäure, besonders nach fetten Speisen. Bauch aufgetrieben, Flatulenz, blutende Afterknoten. Abmagerung, blaue Venen, Haut marmoriert, Geschwüre unheilsam. Regel zu früh, stark, lang. Fluor scharf und übelriechend.

Verschlimmerung abends, bei feuchtem Wetter, durch Wärme. Besserung durch Aufstoßen (Atemnot, Magenbeschwerden).

Indikationen: Skrofulose. Herzkollaps. Alterserscheinungen, Gangräen, Hämorrhagische Diathesen. Varizen; passive Blutungen. Hartnäckige Drüsenleiden. Laryngitis, Bronchitis, Emphysem und Phthisis. Stomatitis, Hyperacidität, Magenektasie, Flatulenz; Darmgeschwüre, Hämorrhoiden. Sich hinschleppende Folgen früherer akuter Krankheiten.

Vergleichsmittel: Ars., China, Lycop., Kal. carb., Dros. D 3—30.

Carduus marianus, Mariendistel

(Tinktur, A.-G. ⅓, Dilutionen)

Die Samen waren früher offizinell und noch bei RADEMACHER ein beliebtes Lebermittel.

Rechtsseitig wirkendes Mittel (Leberseite). Hypochondrisch. Stirnkopfweh nachts. Weiße Zunge mit Zahneindrükken; bitterer, schlechter Geschmack. Haut ikterisch, schmutzig, juckend. Harn goldgelb und gallehaltig. Völle, Druck, Stiche in der Lebergegend. Übelkeit, Ekel, Aufstoßen, Erbrechen von Galle. Atemnot bis zu Asthma. Seitenstechen. Menorrhagie, Varizen, Ulcera cruris mehr rechtsseitig.

Indikationen: Biliöse Zustände; Leberanschwellung, Magen- und Darmstörungen; Ikterus, Gallensteinkrankheit. Zwerchfellhochstand mit Folgen. Abdominalplethora, Hämorrhoiden.

Vergleichsmittel: Chelid., Aloe, Podophyll., Bry., Merc. ∅—D 2.

Caulophyllum thalictroides, Frauenwurzel

(Essenz, A.-G. 1/3, Dilutionen)

In der amerikanischen und englischen Medizin gebräuchliches gutes Frauenmittel.

Gebärmutterkrämpfe und Reflexbeschwerden vom Uterus aus. Rheumatische Schmerzen an den kleinen Gelenken wandernd. Magenkrämpfe, Dyspepsie. Regel stark oder unregelmäßig, auch aussetzend. Regelkrämpfe. Uterus wie mit Blut überfüllt. Fluor stark, schleimig. Wehen krampfig oder mangelnd, falsche Wehen; Abortneigung. Starrer Muttermund.

Indikationen: Unterleibsbeschwerden wechseln häufig mit fliegendem Gelenkrheuma. Geburts- und Nachgeburtsmittel.

Vergleichsmittel: Cimic., Gels., Puls., Sepia. ∅—D 3.

Causticum, Ätzstoff Hahnemanns

(A.-G. 1/2, Dilutionen)

Eine chemisch noch umstrittene Größe, den Ammonium-Verbindungen zugehörig, mit Hauptwirkung auf den Bewegungsapparat und die Atemwege.

Magernde, bleiche, niedergebrochene Menschen, müde und abgespannt bis zu Lähmungserscheinungen.

Haut trocken und heiß, besonders nachts, daher schlaflos. Hautverdickungen, Fußschwielen, harte Warzen. Flechten jukkend und brennend; Rhagaden an Lippen, Nase, Augen. Brennen der Schleimhäute, trocken, wie roh und wund, sehr reizbar. Reißen und Ziehen an Nerven und Muskeln. Krampfanfälle in der Pubertät, zur Regelzeit, bei Neumond. Zittern, Steifigkeit, Schwäche der Glieder; Gang unsicher, Stolpern. Lähmung der Glieder, Kribbeln. Neuralgische Schmerzen. Augenlider entzündet, voller Ausschlag, Augenbrennen, Tränen. Widerhallen der eigenen Stimme im Ohr mit Schwerhörigkeit. Heiserkeit mit Brennschmerz vor Trockenheit, schlimmer morgens. Husten hohl, hart, trocken, schmerzhaft, besser durch kaltes Trinken. Stuhldrang, aber erfolglos; Stuhl geht nur im Stehen ab. Afterfissuren. Hämorrhoiden brennend. After nässend. Gelenke schmerzhaft, steif, deformiert, schwach, schlotternd. Unfreiwillige Harnentleerung. Blasenlähmung nach Operationen. Verschlimmerung bei trockener kalter Luft im Winter, bei Bewegung und nachts zwischen 3—4 Uhr. Besserung in Bettwärme und durch kaltes Trinken (Husten).

Indikationen: Psora und Skrofulose; Rheuma, Gicht und deformierende Gelenkentzündung. Hautleiden, Warzen an Fingerspitzen und Nase. Lähmungen, rheumatisch und von Rückenmarkleiden und postdiphtherisch. Kinderlähmung. Veraltete Neuralgien, besonders Ischias. Ptosis. Laryngitis, Grippekatarrhe, After- und Mastdarmleiden. Enuresis.

Vergleichsmittel: Carbo, Rhus, Arsen. D 6—30.

Ceanothus americanus, Seckelblume

(Tinktur, A.-G. 1/10, Dilutionen)

Milztumoren und Leberschwellung mit stechenden Schmerzen. Kreuz- und Nierenschmerzen mit zuckerhaltigem Harn. Folgen von Malaria, von Chininmißbrauch; Neuralgien. D 1.

Cedron

Samentinktur aus Simaruba Cedron

(Tinktur, A.-G. 1/10, Dilutionen)

Periodisch auf die Stunde wiederkehrende Schmerzen oder Fieber. Linke Seite bevorzugt, besonders Gesicht, mit Brennen wie Feuer im Auge. Neuralgien heftigster Art, oft mit Malaria zusammenhängend, schlechter bei Nässe und im feuchten Klima.

Vergleichsmittel: Ars., China. ∅—D 3.

Chamomilla, Feldkamille

(Essenz, A.-G. 1/3, Dilutionen)

Reizbare, ungeduldige, schreiende, störrische Kinder. Mürrische, eigensinnige, launenhafte, überempfindliche Frauen. Neigung zu Krämpfen, abnorme Schmerzempfindlichkeit, Ohnmachten. Kopfschmerz nervös und rheumatisch. Schlaflosigkeit, schwere Träume.

Neuralgische Schmerzen zum Schreien, anfallweise, Taubheit der Teile. Ruhelosigkeit, Angst, Herumwerfen im Bett, Kinder wollen herumgetragen werden. Blutwallungen, eine Wange rot und heiß, die andere blaß und kalt. Fieber mit Frost und Hitze wechselnd, viel Durst, nachts heiße Schweiße.

Geschmack bitter, Galleerbrechen, Magendruck und Magenkrämpfe. Durchfälle wie Spinat oder gehackte Eier. Kolik mit Blähsucht. Regel sehr stark, dunkel, klumpig, mit heftigen Krämpfen. Krampfwehen und schmerzhafte Nachwehen, dabei große Ungeduld.

Folgen von Ärger, Zorn, Erkältung, von Kaffeemißbrauch. Verschlimmerung abends und nachts im Bett, durch Ärger. Besserung durch Aufstehen und Herumgehen.

Indikationen: Konstitution rheumatisch-nervös. Hysterie. Zahnfieber und Zahnungsbeschwerden mit Erbrechen und Durchfällen. Krämpfe der Kinder und Frauen überall, besonders nach Gemütserregungen.

Vergleichsmittel: Acon., Coffea, Bell., Staphis., Ign. D 2—30.

Chelidonium majus, Schöllkraut

(Essenz, A.-G. ⅓, Dilutionen)

Große, umfassende Heilwirkung. Fand schon im Altertum vielfach Verwendung bei Magen- und Leberleiden, Wechselfiebern, Gicht, Geschwülsten. Chemische Formel und Wirksamkeit dem Papaverin ähnlich.

Lethargie, Betäubung. Rechtsseitige Wirkung ist ausgesprochen (Leberseite). Rechts am unteren Schulterblattwinkel bohrender typischer Schmerz. Lebergegend wie wund, stechende und drückende Schmerzen. Periodizität der Erscheinungen, besonders bei rauhem und kaltem Wetter. Rheumatische, herumziehende Schmerzen; Kopfweh. Neuralgien. Husten krampfhaft, keuchend, Bruststiche rechts unten. Anfälle kolikartig in der Lebergegend; Leberschwellungen; Ikterus. Magenschmerz, besser durch Essen; bitterer Geschmack und Erbrechen.

Indikationen: Leber- und Gallenmittel: Funktionsstörungen, Gallensteinkrankheit, harnsaure Diathese mit allen

Folgen. Rechtsseitige Lungenentzündung. Oft epidemisches Mittel, besonders bei Grippe.

Vergleichsmittel: Nux, Bry., Lyc., Podoph., Opium. ∅—D 3.

China, Chinarinde

(Tinktur, A.-G. 1/10, Dilutionen)

Große Schwäche und Hinfälligkeit mit nervöser Überreizung. Blutarmut mit Frostigkeit, Blässe, kalten Händen und Füßen. Schwindel, Ohrensausen, Augenschwäche; Gesicht bald blaß, bald rot.

Herzklopfen, Wallungen zum Kopfe; klopfende Adern und Angst. Blutungen aus allen Organen, dunkel, klumpig mit Lufthunger. Fieberzustände wechselfieberartig mit vorwiegend Magenstörungen. Kopfweh klopfend, zum Bersten, periodisch, Folge von Blutleere.

Atemnot mit Rasseln, Krampfhusten, Asthma bei feuchtem Wetter. Geschmack bitter, Zunge weiß; Heißhunger. Satt und voll nach wenig Bissen. Übelkeit, unverdautes Erbrechen. Blähkoliken, besonders nachts; Völle im Leib. Durchfälle nach dem Essen und nachts, schwächend.

Regel zu früh und stark, dunkel, klumpig. Periodisch auftretende Beschwerden. Folge von Säfteverlusten, Blutungen, Schweißen, Durchfällen usw. Verschlimmerung nachts, Besserung durch Wärme.

Indikationen: Folgen von Blutungen und geschlechtlichen Exzessen. Anämien und Kachexien. Blutungen aus allen Organen. Asthma, Phthisis mit Hämoptoe. Dyspepsie und Durchfälle, besonders nach Obstgenuß. Zirkulationsstörungen und Stoffwechselstörungen, die von der Leber ausgehen.

Vergleichsmittel: Arsen., Cedron, Natr. sulf. ∅—D 30.

Chininum arsenicosum

(Tabletten — Verreibungen)

Indikationen: Blutarmut, Leukämie und Pseudoleukämie, Kachexie. Blutbildungs- und Kräftigungsmittel in der Rekonvaleszenz. Fiebermittel bei Sepsis. Neuralgien, die periodisch wiederkehren. D 4—6.

Cicuta virosa, Wasserschierling

(Essenz, A.-G. 1/2, Dilutionen)

Früher viel benutztes, heftig und schnell wirkendes Gift. Pfeilgift, oft mit Conium, dem Fleckschierling, verwechselt, dessen Wirkung ähnlich, aber langsamer ist.

Kopfschmerz kongestiv mit Erregung und engen Pupillen. Schwindel, stierer Blick, Delirien und Krämpfe tonisch. Anfallweises Auftreten der Krämpfe, oft mit Schrei, besonders bei Berührung. Kältegefühl am Herzen, Schlingmuskelkrampf, Erbrechen. Pustelausschläge am Kopfe und im Gesicht, besonders am Mund.

Indikationen: Epilepsie; Gehirnerschütterung; Psychosen; Zerebrospinalmeningitis, Kopf- und Bartflechten.

Vergleichsmittel: Blausäure, Con., Oenanthe. D 6 bis 30.

Cimicifuga racemosa, Actaea, Wanzenkraut

(Essenz, A.-G. 1/3, Dilutionen)

Eine bei den Eingeborenen Nordamerikas als wehenanregendes Mittel geschätzte Ranunkulazee. In USA offizinell.

Krampfige, schießende Schmerzen in fast allen Körperteilen, motorische Erregung und unerträglicher Schmerz, Beckenorgane besonders ergriffen.

Kopfschmerz heftig, zersprengend. Wechsel der Stimmung; Erregung, schwere Depression. Rückennerven überreizt, Kreuzschwäche, schmerzhafte Zuckungen. Schmerz anhaltend am linken Schulterblattwinkel, in den linken Arm ausstrahlend; Puls jeden 3. oder 4. Schlag aussetzend.

Galleerbrechen mit Stöhnen bei Kopfweh und Migräne. Uteruskrämpfe zur Regelzeit. Schmerz von Hüfte zu Hüfte schießend, scharf, zum Krümmen. Eintretende Regel oder Fluor bessert die Krämpfe. Schwangerschaftsbeschwerden fortwährend wechselnd. Krampfwehen. Körperliche und seelische Beschwerden wechseln. Uterusreflexe. Ohrensausen typisch. Verschlimmerung bei naßkaltem Wetter mit Frostigkeit.

Indikationen: Arthralgisch-myalgisch-neuralgischer Symptomen-Komplex der Klimax, Kopfschmerz, Migräne, Neuralgien, Geistesverwirrung. Rheuma wechselnd mit Nervosität. Neuropathie mit Schlaflosigkeit. Spinalirritation. Angina pectoris spuria.

Vergleichsmittel: Caulophyll., Puls., Lilium, Agar. ∅—D 3.

Cina, Zittwersamen

(Tinktur, A.-G. 1/10, Dilutionen)

Die in Zentralasien wachsende Artemisia Cina ist die Stammpflanze unseres Santonin. Sie hat neben ihrer wurmtreibenden Wirkung noch das folgende Prüfungsbild.

Krampfbereitschaft. Stimmung sehr reizbar und launisch, ungeduldig und mürrisch. Zähneknirschen im Schlafe; Krämpfe von Wurmkrankheit.

Blasses, fahles Aussehen; Jucken und Beißen der Nase; Nasenbohren. Auffahren aus dem Schlafe mit Zittern, Schreien vor Angst. Gelbsehen, Schwachsichtigkeit, Doppelsehen und Schielen. Krampfhusten keuchend, anfallweise, mit Niesen endigend. Speichelfluß. Heißhunger. Erbrechen und gleich wieder Hunger; Blähsucht und Durchfälle. Urin reichlich, wird beim Stehen wie Milch. Bettnässen.

Indikationen: Kinderkrämpfe; Neuropathie. Reflexkrämpfe von Würmern. Verdauungsstörungen mit Heißhunger und Appetitlosigkeit; periodische Flatulenz, Askariden und Wurmkrankheit überhaupt. Enuresis.

Vergleichsmittel: Ign., Cham., Spig. D 1—3.

Clematis erecta, Waldrebe

(Essenz, A.-G. 1/3, Dilutionen)

Fand früher als blasenziehendes Mittel bei Gicht und Rheuma Verwendung.

Hautausschläge, Blasen und Bläschen, heftig juckend, nässend. Eitriger Ausfluß aus der Harnröhre und Schwellung der Leistendrüsen. Hoden steinhart geschwollen und sehr schmerzhaft, Folge von Tripper. Harn geht schwer und in dünnem Strahl, schmerzhaft und tropfenweise.

Folgen von unterdrückten Hautausschlägen und geheilten Geschwüren. Drüsenschwellungen. Gelenk- und Knochenschmerzen, Zahnschmerz rheumatisch-neuralgisch.

Indikationen: Ekzeme und Folge von Unterdrükkung derselben. Szirrhöse Prozesse. Folgen von Quecksilbermißbrauch. Zystitis. Skrofulose.

Vergleichsmittel: Canth., Sarsap., Sil. D 3—30.

Cocculus indicus, Kockelkörner

(Tinktur, A.-G. 1/10, Dilutionen)

Aus Ostindien stammend. Die Körner sind seit dem Mittelalter bekannt als Fischköder, die Fische werden betäubt, verlieren das Gleichgewicht. Bei englischen Matrosen beliebt gegen Seekrankheit.

Nervöse Erregung, Krämpfe, Schwäche und Lähmigkeit. Schlaflosigkeit wegen Gedankenjagd und Angst, nach Übermüdung. Drohender Schwindel mit Brechreiz, wie nach Vergiftung. Kopf wie hohl und leer, Hinterkopfweh mit Übelkeit und Brechreiz. Gedankenverwirrung, wie betäubt, Stottern, Zunge wie lahm.

Nackenmuskeln scheinen den Kopf nicht tragen zu können. Kreuz versagt, muß sich niedersetzen vor Schwäche und Zittern. Muskelzuckungen, Krämpfe überall und Lähmungserscheinungen. Hände und Füße taub, wie eingeschlafen. Gliederschmerzen.

Magen wie hohl und leer, Widerwille gegen alles Essen. Erbrechen von Schleim und Speisen. Empfindlichkeit gegen Speisegeruch. Blähsucht. Regel stark, krampfhaft, nachher große Schwäche.

Indikationen: Mittel für erschöpfte, nervöse Frauen mit Schlaflosigkeit nach körperlichen und seelischen Überanstrengungen, nach Nachtwachen; Kopfweh, Schwindel, Nausea; Eisenbahnkrankheit; Mittelschmerz.

Vergleichsmittel: Ignatia, Petrol., Puls., Tabac. D 3—30.

Coccus cacti, Cochenillelaus

(Essenz, A.-G. 1/3, Dilutionen)

Amerikanische Schildlaus, auf Kakteen lebend. Liefert Karminrot.

Neigung zu Blutungen, Regel stark. Zusammenschnüren im Halse, Gefühl eines Fadens daselbst. Krampf- und Stickhustenanfälle, besonders früh beim Erwachen. Auswurf hell, strähnig, fadenziehend mit Würgen. Atemnot bis zu Asthma mit Husten und Brechwürgen. Urin braun, spärlich, sauer, auch blutig-schleimig. Nierenschmerzen; Sand, Grieß und Steinchen im Urin; Harndrang.

Indikationen: Lithämie; Steinleiden; Blasenkatarrh. Asthma. Ein vorzügliches Nierenfunktionsmittel bei harnsaurer Diathese. Menorrhagie.

Vergleichsmittel: Canth., Sarsap., Kal. bichr. Ø—D 3.

Coffea, Mokkakaffeebohnen

(Essenz, A.-G. 1/3, Dilutionen)

Das Kaffeetrinken war schon im Altertum in Persien und Arabien üblich, kam aber erst im 17. Jahrhundert nach Europa. HAHNEMANN war ein Feind des Kaffees bei seinen Arzneikuren wegen dessen antidotarischer Wirkung auf viele Mittel und wegen seiner das ganze Nervensystem erregenden Kraft.

Wechselnde, veränderliche Stimmung, erregt und Hypochondrisch. Herzklopfen, Wallungen zum Kopfe mit Schweißen. Schlaflosigkeit. Überempfindlichkeit gegen Schmerzen, Neigung zu Krämpfen. Neuralgische Schmerzen, Zahnschmerz, nervös, schlimmer nachts. Sinnesorgane überreizt und überempfindlich.

Magenkrampf, Blähsucht, Koliken, zum Verzweifeln schmerzhaft. Durchfälle nach Gemütserregungen. Harn hell und reichlich, oft Drang und schmerzhafter Zwang. Regel stark, dunkel, klumpig mit schweren Krämpfen, sexuell erregt.

Folgen von Freude, Gemütsbewegung, von Reizmittelmißbrauch. Verschlimmerung nachts, in kalter Luft, von Erregung und Freude.

Indikationen: Mittel für Frauen und Kinder mit nervös-hysterischer Veranlagung. Nervöses Herzleiden, auch Herzschwäche. Blutungen. Schlaflosigkeit. Neuralgien. Kopfweh, Migräne. Verdauungsstörungen. Dysurie.

Vergleichsmittel: Acon., Cham., Nux. D 3—30.

Colchicum autumnale, Herbstzeitlose

(Essenz, A.-G. 1/2, Dilutionen)

Überempfindlichkeit der Sinne, besonders gegen Geräusch und Speisegeruch. Rasche Erschöpfung bei akuten Krankheiten, Gefühl zum Sterben. Herzklopfen mit Stichen, Atemnot, Angst und Beklemmung. Fieber mit trockener Hitze und heftigem Durst und Frösteln. Neigung zu Herzschwäche und Kollaps mit kaltem Schweiß.

Zunge trocken, schwer und steif; großer Durst. Ekel vor Speisen. Übelkeit bis zur Ohnmächtigkeit, Erbrechen und Würgen. Koliken mit Meteorismus, erschöpfende Durchfälle; Tenesmus.

Gelenkschmerzen, rheumatisch, wandernd und überspringend. Nachtschweiße sauer, dabei Fieber, Schlaflosigkeit, Unruhe. Harn eiweißhaltig, blutig, harnsäurereich. Dysurie. Verschlimmerung abends bis früh. Besserung durch Ruhe und Wärme.

Indikationen: Rheuma und Gicht, gerne auf Herz und Serosa überspringend. Endo- und Perikarditis, Pleuritis mit raschem Kollaps. Magenkatarrh. Blähungskoliken und Enteritis; Ruhr. Nierenentzündung nach Scharlach oder Rheuma. Hydropsien.

Vergleichsmittel: Carbo, Arn., Ars., Veratr. D 3—6.

Collinsonia canadensis, Grießwurzel

(Essenz, A.-G. 1/3, Dilutionen)

In der englischen und amerikanischen Medizin verwandtes Diuretikum und Antispasmodikum bei Steinleiden, Zystitis. Zuverlässiges Hämorrhoidenmittel.

Stühle trocken, dabei Blähsucht und Stauungen. Blutende Afterknoten, ziemlich schmerzlos, aber Trockenheitsgefühl. Regel stark mit Krämpfen. Leukorrhö und Jucken der Teile. Rheumatische herumziehende Schmerzen in Armen und Beinen.

Indikationen: Hämorrhoiden der Schwangeren mit Obstipation und Blähungskoliken. Varizen. Harnsaure Diathese. D 1—3.

Colocynthis, Koloquinten
(Tinktur, A.-G. 1/10, Dilutionen)

Uraltes drastisches Abführmittel Nordafrikas. In der Homöopathie ein Hauptschmerzmittel.

Reizbar, ruhelos, ärgerlich und ungeduldig bei Schmerz. Schmerzen meist nervös, blitzartig, schießend. Periodisch wiederkehrend. Folgen von Ärger, Schreck, Erkältung. Zunge wie verbrüht, Rachen trocken, heftiger Durst. Brechreiz, Aufstoßen, schlechter bei Essen und Trinken. Koliken, wie Messerschneiden, in der Nabelgegend, besser bei Zusammenkrümmen, durch Druck und Wärme. Durchfälle schmerzhaft, wäßrig mit Tenesmus. Harnzwang und -drang anfallweise. Sand und Grieß im Urin. Krämpfe in der Gebärmutter- und Eierstockgegend. Linksseitige Beschwerden sind häufiger.

Indikationen: Rheumatisch-gichtische Konstitution. Neuralgien überall, vorzüglich im Gesicht, und Ischias. Koliken jeder Art, auch Gallen- und Nierenkolik. Durchfälle. Zystitis.

Vergleichsmittel: Cham., Mg. phos., Plumb. D 6—30.

Conium maculatum, gefleckter Schierling
(Essenz, A.-G. 1/2, Dilutionen)

Bekannt als Hinrichtungsgift des SOKRATES. Um 1760 von STOERCK eingeführt als Krebsheilmittel und mit wechselndem Erfolg vielfach nachgeprüft.

Schwäche, Zittern, Schwindelneigung bei fortschreitender Kachexie. Drüsenverhärtungen stechend, empfindlich bei Druck. Haut gelb, schlaff, juckend, zu Schweiß und stinkenden Geschwüren neigend. Schweres Sprechen, Gedächtnisschwäche, unsicherer Gang. Taubheitsgefühl längs der Nerven und von unten nach oben. Fortschreitende Lähmungen mit Koordinationsstörungen.

Hornhautgeschwüre und -flecken; Ophthalmie; heftige Lichtscheu. Heiserkeit mit Kitzelhusten, schlimmer nachts im Liegen. Sodbrennen, Magenschmerz, viel Durst, Verlangen nach Salz. Durchfälle, zittrige Schwäche nachher.

Harn geht schwer, ruckweise, ist schleimig. Pollutionen, gesteigerter Trieb bei geschwächter Potenz. Regel schwach, scharfer Fluor mit Jucken und Stechen der Teile. Drüsen und Mamma steinhart, stechend.

Indikationen: Psorische Konstitution. Neigung zu langsam fortschreitenden Degenerationsprozessen, speziell an Schleimhäuten und Drüsen. Prostatahypertrophie mit Zystitis. Trophische Störungen an der Haut, hartnäckige Geschwüre. Fortschreitende Gemütsleiden und Rückenmarkstörungen. Keratitis; Katarakta. Laryngitis und Phthisis. Magengeschwüre, harte. Folgen von Onanie und geschlechtlicher Enthaltsamkeit.

Vergleichsmittel: Baryt., Cicuta, Jod., Hydrastis. D 3—30.

Convallaria majalis, Maiglöckchen

(Essenz, A.-G. 1/3, Dilutionen)

Ähnlich der Meerzwiebel (Scilla) ein herzstärkendes Zwiebelgewächs ohne kumulative Wirkung. Seine diuretische Kraft übertrifft selbst die des Strophanthins. Extrasystolen beruhigend.

Indikationen: Herzhypertrophie nach Überanstrengungen; Jod- und Nikotinvergiftung. ∅.

Copaiva, Copaivabalsam

(A.-G. 1/10 der Lösung, Dilutionen)

Von einer brasilianischen Leguminose stammender Balsam, schon im Mittelalter gebräuchlich bei Gonorrhö und Lungenvereiterung.

Husten schmerzhaft mit übelriechendem, scharfem Auswurf. Juckende Quaddeln, Flechten und Bläschen auf der Haut. Brennen in der Harnröhre mit gelbem, eitrigem Ausfluß. Urin nach Veilchen riechend mit ständigem Drang; eiweißhaltig.

Indikationen: Bronchitis foetida, Bronchiektasie. Urtikaria bei Blasenleiden. Nephritis chronica.

Vergleichsmittel: Canth., Apis, Sepia. D 1—3

Crataegus oxyacantha, Weißdorn

(Blüten- und Beerenessenz, A.-G. ½)

In der Homöopathie viel verwandtes, ungiftiges Herztonikum, besonders für das Altersherz, zum Dauergebrauch geeignet (∅ 3mal 5—10 Tr.).

Krampfschmerzen am Herzen mit Angst und Verzweiflung. Herzschwäche mit Atemnot, Bruststechen und trockenem Husten. Ödeme, Anasarka, Hydropsien bei Dyspepsie.

Indikationen: Angina pectoris; Wassersucht. Dyspepsie.

Crocus sativus, Safran

(Tinktur, A.-G. 1/10, Dilutionen)

Wechselnde, hysterische Stimmung, erregt und überreizt, Herzklopfen mit Wallungen, Gesicht heiß und dunkelrot. Blutungen stark, dunkel, klumpig. Regel stark, zu früh mit Abwärtsdrängen und Schmerz. Kopfschmerz dumpf mit Schwindel und Schlaflosigkeit. Gefühl, als bewege sich etwas Lebendiges im Leibe. Augenlider trocken, brennend, zuckend mit Schweregefühl.

Indikationen: Frauen- und Kindermittel; Nervosität, Hysterie. Klimakteriumbeschwerden mit Menorrhagie und Blutwallungen. Nasenbluten in der Pubertät. Chorea minor. Schlaflosigkeit. Bindehautkatarrhe und nervöse Augenmuskelzuckungen.

Vergleichsmittel: Ipec., Trillium, Plat., China, Sab. ∅—D 30.

Crotalus horridus, Klapperschlangengift

(Tabletten — Verreibungen und Dilutionen)

Blutzersetzung mit Blutungen und hämorrhagischer Diathese. Haut gelb, ebenso Sklera. Herzschwäche plötzlich oder langsam zunehmend bei hohem Fieber. Bluthusten, Bluterbrechen, Nasenbluten, Darmblutungen. Fieber typhös, adynamisch, erschöpfend; Schweiße. Haut- und Schleimhautgeschwüre blau-schwarz, blutend, stinkend.

Kopfschmerz blindmachend, mehr rechts und im Hinterkopf; halbseitig. Zittern vor Schwäche; Muskelweh; kalte Hände und Füße. Herzklopfen und Angst, kann nicht links liegen. Kollaps. Atemnot mit Husten und Bruststichen und großer Brustschwäche. Hals zusammengeschnürt; Erbrechen, Meteorismus; Singultus. Durchfälle blutig mit Kolik und empfindlichem Leib. Harn dunkel, blutig, eiweißhaltig. Dysurie.

Indikationen: Sepsis; Ikterus. Kollaps. Fieber. Blutungen überallher. Geschwüre. Gastro-Enteritis. Peritonitis. Nephritis. Resorbiert retinale Blutungen. D 6—30.

Croton Tiglium, Purgierkörner

(Tinktur, A.-G. 1/10, Dilutionen)

Ostasiatisches, sehr giftiges Drastikum und Hautreizmittel.

Unzählige Bläschen auf der Haut, juckend, brennend, stechend. Pusteln und gelbe Krusten bildend. Ekzeme der Kinder. Auge lichtscheu, entzündet, starkes Tränen, wie nach hinten gezogen. Husten mit Heiserkeit und Atemnot und Verschleimung. Übelkeit, Brechwürgen, Erbrechen mit Ohnmachtsanwandlungen. Durchfälle gußweise, heftig, besonders nach Essen und Trinken.

Indikationen: Juckende Hautausschläge, besonders am Gesicht. Konjunktivitis. Laryngitis und Bronchitis. Gastritis und Enteritis. Brechdurchfälle.

Vergleichsmittel: Anacard., Rhus, Sepia. D 6—30.

Cuprum, Kupfer

(Tabletten — Verreibungen und Dilutionen)

Hauptrichtung auf das Nervensystem, allgemeine Krampfbereitschaft. Periodischer, paroxysmaler, krampfhafter Charakter beherrscht das ganze Mittelbild. Blutarmut und Bleichsucht, wenn Eisen versagt oder mißbraucht ist. Haut blaß und bläulich mit juckenden Ausschlägen, besonders an den Gelenkbeugen. Schlaf unruhig mit Muskelzuckungen. Krämpfe tonisch und klonisch bei blauem Gesicht; Schaum vor dem Munde. Bewußtlosigkeit mit Röcheln. Kinder neigen zu Krämpfen beim Zahnen, bei Würmern. Waden-, Schenkel- und Bauchmuskelkrämpfe, Leib ist bretthart. Anfallweise, blitzartige Gliederschmerzen und Krämpfe mit Zucken. Herzschwäche und -krämpfe; Lippen blau, Angst und Kollaps. Keuchhusten mit Heiserkeit, Erstickungsanfälle. Magen- und Darmkrämpfe zum Schreien, Druck bessert. Brechwürgen, Übelkeit; Kalttrinken bessert. Durchfälle heftig, grünwäßrig mit Tenesmus. Regelkrämpfe, Nachwehen; Verschlimmerung vor der Regel.

Indikationen: Krämpfe aller Art, akut oder chronisch, anfallweise auftretend. Angina pectoris. Epilepsie. Meningitis. Koordinationsströrungen. Asthma. Folgen von zurückgetretenen oder unterdrückten Ausschlägen. Psora. Neuropathie.

Vergleichsmittel: Calc., Nux, Veratr., Plumb. D 6—30.

Cuprum arsenicosum, arsenigsaures Kupfer

(Tabletten — Verreibungen)

Krämpfe epileptisch oder urämisch, wie bei Cuprum angegeben. Magenkrämpfe und Erbrechen bei großem Durst. Durchfälle choleraartig, wäßrig mit heftigster Krampfkolik. Gangrän. D 2—3 Tabl.

Cyclamen europaeum, Alpenveilchen

(Essenz, A.-G. ½, Dilutionen)

Das wohlriechende, kleine Alpenveilchen, in den Alpen wild wachsend.

Anämie, Chlorose, Kopfschmerz anhaltend mit Müdigkeit und Schwäche, Schwindel, Flimmerskotom. Schlummersucht am Tage. Halbseitige Kopfschmerzen mit Gesichtsverdunkelung, besonders zur Regelzeit. Augenschwäche von Blutarmut. Regel verspätet, sehr stark, klumpig, krampfhaft; auch ausbleibend.

Indikationen: Rheumatisch-anämische Konstitution. Migräne mit Sehstörungen. Koryza. Schwindel und Schlummersucht. Fersenschmerz. D 3.

Digitalis purpurea, roter Fingerhut

(Essenz, A.-G. ½, Dilutionen)

Die heute scheinbar völlig aufgehellte und ausgewertete Kraft dieser großen Heilpflanze zeigt in der Homöopathie ein nach mehreren Seiten noch ausgeweitetes Bild. Jene von der Schule bisher kaum beachteten „Nebenwirkungen" haben sich als zuverlässige Anzeigen für Dilutionen bewährt.

Stimmung gedrückt. Puls hart, langsam, gespannt, Gefäße kontrahiert. Kopfschmerz mit Blutwallungen, Schwindel, Gehirnerregung. Herzstiche und -krämpfe, kann nicht links liegen. Atemnot. Erstickungsgefühl beim Einschlafen mit Auffahren und Angst. Übelkeit zum Sterben, Brechwürgen bei reiner Zunge.

Herzflattern und kleiner, flatternder, unfühlbarer Puls. Große Mattigkeit und Erschöpfung; Zyanose, drohender Kollaps. Ödeme, Wassersucht; Harn wenig, dunkel, trüb.

Anfälle von Kopfschmerz und Schlaflosigkeit, Gedächtnisschwäche. Kalte Stirnschweiße, Schlafsucht aus Erschöpfung. Pupillen weit und träge, Lidentzündungen, Bindehautschwellung. Angstvolle Atemnot, schwerer Husten mit Auswurf wie Zwetschenbrühe.

Appetitlosigkeit, Ekel, Brechwürgen, großer Durst. Leber groß, schmerzhaft; Ikterus. Durchfälle oder Verstopfung. Sekretion dick, gelb, eitrig aus Urethra. Pollutionen atonisch, Samen- und Prostatafluß. Regel stark und zu früh eintretend mit starkem Kreuzweh.

Indikationen: Herzmittel: Klappenfehler und Kompensationsstörungen; Dilatation und Insuffizienz; Herzschwäche nach Überanstrengung, bei Pneumonie usw.; Stenokardie; Wassersucht. Migräne. Schlaflosigkeit. Blepharitis. Chemosis, Phlyktäne. Netzhautablösung. Hämoptoe. Stauungskatarrhe, Pneumonie. Erbrechen und Brechdurchfall. Stauungsleber, Ikterus. Menorrhagie (D 6).

Kontraindiziert sind stärkere Gaben beim Herzinfarkt sowie bei postinfektiöser Myokarditis.

Dioscorea villosa, Yamswurzel

(Essenz, A.-G. 1/3, Dilutionen)

Die nordamerikanische Yamswurzel ist dort ähnlich unserer Kartoffel ein Hauptnahrungsmittel der Eingeborenen.

Rheumatisch-nervöse Schmerzen, krampfig, die Stelle wechselnd. Neuralgische Schmerzen besonders im Bauch. Stenokardie. Lumbago. Magenkrampf mit Übelkeit und Aufstoßen von leerer Luft. Koliken heftigste, anfallweise, plötzlich die Stelle wechselnd. Besserung bei Druck und Bewegung und durch Rückwärtsstrecken. Durchfälle frühmorgens, profus, dünn, gelb; beim Aufstehen.

Übelriechende Schweiße an den Genitalien. Geschlechtserregung. Viel Erektionen und atonische Pollutionen. Samenfluß. Regelkrämpfe anfallweise mit Rücken-, Kreuz- und Beinschmerz.

Indikationen: Krampfkoliken, Blähsucht, Durchfälle. Neuralgien. Cholerine; Dysenterie; Appendizitis.

Vergleichsmittel: Cham., Coloc., Nux, Bry. ∅ bis D 3.

Drosera rotundifolia, Sonnentau

(Essenz, A.-G. 1/2, Dilutionen)

Das bekannte HAHNEMANNsche Keuchhustenmittel ist ein im Torfmoose gedeihendes fleischfressendes Pflänzchen, unter Naturschutz stehend.

Kinder sind unruhig, ängstlich und reizbar bei Keuchhusten. Krampf-, Kitzel- und Bellhusten, trocken mit Heiserkeit. Schleim im Halse zäh, Kratzen daselbst, löst sich nicht. Brust ist so schmerzhaft, daß sie wegen des Stechens bei Husten gehalten wird. Keuchhusten mit Brechwürgen, besonders nach Mitternacht und gegen Morgen. Durchfälle schleimig, breiig, auch blutig mit Leibschneiden. Rheumatoide Schmerzen an Gelenken und Gliedern.

Indikationen: Kitzel- und Krampfhusten bei Masern und Phthisis, Durchfälle bei Keuchhusten und Masern.

Vergleichsmittel: Chelid., Corall., Cupr. D 2—12.

Dulcamara, bittersüßer Nachtschatten

(Essenz, A.-G. ½, Dilutionen)

Einheimische, giftige Solanazee. Von alters her gebräuchlich in vielseitiger Wirkung auf Rheuma, Haut, Bronchien, Darm, Blase.

Frostig und erkältlich, Katarrhneigung bei feuchtem Wetter. Folgen von unterdrückten Schweißen und Sekretionen, von Durchnässung. Folgen von Liegen auf naßkaltem Boden; im Sommer bei Wetterwechsel.

Rheumatische und neuralgische Schmerzen, besser bei Bewegung und Wärme. Lähmigkeit und Lähmungen der Glieder, der Augenmuskeln. Erkältungs- und Grippefieber mit Frost, Hitze und heftigen Schweißen. Jucken der Haut und Quaddelbildung, besonders beim Übergang von kalt zu warm.

Gedankenverwirrung, Kopfschmerz, schlechtes Sprechen, Zunge schwer. Heiserkeit, Atemnot wie Asthma bei alten Leuten bei Nässe.

Durchfälle mit Kolik bei plötzlich kühlem Sommerwetter. Harn trüb, fortgesetzter Harndrang; Blasenkrampf. Regel bleibt aus, dafür Nasenbluten oder Mammaschwellung.

Indikationen: Konstitution rheumatisch. Wechselbeziehungen zwischen Rheuma und Katarrhen. Urtikaria bei Darm- oder Blasenstörungen. Rückenmarkparese. Konjunktivitis und Otitis. Asthma humidum. Sommer- und Herbstdurchfälle. Zystitis. Alles Folge von Erkältung.

Vergleichsmittel: Rhus, Calc., Puls., Bry., Natr. sulf. D 2—30.

Echinacea angustifolia

(Essenz, A.-G. ⅓, Dilutionen)

In Gärten kultivierte, aus Florida stammende Komposite mit großen, purpurroten Sternen. In der indianischen Volksmedizin als Antiseptikum im Gebrauch, als solches auch bei uns außerordentlich bewährt.

Entzündliche und septische Fieber jeder Art.

Schüttelfröste, viel Frostigkeit, dann Hitze und Schweiße. Neigung zu Herzschwäche und Kollaps mit Hirnerscheinungen. Eiterungen und Abszeßbildungen überall mit bösem Verlauf. Durchfälle schwächend. Appendizitis. Verbrennungen und Erfrierungen. Äußerlich als Salbe.

Vergleichsmittel: Ars., Bapt., Lach., Rhus. ∅—D 2.

Elaps corallinus, Korallenottergift
(Tabletten — Verreibungen)

Septische Prozesse aller Art mit Blutungen, schwarz aus allen Teilen. Fieber adynamisch, typhös mit kalten Schweißen. Ohrenfluß eitrig, dünn, blutig, Ohrgeräusche. Nasenbluten, stinkende Nasensekrete. Kältegefühl in der Brust. Husten, schmerzhafte rechte Lungenspitze, Auswurf eitrig, dunkel. Gefühl wie von Eis im Magen. Durchfälle blutig, septisch.

Indikationen: Sepsis aller Art. Otitis media. Ozäna und Nasenbluten. Phthisis pulmonum. Gastroenteritis.

Vergleichsmittel: Ars., Carbo, Crotal., Lach. D 6—30.

Equisetum arvense, Zinnkraut
(Essenz, A.-G. ½, Dilutionen)

Von KNEIPP neu in den Heilschatz eingeführt. Die Wirkung beruht auf dem hohen Gehalt an Kieselsäure. Auch in der klinischen Medizin geschätzt (UNNA, SCHULZ, KOBERT).

Harn reichlich, schleimig, Grieß und Sand führend; Harndrang und -zwang, Blase wie wund und zu voll, Tenesmus. Brennen in der Harnröhre zu Ende des Harnlassens. Dysurie.

Indikationen: Lithämie, Zystitis, Enuresis, ∅—D 6.

Erigeron canadensis, Berufskraut
(Essenz, A.-G. ⅓, Dilutionen)

Kosmopolitische Ruderalpflanze, auf Bombenschutt üppig gedeihend.

Blutungen, Kongestion, hellrot und heftig, gußweise aus allen Organen. Blasenblutungen speziell, dabei Blasen- und Mastdarmreizung. Rheumatische Schmerzen der Muskeln und an den Gelenken, Reißen, Ziehen, schlechter bei Gehen und bei Wetterwechsel.

Indikationen: Blutungen. Lumbago. Hüft- und Gliederweh rheumatisch. ∅—D 3.

Eucalyptus globulus, Fieberbaum

(Tinktur, A.-G. 1/10, Dilutionen)

Trocknet in seiner australischen Heimat Sümpfe aus, ozonisiert die Fieberluft tropischer Gegenden. In der heißen Zone geschätztes Malaria- und Grippemittel.

Abgeschlagenheit, Schwäche, Erschöpfung; Stechen und Zucken in allen Muskeln und Gelenken, schlimmer nachts und bei Nässe. Fieber intermittierend mit Durst und Brennen im Leibe. Herzklopfen mit Schwindel und Stirnkopfweh; Blutwallungen. Atemnot mit Husten und viel Rasseln; quälender Reizhusten. Blutarmut und kachektischer Reizhusten. Kachektisches Aussehen nach Malaria.

Indikationen: Grippe rheumatisch. Pleurodynie. Krampfhusten. Asthma cardiacum. Oleum Euc. ∅.

Eupatorium perfoliatum, Wasserhanf

(Essenz, A.-G. 1/3, Dilutionen)

In der Volksmedizin gebräuchliches Mittel bei grippösen und intermittierenden Fiebern.

Kopfweh kongestiv. Schwindel. Fieber mit Unruhe, muß sich fortgesetzt herumwerfen. Zerschlagenheitsgefühl und ungeheure Schmerzen im ganzen Körper. Knochen wie zerschmettert, Handgelenke wie verrenkt, Steifigkeit. Fieber periodisch auftretend mit Galleerbrechen und gelbem Gesicht.

Kehlkopf wie wund, Heiserkeit, trockener Husten, sehr schmerzhaft. Galleerbrechen bei Schmerzanfällen und auf der Höhe des Fiebers, was erleichtert; eiskalte Füße. Zunge trokken, gelb, trinkt gern kalt, aber darauf Erbrechen.

Indikationen: Kopfschmerz und biliöse Migräne. Fieber rheumatisch. Grippe. Leberschwellung. Kachexie nach Malaria.

Vergleichsmittel: Bry., Chel., Natr. mur. ∅—D 3.

Euphorbium, Wolfsmilch

(Tinktur, A.-G. 1/10, Dilutionen)

Bläschen, Blasen, juckende und brennende Knötchen der Haut mit Fieber. Auge trocken und brennend. Lidödem. Tränen. Schleimhäute brennend, Fließschnupfen, Niesreiz, Stirnkopfweh. Viel Durst, bitterer Geschmack, Erbrechen und brennende Durchfälle. Knochenschmerz nachts, den Schlaf raubend, ebensolche Kopfschmerzen.

Indikationen: Herpes zoster, Erysipel. Konjunktivitis. Koryza und Nebenhöhlenkatarrhe, Tubenkatarrh, Rachenkatarrh. Ruhrartige Durchfälle.

Vergleichsmittel: Rhus, Veratr. D 3—6.

Euphrasia officinalis, Augentrost

(Essenz, A.-G. 1/3, Dilutionen)

Augen geschwollen, brennend, beißend an Lidern und Bindehaut. Tränen reichlich, heiß, scharf. Lichtscheu und Lidkrämpfe. Gefühl, als liege ein Haar über dem Auge. Chemosis. Folgen von Erkältung, Grippe, Masern, Verletzungen, Skrofulose. Hornhauttrübungen, Sehstörungen und Sehschwäche, wischt die Augen. Nasensekrete mehr mild, lockerer Husten, lästig, besonders am Tage. Stottern, behinderte Sprache.

Indikationen: Blepharitis, Konjunktivitis, Iritis; Makulä. Koryza. Grippe. Hypoglossusparese.

Vergleichsmittel: Cepa, Ars., Gels., Puls., Kal. jod. D 3—6.

Ferrum, Eisen

(Tabletten — Verreibungen)

Wechselnde Stimmung: erregt, reizbar — mißmutig, gedrückt. Rheumatisches Reißen, Stechen, Bohren in Armen und Beinen. Rheuma des linken Deltamuskels. Gelenke geschwollen und steif. Nächtliche Verschlimmerung, muß aufstehen und herumgehen, was bessert. Neuralgische Schmerzen, periodisch, mehr nachts an Kopf, Zähnen, Gliedern. Blasse Schleimhäute, Gesicht bleich, gedunsen, oft grünlich. Gesicht abwechselnd heiß und rot, kalte Glieder. Blutwallungen. Kopfmüde, frostig, mager, aber erregt. Neigung zu Blutungen. Herzklopfen und plötzlicher Blutandrang zum Kopfe, zur Brust. Blutstauungen, Varizen, Ödeme an den Beinen; Blutflecken. Fieber mit Durst im Frost, Körper und Glieder sind mehr kühl. Kopfschmerz pulsierend, besonders beim Bücken. Schlaflosigkeit. Schwindel und Taumeln bei Abwärtssehen und bei rascher Bewegung. Nasenbluten hellrot. Heiserkeit. Trockener Husten. Atemnot. Bluthusten der Anämischen und bei beginnender Phthisis. Magenschwäche, Sodbrennen. Magenkrampf, Erbrechen, Abneigung gegen Fleisch. Meteorismus; unverdaute, schmerzlose Durchfälle, besonders nachts. Regel ausbleibend oder stark und lang, intermittierend.

Indikationen: Schulterrheumatismus. Anämie und besonders Chlorose. Neuralgien. Skrofulose erethisch. Anlage zu Phthisis. Blutungen. Fieberneigung. Folgen von Säfteverlusten; Rekonvaleszenz. Kopfschmerz. Herzklopfen nervös bei Erregung. Stauungskatarrhe. Hämoptoe. Zahnschmerz. Magenkatarrh und Enteritis. Menorrhagie, Enuresis.

Vergleichsmittel: China, Graph., Hamam., Cupr. D 1—12.

Ferrum phosphoricum, Ferriphosphat

(Tabletten — Verreibungen)

Steht zu Beginn fieberhafter Infektionen in der Mitte zwischen dem mehr sthenischen Charakter von Aconit und Belladonna und dem asthenischen, schleichenden von Gelsemium. Der Ferr.-phos.-Fall ist nicht vollblütig, robust, sondern nervös, sensitiv, blutarm mit Scheinplethora und mit den Wallungen von Ferrum. Erstes Stadium entzündlicher Affektionen besonders der Brust.

Rheumatische Schmerzen, wandernd, schlimmer nachts und bei Bewegung. Augen gerötet und lichtscheu. Stiche und durchfahrende Schmerzen im Ohr. Otitis media. Magen empfindlich, schmerzhaft, viel Durst, saures Aufstoßen und Erbrechen. Durchfälle unverdaut, schmerzlos, wäßrig, besonders im Herbst und Sommer.

Vergleichsmittel: Acon., Gels., China. D 3—12.

Ferrum picronitricum, pikrinsaures Eisen

(A.-G. der Lösung 1/100, Dilutionen)

Ohrensausen hartnäckig, Schwerhörigkeit; Furunkel im Gehörgang. D 4—30.

Formica rufa, rote Ameise

(A.-G. der Lösung 1/10, Dilutionen)

Umfassende und tiefgreifende Wirkung, besonders auf die gichtisch-rheumatische Konstitution. Vgl. die Untersuchungen der BIERschen Schule mit Acid. formic. Injektionen und oral.

Rheumatische Schmerzen an Muskeln, Gelenken und Nerven. Plötzlich auftretend, wandernd, schlimmer bei Bewegung. Steifigkeit des Rückens und der Glieder und große Mattigkeit. Hände und Füße wie eingeschlafen, Verlangen, sich zu recken und zu strecken. Scharfe Schweiße und Hautjucken, nesselartige Ausschläge. Große Empfindlichkeit gegen Nässe, Kälte und Kaltbaden. Neuralgische Schmerzen, wo die Nerven aus den Knochen treten. Frösteln und kaltes Überrieseln, scharfe Hautausdünstung.

Atmung erschwert, asthmatisch; Bewegung, Stiche in Brust und Herz. Magensäure, Erbrechen, Würgen und saures Aufstoßen. Durchfälle, Meteorismus, Kolik, Afterschmerz mit Stuhldrang. Urin blutig, eiweißhaltig, wenig oder reichlich. Blasenreizung. Sehr empfindlich gegen Kälte und Nässe.

Indikationen: Harnsaure Diathese, Rheuma, Gicht, deformierende Gelenkentzündung; Neuralgien am Kopfe, Ischias. Urtikaria, trockene Ekzeme, Psoriasis, Entzündungen an Schleimhäuten und Serosa. Asthma bronchiale, beginnende Phthisis. Saure Dyspepsie. Nephritis chronica.

Vergleichsmittel: Rhus, Dulc., Urtica., Calc. fluor. D 3—30.

Gelsemium sempervirens, wilder Jasmin

(Essenz, A.-G. 1/3, Dilutionen)

In Nordamerika heimischer giftiger Schlingstrauch, dort als Antineuralgikum im Gebrauch. Toxische Gaben führen zu völliger motorischer Lähmung bei klarem Bewußtsein.

Schwäche, Zittern, Zerschlagenheit, Erschöpfungszustände. Fieber sich hinschleppend mit dunkelrotem Gesicht, wie trunken. Schläfrig, benommen, apathisch, selten bewußtlos. Kalte Hände und Füße bei vollem, aber schwachem Pulsschlag. Erkältlichkeit bei Sommerwetter mit trockenen Katarrhen.

Erschöpfung der Nerven, Schwindel, Schlaflosigkeit, Krämpfe. Kopfschmerz dumpf, pulsierend im Nacken mit Steifigkeit. Migräne anfallweise mit Erbrechen, Blindheit vor dem Anfall. Lähmungen an allen Muskeln, auch nach Diphtherie. Neuralgische Schmerzen plötzlich, stehend, schießend, krampfig. Auge im ganzen schmerzend, Pupillen weit, Muskellähmungen.

Herz: Gefühl, als wolle es stillestehen, wenn man sich nicht bewegt. Erkältungs- und Grippekatarrhe, Heiserkeit. Schlingbeschwerden. Durchfälle gelb und dünn nach Erkältungen oder Gemütsaffekten. Reichlicher Harnabgang bessert die Beschwerden, besonders Kopfweh. Sexuelle Schwäche, Pollutionen, Impotenz, Spermatorrhö. Uterus wie mit der Hand gepackt. Regelstörungen aller Art. Wehenschwäche, Krampfwehen, Fluor albus mit Schwäche.

Indikationen: Fieber rheumatisch, grippeartig, gastrische Fieber mit größter Erschöpfung und Apathie. Migräne, bewährt in D 30. Glaukom-Schmerz. Beschäftigungskrämpfe, Neuralgien, Lähmungen, Ptosis. Herzstörungen des Alters. Laryngitis, Magen-Darm-Katarrhe.

Vergleichsmittel: Ignatia, Acon., Bell., Cimicif., Magn. ph. D 1—30.

Glonoinum, Nitroglyzerin

(A.-G. der Lösung 1/100, Dilutionen)

Plötzliche Blutwallungen zu Kopf und Brust, Karotiden pulsierend. Gesicht hell- oder dunkelrot, Schwarzwerden vor den Augen. Puls voll, gespannt. Unruhe, muß sich stets bewegen, Angst und Furcht. Kopf schwer und wie zu groß, Wogen des Gehirns mit jedem Pulsschlag. Schwindel, kennt sich nicht aus, Angst vor Schlaganfall. Kopfschmerz pulsierend, Migräne, besser im Freien. Krämpfe und epileptiforme Anfälle (Urämie, Eklampsie). Auge wie zu groß, Schwach- und Trübsichtigkeit von Blutfülle.

Herzklopfen pochend durch den ganzen Körper gehend. Atemnot von Blutandrang zu den Lungen, Druck in der Brust. Harn eiweiß- und zuckerhaltig, spärlich, auch bluthaltig. Zur Regelzeit Blutwallungen zum Kopfe und Migräne. Folgen von Sonnenstich und Ofenhitze, von Nervenverletzungen. Verschlimmerung bei Sonnenhitze, von Alkohol, Besserung im Freien.

Indikationen: Plötzliche Blutzirkulationsstörungen, Sonnenstich, drohende Apoplexie; Migräne, Hirnhautreizung, Krämpfe. Basedow; Retinitis albuminurica. Stenokardie. Schrumpfniere, Arteriosklerose.

Vergleichsmittel: Bell., Opium, Stram., Acon. D 3—30.

Graphites, Reißblei

(Tabletten-Verreibungen)

Der von HAHNEMANN geprüfte englische Graphit enthält 96% Kohlenstoff und 4% Eisen. Das Mittel entfaltet gegenüber dem amorphen Kohlenstoff (Carbo) eigene kolloidale Wirkungen.

Traurig, niedergeschlagen, voller Angst und Sorgen. Fett, frostig und verstopft. Haut trocken, zu Rhagaden und Schrunden neigend. Nägel verkrümmt und ausfallend. Stinkende Fußschweiße. Flechten mit honigartigem Sekret, besonders hinter den Ohren. Keloide an alten Narben. Brustwarzen wund und schrundig. Blutwallungen, Herzklopfen, Pulsieren im ganzen Körper (beigemengtes Ferrum!). Blut reich an Leukozyten; Frostigkeit, Blutarmut. Augenlider verdickt, voll Ekzem, scharfe Tränen, wunde Winkel. Schwerhörig; Ekzeme ums Ohr. Stockschnupfen. Kehlkopf rauh und trocken, Heiserkeit beim Singen abends. Übelkeit, Ekel, Erbrechen mit Magenschmerz und -krampf periodisch wiederkehrend. Essen bessert die Schmerzen; Abneigung gegen Fleisch. Meteorismus, stinkende Flati, Brennen im After. Verstopfung, tagelang kein Stuhldrang. Schleimfetzen im Stuhl. Durchfälle unverdaut, speziell bei Pädatrophie. Afterfissuren und -ekzem. Hämorrhoiden. Aftervorfall. Ekzeme am Skrotum. Geschlechtlich gleichgültig. Frauen haben Abneigung gegen Beischlaf. Scharfer Fluor, Regelverspätung.

Indikationen: Psora und Skrofulose, Ekzeme, Nagelleiden, Haarausfall. Hautverdickungen nach Erysipel, Keloide, Schrunden und Warzen. Anämie. Skrofulöse Ophthalmie, Hordeolum. Otitis media sicca und Otosklerose. Magenkrampf, chronischer Magenkatarrh; Obstipation, Afterfissuren, Colitis mucosa.

Vergleichsmittel: Arg. nitr., Puls., Cal., Sepia, Sulf., Acid. fluor. D 6—30, in chron. Fällen seltene Gaben, wöchentlich 2mal.

Grindelia robusta

(Tinktur, A.-G. 1/10, Dilutionen)

Amerikanische Komposite, als Asthmamittel gebraucht.

Auffahren aus dem Schlaf bald nach dem Einschlafen mit Ringen nach Luft und Erstickungsgefühl, Rasseln auf der Brust. Bronchitis und asthmatische Zustände von Lungenemphysem.

Vergleichsmittel: Tart. em., Lach. ∅—D 12.

Guajacum, Pockholzbaumharz

(Tinktur, A.-G. 1/10, Dilutionen)

Ulrich VON HUTTENS Antisyphilitikum. Auch damals schon als Rheumamittel geschätzt.

Rheumatische, stechende, reißende Muskel- und Gelenkschmerzen. Schweiße stark und übelriechend. Harndrang mit Grieß und Sandabgang. Schleimhautkatarrhe mit übelriechenden Sekreten. Tonsillenabszesse. Schleichende Fieber mit Nachtschweißen bei Lungenkatarrhen und Pleuritis. Stiche in der linken Lungenspitze, quälender Husten mit eitrigem Auswurf. Mund und Hals trocken und brennend, muß immer trinken. Schmerz in der Leistengegend; wie von einem austretenden Bruch.

I n d i k a t i o n e n : Rheuma, Gicht und Tophi. Sehnenentzündungen. Tonsillitis. Wachstumsschmerzen der Kinder. Pleurodynie. Leistenbruchanlage.

V e r g l e i c h s m i t t e l : Mercur., Caust., Rhus, Mez., Rhodod. ∅—D 6.

Hamamelis virginica, Zaubernuß

(Essenz, A.-G. 1/3, Dilutionen)

Das Destillat der frischen Blätter dieser Haselnußart wird in Amerika außerordentlich vielseitig gebraucht. Das Mittel bedeutet für das venöse System dasselbe wie Aconit für das arterielle.

Venen voll und erweitert, sie schmerzen und sind leicht entzündet. Wehtun und Zerschlagenheitsschmerz der Glieder. Hämmernder Kopfschmerz in den Schläfen, in Kopf und Augen. Blutungen passiv, stetig fließend mit Wundheitsschmerz überall. Vikariierende Blutungen bei aussetzender Hämorrhoidal- oder Regelblutung. Folgen von Stoß, Fall, Verwundung oder Entzündung. Gefühl, als wolle der Rücken brechen, Leibvölle, Afterbrennen. Schleimhäute mit geschlängelten Venen, besonders im Rachen. Schwellung der Schilddrüse, vaskulös, pulsierend, empfindlich. Hoden- und Ovarienschwellung, in den Bauch ausstrahlende Schmerzen.

I n d i k a t i o n e n : Venenmittel: Varizen, Phlebitis, Phlegmasia, Ulcera cruris, Varikozele, Hämorrhoiden blutend. Blutungen passiv aus allen Organen. Rheuma der Muskeln. Neuralgien. Pharyngitis, Dickdarmkatarrhe. Struma.

V e r g l e i c h s m i t t e l : Arn., Calend., Trillium, Puls. ∅—D 3.

Helleborus niger, Schneerose

(Tinktur, A.-G. 1/10, Dilutionen)

Altberühmte Heilpflanze, giftig, blüht zur Weihnachtszeit (Christrose). Von PARACELSUS gerühmtes Herzmittel, übertrifft besonders bei Alten in seiner tonisierenden, diuretischen Wirkung oft die Digitalis.

Hochgradige Erregung von Hirnkongestion mit schrillem Aufschreien. Kopfweh schießend mit Schwindel und Benommenheit. Augen nach oben verdreht, Pupillen weit und reaktionslos. Kaubewegungen, Stirnrunzeln, automatische Gliederbewegungen. Schlummersucht. Lähmungserscheinungen von Hirndruck. Stupor. Typhoid mit kaltem, blassem, verfallenem Gesicht. Kalte Stirnschweiße, Durst enorm und gieriges Trinken. Zupfen an Lippen und Nase; Puls schwach, aussetzend und unfühlbar. Kollaps. Würgen, Erbrechen, Meteorismus, schwere Durchfälle. Urin schwarz, wenig, blutig, eiweißhaltig, auch unterdrückt. Wassersucht, urämische Erscheinungen und Krämpfe, Herzschwäche.

I n d i k a t i o n e n : Hirn- und Nierenentzündungen. Kollaps. Wassersucht. Hydrocephalus acutus. Psychosen. Urämie mit Anurie.

V e r g l e i c h s m i t t e l : Apis, Zinc., Cicuta, Veratr. ∅ bis D 3.

Hepar sulfuris calcareum, Kalkschwefelleber

Gemisch von Calciumpolysulfid mit Calciumsulfat
(Tabletten — Verreibung und Dilution)

Wird hergestellt durch Erhitzen von Austernschalenkalk mit Schwefelblüte und ist im Gegensatz zu dem in der offizinellen Medizin üblichen Hepar sulf. kalinus in Wasser nur schwer löslich. Seine Wirkung entsprichet den Bestandteilen Schwefel und Kalk.

Blonder, schlaffer, lymphatischer Typus.

Geschwüre, Abszesse, Fisteln usw. mit Stechen und Splitterschmerzen. Schüttelfröste und Fieber mit nervöser Erregung leiten die Eiterung ein. Sekrete dick-eitrig, übelriechend. Geschwüre sehr empfindlich. Schleimhautkatarrhe nach Erkältung mit Stechen wie von Gräten. Sekrete reichlich, schleimig-eitrig, anfangs schwerlöslich. Kruppöse Entzündungen mit Rezidivneigung bei jeder Erkältung. Haut sehr empfindlich gegen Kälte und Berührung, unheilsam. Schweiße bei Anstrengung und nachts profus, ohne Erleichterung. Ausschläge, Flechten, Geschwüre aller Art, Neigung zu Eiterung. Allgemeine Überempfindlichkeit, Nagelkopfweh mehr rechts.

Augenlider geschwollen, schmerzhaft, eiternd. Hypopion. Ohrenfluß eitrig, Schwerhörigkeit nach Scharlach. Heiserkeit,

Husten bellend; Rezidive bei Erkältung. Rasseln auf der Lunge mit lockerem, reichlichem Auswurf. Asthmatische Beschwerden bei trockener Kälte, besser bei feuchter Wärme.

Sodbrennen, Verlangen nach Reizmitteln. Magen empfindlich gegen Druck, Essen macht voll und Druck. Durchfälle sauer, unverdaut; das ganze Kind riecht sauer. Vergeblicher Stuhldrang selbst bei weichem Stuhl. Harn geht schwer ab, schwacher Strahl, Restharn. Folgen von Erkältungen, die gerne die oberen Luftwege befallen. Folgen von Jod- und Quecksilbermißbrauch, Metallvergiftungen. Verschlimmerung durch trokkene Kälte, Besserung durch Wärme.

Indikationen: Psora, Skrofulose, Drüsenschwellungen, Eiterungen und Fisteln überall. Rheuma, Witterungsneurosen. Eitergeschwüre, Furunkel, Panaritien, Phlegmonen. Kopfschmerz, Neuralgien. Blepharitis. Keratitis. Otitis media. Koryza, Laryngitis, Krupp, Phthisis, Lungenabszeß. Dyspepsia acida, Pädatrophie. Nephritis nach Scharlach. Schwache Blase.

Vergleichsmittel: Acon., Spong., Sil., Staphis., Myristica. D 2—30.

Hydrastis canadensis, Gelbwurz

(Tinktur, A.-G. 1/10, Dilutionen)

Bekanntes, aus Amerika stammendes Hämostatikum bei uterinen Blutungen. In der Homöopathie bewährt bei allen chronischen Katarrhen mit dickgelbem, zähem Sekret.

Fahl-gelbes Aussehen, Abmagerung, Marasmus. Große Muskelschwäche und Hinfälligkeit. Schleimhautkatarrhe mit gelbem, fadenziehendem, scharfem Sekret. Geschwürbildung mit Neigung zu Blutungen aus allen Teilen.

Nase juckend, brennend, Wundheitsgefühl; blutige Sekrete. Zunge schmutzig-gelb, breit, welk, mit roten Rändern. Magen öd und leer, Gefühl von Hinsein, Herabhängen. Stühle knollig mit Schleim überzogen und Schleimklumpen. Leberschwellung mit Ikterus, Obstipation, helle Stühle. Urin mit dickem, zähem Schleim. Uterusblutungen und Fluor dick, zäh, gelb, blutig, wundmachend.

Indikationen: Phthisisneigung. Nebenhöhlenkatarrhe, Ozäna. Stomatitis, Leukoplakie. Magengeschwür und Colitis mucosa; habituelle Obstipation nach Mißbrauch von Abführmitteln. Gallensteinkrankheit. ∅—D 3.

Hyoscyamus niger, schwarzes Bilsenkraut

(Essenz, A.-G. ½, Dilutionen)

Gehört zu den ältesten Giftpflanzen, ersetzte den Chirurgen des Mittelalters unser heutiges Chloroform.

Große Unruhe, geschwätzig, Lachen und Weinen oder Schreien. Kopfschmerz, Schwindel, Delirien und Halluzinationen. Singultus. Pupillen weit, Blick stier, Lichtscheu, Sehtäuschungen. Manien, Verfolgungswahn, besonders Nymphomanie mit geilen Gebärden.

Schlaflosigkeit; Erwachen mit Schreck, Zittern, Zucken, Kopfrollen. Schlummersucht, Betäubung in der Folge; unfreiwilliger Stuhl und Harn, Krämpfe epileptiform, mehr klonisch, mit folgendem Sopor.

Krampf- und Kitzelhusten bei trockenem Kehlkopf, schlimmer nachts. Blasenkrampf und -lähmung mit Inkontinenz oder Retentio. Fieber adynamisch mit typhösem Verlauf bei blassem Gesicht. Folgen von Gemütsaffekten und von unterdrückten Exanthemen.

Indikationen: Geistesstörung mit großer Erregung der Arteriosklerotiker und Schnapstrinker. Nächtlicher Reizhusten (D 3). Seniler Tremor, Parkinson.

Vergleichsmittel: Bell., Stram., Agar., Gels. D 2—30.

Hypericum perforatum, Johanniskraut

(Essenz, A.-G. ⅓, Dilutionen)

Spezielle Wirkung auf das Rektum, Hämorrhoiden. Die „Arnica der Nerven".

Schläfrigkeit und Abspannung, dabei Herzklopfen. Durst groß, Appetit gering, Magendruck. Schmerzen heftig, schießend längs der Nerven aufwärts nach Traumen. Halswirbel sehr empfindlich, Taubsucht, Ameisenhaufen.

Indikationen: Folgen von Hirn- und Rückenmarkerschütterung; traumatische Neurose. Beschäftigungskrämpfe;

Neurasthenie. Anämische Zustände mit Scheitelkopfweh und Zirkulationsstörungen. Nervenverletzungen. Soll, äußerlich auf frische Wunden gebracht (∅), Tetanus verhüten (Schier).

Vergleichsmittel: Arn., Staph., Calend., Ruta ∅—D 3 und Hypericumöl.

Ignatia, Ignatiusbohne

(Tinktur, A.-G. 1/10, Dilutionen)

Auf den Philippinen heimischer, strychninhaltiger Kletterstrauch.

Krämpfe aller Art, hysterisch-nervöse Leiden.

Wechselnde Stimmung: Weinen, Lachen, streitsüchtig, verschlossen. Gefühl eines Knödels im Halse. Nagelkopfschmerz periodisch. Halbseitige Kopfschmerzen mit Erbrechen und Harnkrisis zum Schluß.

Krampfbereitschaft, Zuckungen, Zähneknirschen, Krampfanfälle. Kitzelhusten, wie von Staub oder Schwefeldampf.

Geschmack bitter oder sauer; viel Gähnen. Leere und Ödigkeit in der Magengrube; Gefühl von Herabhängen. Magenkrämpfe, Verdauungsstörungen, Blähsucht, Singultus. After wie zusammengeschnürt, besonders nach Stuhl. After vorfallend. Urin viel und wasserhell mit Harndrang, besonders nach Kopfweh. Regel zu früh, stückig, dunkel, Fluor albus.

Indikationen: Folgen von Kummer, Sorgen, unglücklicher Liebe, Eifersucht u. dgl. Frauen- und Kindermittel, Spasmophilie; Globus und Clavus hystericus; Migräne. Krampfhusten. Angina. Nervöse Dyspepsie. Aftervorfall.

Vergleichsmittel: Cimic., Sep., Kal. phos., Zinc. D 2—30.

Jodum

(A.-G. der Lösung 1/10, Dilutionen)

Schulbeispiel entgegengesetzter kleiner und großer Gaben. Das Jodbild sollte von der Thyreotoxikose her besser bekannt sein. Wo es in Teilen oder gar im Ganzen vorliegt, dürfen nur höhere Verdünnungen in kurzen Stößen eingesetzt werden.

Große Unruhe, reizbar, ängstlich, mutlos. Heißhunger und gieriges Essen, viel Appetit, trotzdem Abmagerung. Atrophien und Verhärtungen aller drüsigen Organe. Hitze, Blutwallungen, Herzklopfen, Angstzustände, Schweiße. Fieberzustände mit Wallungen, schlimmer nachts; Frühschweiße. Gummöse Prozesse an allen Geweben mit Zerfall. Schwellungen aller Drüsen, speziell der Schilddrüse, oder Atrophie. Schleimhäute hyperämisch; scharfe, salzige, ätzende Sekrete. Kruppöse Membranen mit Neigung zu Blutung und Geschwüren. Haut gelblich, fahl; heißes Gesicht; Neigung zu Schweißen. Kopfschmerz heftig klopfend, alter Leute, besser im Freien.

Auge unruhig, Bulbi vortretend, zitternd und zuckend. Pupillen weit, Tubenkatarrh. Herzklopfen, Herz wie gepackt, schlimmer bei Erregung und Anstrengung. Heißer Fließschnupfen oder Stockschnupfen, scharf, ätzend. Heiserkeit, Schleimrasseln, Atemnot, krampfhafte Atmung. Kitzel- und Krampfhusten trocken, nächtliche asthmatische Anfälle, Auswurf zäh, blutig, schwerlöslich, auch Aushusten von Mambranen.

Zunge dick, gelb belegt; Durst heftig und Speichelfluß. Speiseerbrechen, Heißhunger, Essen bringt allgemeine Besserung. Durchfälle früh wäßrig oder Verstopfung mit Hämorrhoiden. Knochen-, Gelenk- und Muskelschmerzen chronischer Art. Schwund und Verhärtung der Hoden und der Vorsteherdrüse. Regel stark, langdauernd, zu früh. Fluor scharf und fressend. Ovarien geschwollen mit Zystenbildung, hart und empfindlich. Brustdrüse welk, schwindend; Sistieren der Milchsekretion. Knoten.

Verschlimmerung durch Wärme und im warmen Zimmer. Besserung im Freien, in kühler Luft, durch Essen und Bewegung.

Indikationen: Skrofulose. Drüsenschwellungen. Knocheneiterungen; gummöse Prozesse. Atrophien, Kachexien, Struma und Basedow, Kropfherz. Chronische, skrofulöse Katarrhe in Nase, Rachen, Mandelschwellungen. Resorptionsmittel bei serösen Ergüssen. Akne, Furunkel, Pusteln. Kopfschmerz chronisch; Manie. Dakryozystitis. Herzfehler. Heuschnupfen; Nebenhöhlenkatarrhe; Krupp. Asthma. Pneumonie, Bronchiolitis, Pleuritis. Pädatrophie. Leber- und Bauchspeicheldrüsenschwellung. Gelenkrheuma chronisch, Tophi, Hydrops der Gelenke und Schleimbeutel. Muskelrheumatismus.

Vergleichsmittel: Hepar (Antidot), Brom., Mercur., Phos., Natr. mur., Abrot. ∅—D 30 (s. oben).

Ipecacuanha, Brechwurzel

(Tinktur, A.-G. 1/10, Dilutionen)

Enthält das bekannte Ruhrspezifikum Emetin. In ihrer Heimat findet die Brechwurzel Verwendung gegen Kehlkopf- und Brustkatarrhe asthmatischer Art.

Blutungen hellrot, heftig, akut mit Brechübelkeit und Angst, Schnappen nach Luft, Ohnmachtsneigung. Fieberanfälle mit kurzem Frost, langer Hitze, dabei Magenstörungen. Haut heftig juckend. Bläschen. Augenschleimhaut gereizt, Lichtscheu, Chemosis.

Niesreiz bei Nasenverstopfung und Geruchverlust. Nasenbluten. Große Schleimansammlung auf der Brust mit Schnappen nach Luft, viel Rasseln, ohne daß etwas ausgehustet wird. Krampfhusten mit Erbrechen und Blutungen. Asthmatische Anfälle, besonders bei feuchtwarmem Wetter, abends und nachts. Zunge ist rein, Speichelfluß, Ekel und leeres Aufstoßen. Brechwürgen und Erbrechen nach üppigen Mahlzeiten ohne Erleichterung. Durchfälle gelb-wäßrig oder schaumig, ruhrartig mit Leibschneiden. Regelblutungen stark, hell, gußweise mit großer Schwäche.

Indikationen: Akute Krankheiten stets mit Vagusreizung. Blutungen. Malariafieber. Heufieber und Asthma: Konjunktivitis. Bronchiolitis, katarrhalische Pneumonie, Hämoptoe; Gastroenteritis, Kolik, Herbstruhr, Menorrhagie.

Vergleichsmittel: Cupr., Arn., Ars. D 2—12.

Iris versicolor, Schwertlilie

(Essenz, A.-G. 1/3, Dilutionen)

Kopfschmerz, meist halbseitig, periodisch, nach geistiger Übermüdung. Erbrechen bitter oder sauer, auf der Höhe des Migräneanfalles. Trübsichtigkeit oder Blindheit vor dem Anfall, Polyurie zum Schluß. Neuralgische Schmerzen, tägliche, periodisch, schlimmer zu Beginn der Bewegung. Brennschmerz vom Mund bis zum After; Zunge wie verbrüht. Sodbrennen, saures Aufstoßen, Magenunbehagen. Durchfälle kopiös, gallig, wäßrig, nachts, mit heftiger Kolik.

Indikationen: Migräne und Kopfweh. Ischias; Supra- und Infraorbitalneuralgie. Dyspepsia acida; Pankreasdiabetes. Sommerdurchfälle; Gastroenteritis mit Kolik.

Vergleichsmittel: Ars., Ipec., Podoph., Sanguin. D 2—30.

Kalium bichromicum, Kaliumdichromat

(A.-G. der Lösung 1/100,
Tabletten — Verreibungen und Dilutionen)

Gewerbliche Vergiftungen in Chromfabriken seit langem bekannt. Früher als Anti-Syphilitikum im Gebrauch. Die Hauptwirkung richtet sich auf die Schleimhäute der oberen Luftwege, des Magens und der Nieren. Skrofulose und luetische Anlage bei aufgeschwemmten, hellhaarigen Menschen. Pseudomembranbildungen.

Große Erkältlichkeit bei trockener Kälte; Frostigkeit; Katarrhe. Schmerzen plötzlich kommend und wandernd an Muskeln, Gelenken, Nerven; oft an kleinen Stellen auftretend. Rheuma wechselnd mit gastrischen Beschwerden und Durchfällen. Geschwüre tief, rund, perforierend, mit livider Umgebung. Gelbes, fahles Aussehen, große Hinfälligkeit; Kachexie. Hautausschläge wie Schafpocken. Schleimhäute schleichend entzündet, zu kreisrunden Geschwüren neigend. Sekrete gelbgrün, zäh, strähnig; auch Membranen. Kopfschmerz halbseitig, periodisch. Neuralgische Schmerzen, wandernd, an kleinen Stellen.

Bindehautentzündungen, Geschwüre der Hornhaut mit Chemosis bei nur wenig Schmerz. Nase geschwollen, voller Schleim; Pflöcke, Krusten. Kehlkopf rauh und wund. Husten hart und hohl bei schwerlöslichem, strähnigem, gelbem Auswurf. Zunge gelb mit Zahneindrücken. Mandelpfröpfe. Mundgeschwüre, besonders am harten Gaumen, tief, perforierend.

Magen brennend, wie wund. Erbrechen sauer, bitter. Morgendurchfälle wäßrig, braun, gallertartig. Harn wenig, saturiert, sauer, eiweißhaltig mit weißem Sediment. Geschwüre an den Geschlechtsteilen; eitriger Harnröhrenfluß. Verschlimmerung bei trockener Kälte, nachts und frühmorgens. Besserung in warmer Luft.

Indikationen: Skrofulose, rheumatisch-gichtische Konstitution; Kachexie. Geschwürige und destruktive Prozesse. Kopfschmerz, gichtisch. Nebenhöhlenkatarrhe; Ozäna. Ophthalmie. Polypen. Laryngitis und Krupp; Bronchitis. Gaumen- und Rachengeschwüre; Krupp. Gastritis chronica, besonders der Biertrinker; Ulcus ventriculi; Pädatrophie. Nephritis.

Vergleichsmittel: Brom., Hepar, Calc., Ant. crud. D 3—30.

Kalium carbonicum, Kaliumcarbonat, Pottasche

(A.-G. der Lösung 1/10,
Tabletten — Verreibungen und Dilutionen)

Kreislauf- und Muskelschwäche, Frostigkeit, Ödembereitschaft. Alle Schmerzen sind stechend. Kreuzweh mit Schwäche, Schweiß.

Große Erkältlichkeit. Rheumatische, stechende Schmerzen bei mit Uraten gesättigtem Harn. Stauungen; typische ödematöse Schwellung der oberen Lider. Blutarmut und Neigung zu Blutungen, Blutwallungen, Schwäche. Schlaflosigkeit nachts oder schwere Träume. Schleimhäute trocken, stechend, viel Durst. Stiche an den serösen Häuten, scharf, zum Schreien; Exsudation. Überempfindlichkeit des Rückens. Alles schlägt sich ins Kreuz. Schwachsichtigkeit, besonders nach sexuellen Exzessen.

Herzklopfen mit Angstgefühl und Herzstichen. Puls schwach, aussetzend. Luftwege empfindlich gegen Kälte und Luftzug. Stiche und Kältegefühl in der Brust. Rechte untere Brustseite bevorzugt: Stiche, Gefühl wie angewachsen. Liegen auf der kranken Seite verschlimmert. Husten hart und trocken, quälend, schlimmer 3 Uhr morgens. Zahnfleisch blutend, Zähne locker, großer Durst; Mundgeschwüre.

Blähsucht zum Platzen, Magenbrennen und -krampf; Sodbrennen. Stühle hart und knollig mit brennenden Afterknoten. Gelenke geschwollen, schmerzhaft, schwach. Urin brennend, urathaltig. Pollutionen nachts, schwächend; kreuzlahm nach

Koitus. Regel zu früh, lang, stark oder ausbleibend. Kreuzweh und Rückenschwäche dabei. Erstes Wochenbettmittel. Brustdrüsenschwellung und Neigung zu Abortus bei Anämischen.

I n d i k a t i o n e n : Psora, Anämie; nervöse Erschöpfung. Rekonvaleszentenmittel; Folgen von Blut- und Säfteverlusten, Kopfschmerz und Schlaflosigkeit chronisch. Spinalirritation, Kokzygodynie. Herzmuskelleiden, Fettherz und Herzschwäche. Katarrhe der oberen Luftwege; Pleurodynie und Pleuritis. Skorbut; Magenkrampf und saure Dyspepsie der Alten; Hämorrhoiden. Koxitis. Enuresis.

V e r g l e i c h s m i t t e l : Carbo, Calc., Phos., Lyc., Bryon., Natr. mur., Sepia. D 3—30.

Kalium muriaticum, Chlorkalium

Von SCHÜSSLER eingeführt. Fibrinöse Exsudate an Schleimhäuten und serösen Häuten. Zungenbasis grau belegt. Chronischer Mittelohrkatarrh. Follikuläre Angina. Bursitis präpatell. D 3—12 Tabl.

Kalium jodatum, Jodkalium

(A.-G. der Lösung 1/10, Dilutionen)

Die Pathogenese von Jodkalium ist ganz ähnlich der von Jod.

I n d i k a t i o n e n : Skrofulose und Rheumatismus chronicus. Iritis. Neuralgien. Ozäna. Drüsenschwellungen. Abmagerung und Kachexie mit Ödemen. Akne, Hautgeschwüre. Arteriosklerose. Koryza akut und chronisch. Bronchitis chronica mit Asthma. Pneumonie. Knochenschmerzen nachts. D 1—D 30.

Kalium phosphoricum

Einbasisches Kaliumphosphat

(A.-G. der Lösung 1/10,
Tabletten — Verreibungen und Dilutionen)

Entsprechend seinen Komponenten oft gebrauchtes, zuverlässiges Roborans bei muskulärer und nervöser Erschöpfung besonders jüngerer Kranker.

Nervendepression, verstimmt, zaghaft, weinerlich, melancholisch. Geistige Funktionen schwach, Gedächtnisverlust. Nervöse Schlaflosigkeit von Erschöpfung nach schweren Krankheiten. Kopfschmerz drückend nach geistiger Anstrengung. Angstzustände, Platzangst, Heimweh, Melancholie, Psychosen. Lähmigkeit, Krämpfe, Neuralgien mit großer Schwäche.

Indikationen: Folgen von Sepsis und schweren Krankheiten aller Art. Fötide nervöse Durchfälle. Retinitis albuminurica. Alopecia. Postdiphtherische Lähmungen.

Vergleichsmittel: Gels., Cimicif., Zinc., Lach. D 3—12.

Kalmia latifolia, Berglorbeer

(Essenz, A.-G. 1/3, Dilutionen)

Der amerikanische Lorbeer, für Tiere und Menschen giftig, wird in der homöopathischen Schule geschätzt als zuverlässiges Mittel bei Neuralgien und bei rheumatischen Myo- und Endokarditiden.

Schießende, reißende, rheumatische Schmerzen, wandernd von unten nach oben, an Muskeln, Gelenken, Nerven. Kopfschmerz und Schwindel bei Bewegung, speziell bei Herzleiden. Plötzliches Reißen über und unter den Augen, mehr rechts; Taubheitsgefühl. Steifheit der Lider und Herabhängen des oberen Lides. Sehschwäche. Herzschmerzen scharf und schießend mit Bradykardie. Schmerz stechend und reißend, gegen den linken Arm schießend, dabei Kribbeln und Taubheitsgefühl. Puls rasch, schwach, zitternd, aussetzend oder langsam. Herzschwäche. Besserung in kalter, frischer Luft.

Indikationen: Rheumatismus in Muskeln, Gelenken, Sehnen und Nerven. Neuralgia supra- und infraorbitalis dextra; Kopfschmerz, rheumatische Lähmungen; Ptosis. Endo- und Perikarditis; Klappenfehler und Kompensationsstörungen. Angina pectoris.

Vergleichsmittel: Acid. benzoic., Puls., Spig. Nicht unter D 2—D 6.

Kreosotum

(A.-G. der Lösung 1/10, Dilutionen)

Ein Gemenge verschiedener Phenole, durch Destillation aus Buchenholzteer hergestellt, sein Hauptbestandteil ist Guajakol. Steht nach seiner arzneilichen Wirkung zwischen Holzkohle und Karbolsäure.

Gesicht mager, gelblich, fahl, krankes Aussehen Marasmus. Blutungen, kleine Wunden bluten stark. Geschwürbildung. Blutwallungen; Klopfen. Schleimhäute brennen und jucken; Sekrete scharf und wundmachend. Geschwüre und Gangräen.

Augen tränend, wunde Lidränder. Nasenbluten, Geschwüre in der Nase mit scharfen Sekreten. Brustschmerzen mit Angst und Beklemmung, Atemnot und Husten. Auswurf eitrig; Fieber hektisch, Nachtschweiß. Zahnfleisch blutend. Zahnschmerz ausstrahlend.

Durst groß, unverdautes Erbrechen. Durchfälle ruhrartig mit brennendem After. Harn trüb, stinkend, zuckerhaltig. Harndrang plötzlich. Harn geht nur im Liegen. Bettnässen. Regel zu früh, lang, stark, Nachblutungen. Abwärtsdrängen zur Scham. Fluor wundmachend, scharf. Jucken und Brennen der Teile. Verschlimmerung durch Kälte und Ruhe. Besserung bei Wärme und Bewegung durch warme Speisen.

Indikationen: Dyskrasien, Pädatrophie. Zahnkaries. Diabetes. Gangrän. Hautgeschwüre, Furunculosis. Neuralgien, besonders bei Diabetes. Blepharitis, Hordeolum. Ozäna. Bronchitis foetida, Bronchiektasie. Hämoptoe, Skorbut, hämorrhagische Diathese. Nausea, Hyperemesis, Magengeschwür. Blutende Hämorrhoiden. Enureses. Menorrhagie. Leukorrhö.

Vergleichsmittel: Ars., Phos., Sulf., Lach., Acid. carbol. D 6—12.

Lachesis, lanzenförmige Viper

(Tabletten — Verreibungen)

Das in der Homöopathie am meisten geschätzte Schlangengift einer südamerikanischen Art, angezeigt vor allem bei septischen Zuständen mit tiefer Prostration.

Erregt und geschwätzig, vielgeschäftig; ängstlich. Blutungen passiv, Blut gerinnt nicht. Blutflecken. Wunden werden brandig, Geschwüre mit blauroter Umgebung. Blutwallungen, Schweiße. Fieber septisch oder hektisch, Schweiße klebrig. Schleimhäute bläulich, brennen, stechen, Sekrete zäh und schwerlöslich, blutig. Haut sehr empfindlich gegen Berührung, besonders am Halse. Petechien, Purpura. Schlaflosigkeit nachts; „schläft sich in die Verschlimmerung hinein".

Schwindel mit Kopfkongestion, besonders bei Schließen der Augen. Kopfschmerz, speziell links über dem Auge. Kopfschmerz vom Nacken zum Scheitel, periodisch auftretend. Delirien, Wahnideen. Gedächtnisschwäche; Zittern, Schwinden der Sinne.

Rheumatoide und neuralgische Schmerzen. Lähmungen. Sehschwäche nach Diphtherie. Ohr überempfindlich gegen Geräusch. Sekrete blutig, eitrig, stinkend. Konstriktio am Herzen, Erstickungsgefühl, Wallungen. Stirnkopfweh, besser bei Sekretion.

Atemnot früh beim Erwachen, Schleimansammlung auf der Brust. Husten kurz und trocken; asthmatische Zustände mit Angst. Aushusten von reichlich Schleim erleichtert alle Beschwerden. Geschmack abscheulich, Foetor ex ore; Zunge trocken, erdbeerfarbig. Zahnfleisch livid, geschwürig, Speichelfluß übelriechend. Halsbeläge schmierig, stinkend, mehr links; Rachen infiltriert. Knäuelgefühl im Rachen. Erträgt nichts um den Hals. Magenkrampf. Speiseerbrechen. Durchfälle blutig, schleimig, Darmblutungen. Afterknoten klopfend, brennend. Tenesmus.

Urin eiweißhaltig, blutig. Harnzwang. Uterus sehr empfindlich bei Berührung und Druck, entzündet. Zahlreiche klimakterische Beschwerden. Besser, wenn Blutung erscheint.

Verschlimmerung nach dem Schlafen, bei Sommerhitze, in Ruhe. Verschlimmerung bei ausbleibenden Sekretionen, im Frühjahr. Besserung bei Bewegung im Freien. Linksseitige Wirkung ist ausgesprochen und die Beengung am Halse.

Indikationen: Folgen von Gram und Kummer, von Alkoholismus, von Lues und Quecksilbermißbrauch. Kachexie nach Lues und Malaria. Sepsis aller Art. Hämorrhagische Diathesen. Schlimm verlaufende Infektionskrankheiten aller Art mit drohender Erschöpfung des Gehirns und Herzens. Neigung zu Gangrän; Ulcera cruris; Furunkel, Phlegmonen, Erysipel mit Typhoid.

Kupfernase. Kopfschmerz chronisch. Folgen von Sonnenstich. Delirium tremens. Psychosen. Epilepsie. Lähmungen. Otitis media, Herzleiden aller Art. Stockschnupfen. Asthma. Lungenabszeß. Skorbut; Globus hystericus; Appendizitis. Obstipation. Nephritis septica. Basedow.

D 8—30.

Lapis albus, Calcium silico-fluoricum

Urgestein aus dem Achetal bei Gastein

(Tabletten — Verreibungen)

Struma, besonders fibröse und harte. Skrofulose.

V e r g l e i c h s m i t t e l : Silicea. D 6 Tabl.

Ledum palustre, Sumpfporst

(Tinktur, A.-G. 1/10, Dilutionen)

Nordische Moorpflanze, dem Rosmarin ähnlich. Wirkt berauschend auf weidendes Vieh. Von HAHNEMANN gerühmt bei Keuchhusten und Engbrüstigkeit sowie bei Grippefolgen.

Mattigkeit, Schläfrigkeit, Ödemneigung. Rheumatische Schmerzen stechend, reißend, brennend in Bettwärme. Neigung zu liegen, sich zu dehnen und strecken. Schmerzen mehr an den kleinen Gelenken, von unten nach oben gehend. Gelenke geschwollen und heiß, weniger rot, eher blaß. Tophi. Verschlimmerung der Schmerzen nachts in Bettwärme, bei Ruhe, durch Wein. Besserung ausgesprochen durch Kälte, Kaltbaden, bei kaltem Wetter, obwohl stets frostig. Blutungen aus Nase, Lungen, Darm bei Trinkern und Gichtikern. Sugillationen und Blutgeschwülste nach Traumen; blaues Auge. Haut juckend, brennend, ödematös. Aknepusteln. Betäubungszustand, wie trunken, Schwindel. Nasenbluten und Bluthusten hellrot. Asthmatische Zustände.

I n d i k a t i o n e n : Konstitution rheumatisch-gichtisch. Gelenkrheuma an den kleinen Gelenken; Gichttophi. Lumbago; Fersen- und Fußsohlenschmerz. Folgen von Stichwunden und Insektenstichen und von Kontusionen. Blutungen bei Trinkern und Gichtischen; Hämoptoe und Nasenbluten. Asthma und Gastritis der Trinker.

Vergleichsmittel: Arnica, Bellis, Hamam., Ruta. D 2—12.

Lilium tigrinum, Tigerlilie

(Essenz, A.-G. ½, Dilutionen)

Altes chinesisches Heilmittel, in unseren Gärten heimische, prächtige Lilie. Geschätztes Frauenmittel.

Verzweifelte, ängstliche Jungfern, zahlreiche Reflexsymptome von seiten des Uterus und der Ovarien.

Blutstauungen überall mit Pulsieren der Gefäße.

Schwindel und Schwarzwerden vor den Augen; Migräne. Augen kongestiv, lichtempfindlich, Sehstörungen von Blutandrang. Herzklopfen, -flattern, -zittern und Druck am Herzen. Herz wie von einer Hand gepackt; Gefühl einer Kugel in der Brust. Brustoppression, Gefühl der Kälte daselbst. Ruhrartige Durchfälle früh aus dem Bett treibend. Sehr häufiger Harndrang, zugleich mit Stuhldrang und Durchfall.

Geschlechtstrieb erregt. Pressen und Drängen vom Leib zur Scham. Scharfe schießende Schmerzen von Ileum zu Ileum. Regel verstärkt durch Herumgehen. Fluor wäßrig und scharf (Trichomonas).

Indikationen: Blutstauungen überall mit Kopfweh, Augenstörungen, Herzklopfen, Atemnot. Durchfälle; Hämorrhoiden. Harndrang.

Vergleichsmittel: Cact., Helon., Platina, Sepia. D 3—12.

Lithium carbonicum, kohlensaures Lithium

Lithiumcarbonat

(Tabletten — Verreibungen)

Glieder schmerzhaft, steif, lähmig, Bewegung bessert. Tophi. Kopfschmerz, besser durch Essen. Herzschmerzen, -klopfen, -zittern, besser nach Harnlassen. Gelenke, besonders die kleinen, gerötet und geschwollen, schmerzhaft und steif. Harn dunkel, scharf, streng riechend, mit rotem Sand und Grieß.

Indikationen: Harnsaure Diathese, Rheuma und Gicht. Neigung der Gicht, auf das Herz zu gehen. Pyelitis, Zystitis mit Dysurie.

Vergleichsmittel: Lycop., Calc., Acid. benz. D 3 Tabl.

Lobelia inflata, indianischer Tabak

(Essenz, A.-G. 1/3, Dilutionen)

Stammpflanze des Lobelin, bei den Indianern als Asthmamittel gebraucht.

Ein Vagusreizmittel, erregt Übelkeit, Erbrechen, Dyspepsie.

Gastrischer Kopfschmerz. Kreuz sehr druckempfindlich. Steißbeinschmerz. Zusammenschnüren der Brust, Atemnot, Ringen nach Luft. Krampf- und Keuchhusten mit Übelkeit und Würgen. Hinsein und Schwäche im Epigastrium; Magen wie ein Klumpen. Harn reich an Uraten. Zusammenschnüren und Schweregefühl des weiblichen Genitalapparates.

Indikationen: Vagusreizung mit Zusammenschnüren in Schlund, Hals, Magen, Unterleib. Asthma bronchiale. Nausea; Hyperemesis; Magenkrampf; Singultus. Spastische Harnröhrenstriktur.

Vergleichsmittel: Ars., Tabac., Tart. emet. D 3.

Lycopodium clavatum, Bärlappsamen

(Tinktur, A.-G. 1/10, Dilutionen)

Obwohl schon bei HUFELAND und RADEMACHER als auf die Harnorgane wirkend bekannt, ist das Bärlapp- oder Schlangenmoos heute nur noch in der Homöopathie gebräuchlich, hier aber als wichtiges, zuverlässiges Mittel von weitem Wirkungskreis besonders auf Nieren, Blase und Magen-Darm-Kanal.

Der Lycopodiumkranke ist hager, welk, trocken, voll von Gasen. Reizbar, herrisch, kann keinen Widerspruch ertragen. Abmagerung trotz Vielessens und Heißhunger. Glieder steif und rheumatische Schmerzen, schlimmer in Ruhe und Wärme. Schleichende Leiden; magerer Oberkörper, Bauch und Beine dick. Allgemeine Frostigkeit; Varikositäten.

Haut trocken, fleckig, gelblich. Flechten brennend, juckend, Neigung zu Eiterung und Geschwüren. Schweiße nach Zwiebel riechend. Gedächtnis- und Verstandesschwäche; leichtes Versprechen. Kopfweh chronisch nach Geistesarbeit, in Wärme. Brennen, wie von glühenden Kohlen zwischen den Schulterblättern. Kreuzweh, als wolle es brechen, und Rückensteifigkeit. Bindehaut des Auges wie wund; Trübsichtigkeit.

Nase gelb-grün sezernierend, verstopft. Nasenflügelatmen. Rasseln über der Lunge. Husten hart, schlimmer 16—20 Uhr; Kalttrinken bessert. Auswurf gelb-grün, salzig, reichlich. Geschmack sauer oder bitter; Zunge trocken, rot, rissig. Mandeln rechts geschwollen, eiternd. Heißhunger, aber satt und voll auf wenig Bissen. Blähsucht, Sodbrennen, Verlangen nach Süßem. Schlaf nach Essen. Obstipation hartnäckig, Stuhl trocken, nachher Gefühl, als sei eine Masse Stuhl zurückgeblieben, und Afterkrampf. Flatulenz mit Kollern und Rumpeln, Drängen nach oben. Afterknoten stark blutend, juckend und Aftervorfall.

Lebergegend empfindlich. Gelbsucht, Hypochondrische Stimmung; Aszites; Milzschwellung. Knocheneiterungen. Fisteln. Harn trübe, übelriechend mit Sand und Grieß. Harnentleerung mühsam unter Pressen oder mit Schneiden. Pollutionen nachts, Ejaculatio praecox; Impotenz bei Libido. Regel stark, lang, zu früh.

Verschlimmerung 16—20 Uhr; in Ruhe und Wärme. Besserung bei fortgesetzter Bewegung und in frischer Luft.

Indikationen: Psora; Lithämie, Rheuma, Gicht, Tophi; Harn- und Gallensteine. Schleichende Leiden; Drüsenverhärtungen. Varizen und Ulcera cruris; Flechten. Diabetes. Skrofulöse Ophthalmie. Stockschnupfen; Bronchitis chronica; Tonsillitis chronica und abszedens; Dyspepsia acida und flatulenta; chronischer Magenkatarrh der Trinker; habituelle Obstipation, Hämorrhoiden. Hepatitis, Zirrhose, Aszites; Pfortaderstauungen. Zystitis. Enuresis.

Vergleichsmittel: Bryon., Alum., Nux, Natr. mur., Hydrast. D 3—30.

Lycopus virginicus, Wolfsfuß

(Essenz, A.-G. 1/3, Dilutionen)

Ungiftiges amerikanisches Herztonikum, besonders bei Basedow mit Tachykardie.

Herzklopfen und -stiche bei rechter Seitenlage und Bewegung. Stürmische Herzaktion mit Zusammenschnüren in der Herzgegend. Puls schwach, aussetzend; Herzschwäche mit Angst. Kompensationsstörungen; Hydrops. Herzhypertrophie nach Überanstrengung. Myokarditis. Basedowherz mit großer Reizbarkeit und Schwäche. Neigung zu Hämoptoe bei Herzfehler.

Vergleichsmittel: Crataegus, Helleborus, Spong., Arsen. ∅—D 2.

Magnesium carbonicum, basisches Magnesiumcarbonat

(Tabletten — Verreibungen)

Bekannt ist der Antagonismus zwischen Magnesium und Kalzium. Magnesiumnarkose.

Heruntergekommene, elende Kinder mit trockener Haut und Frühschweißen. Zahnungsbeschwerden mit Krämpfen und Aphthen im Munde. Plötzliche brennende, reißende, zuckende Schmerzen an Muskeln und Nerven. Reizbare, ängstliche, zitterige Kinder und Frauen mit Schlaflosigkeit, Krampfbereitschaft, hysterischen Anfällen vor der Regel. Blitzartige Schmerzen längs der Nerven, nachts, zum Herumgehen zwingend. Nächtliche bohrende Zahnschmerzen. Magen ist empfindlich; Milch macht Schmerz und wird erbrochen. Saures Aufstoßen und Erbrechen. Widerwillen gegen Fleisch und Milch. Durchfälle grün, sauer; das ganze Kind riecht sauer. Vor der Regel: Zahnweh, Kopfweh, Schlaflosigkeit, Angina usw. Regel zu früh, pechartig, dunkel, nur nachts fließend. Krämpfe vor Eintritt der Regel, nachher Fluor wäßrig.

Indikationen: Neurasthenie und Hysterie, Muskelrheuma, besonders am rechten Deltamuskel; Neuralgien, Zahnschmerz nachts. Chronische Entzündung des Rachenringes; Hypertonie; Dyspepsia acida, akuter und chronischer Magen-Darm-Katarrh der Kinder. D 3—30.

Magnesium muriaticum

Magnesiumchlorid

(A.-G. der Lösung 1/10,
Tabletten — Verreibungen und Dilutionen)

Neben Kochsalz Hauptbestandteil des Meerwassers. HAHNEMANN führt die antiskrofulöse Wirkung seines äußerlichen Gebrauchs vor allem auf $MgCl_2$ zurück. In der amerikanischen Homöopathie geschätzt gegen die üblen Folgen übertriebener Seebäder.

Chronische Leberaffektionen bei lange unterleibskranken Frauen.

Kann die Beine nicht ruhig halten, muß sie stets bewegen. Herzklopfen nervöser Art mit Unruhe, schlimmer in Ruhe. Kopfschmezen klopfend, besser durch Druck und Festbinden. Erträgt keine Milch. Tympanie mit Herzklopfen. Stuhl wie Schafkot, verlangt heftiges Pressen. Leber vergrößert und hart, rechte Seitenlage unmöglich. Zunge schlaff, gelb belegt, zeigt die Zahneindrücke. Ikterus und Gallensteinkrankheit mit Kopfschmerz. Harn geht mühsam, muß den Leib pressen, um Harn zu entleeren. Regel schwarz, pechartig, klumpig, häufig mit Krämpfen. Fluor dickschleimig vor der Regel mit Kreuzschmerzen. Verschlimmerung nachts in der Ruhe, Besserung bei Bewegung, im Freien.

Indikationen: Skrofulose, Neuropathie; hysterische Beschwerden, Ohnmachtsanwandlungen. Lebermittel mit Verstopfung und Unterleibsstauungen; Gallensteine. Colitis mucosa.

Vergleichsmittel: Natr. mur., Puls., Sepia, Thalattin. D 3—12.

Magnesium phosphoricum
Zweibasisches Magnesiumphosphat
(Tabletten — Verreibungen)

SCHÜSSLERs bewährtes Neuralgie- und Krampfmittel.

Krampfige, neuralgische Schmerzen; blitzartig, schießend. Schmerzen anfallweise, oft jede Nacht kommend, die Stelle wechselnd. Koliken zum Zusammenkrümmen nötigend. Muskelzuckungen. Verschlimmerung durch leise Berührung (Druck bessert aber), nachts. Besserung durch feuchte Wärme, Zusammenkrümmen.

Indikationen: Neuralgien; Krämpfe aller Art. Asthma nervosum. Angina pectoris et abdominalis, Magenkrampf; Singultus. Darm-, Gallen-, Nierenkoliken. Berufskrämpfe, Chorea.

Vergleichsmittel: Coloc., Kal. phos., Zinc. D 3 bis 12.

Manganum aceticum, essigsaures Mangan

(A.-G. der Lösung 1/10,
Tabletten — Verreibungen und Dilutionen)

Naher Verwandter des Eisens. Die gewerbliche chronische Braunsteinvergiftung ergibt Bilder von Parkinsonismus und multipler Sklerose. Unwillkürliches Lachen, Weinen Propulsion, stark gesteigerte Reflexe. Kranke mit paralytischen Symptomen. Für Sänger und Redner, stetes Räuspern, große Schleimansammlung, Tubenkatarrhe.

Vergleichsmittel: Sulfur, Rhus, Argent. D 3—12.

Melilotus, Steinklee

(Essenz, A.-G. 1/3, Dilutionen)

Cumarinhaltig, getrocknet stark riechend, daher „Mottenklee".

Kongestive Kopfschmerzen mit glühender Gesichtsrötung. Besserung durch Nasenbluten. Folgen von Sonnenhitze und Sonnenstich. Migräne.

Vergleichsmittel: Bellad., Glon. ∅—D 2.

Mephitis putorius, Stinktiersaft

(A.-G. der Lösung 1/100, Dilutionen)

Der unerträglich, erstickend stinkende Afterdrüsensaft des Skunks ist hochverdünnt ein gutes Keuchhustenmittel.

Geschwätzig. Nervöse Erschöpfung nach schweren Krankheiten. Schlaflos, nervös, aber kurzer Schlaf erquickt sehr. Eiskaltes Wasser angenehm empfunden. Keuch- und Krampfhusten mit Erstickungsanfällen beim Einatmen. Verschlimmerung nachts, beim Liegen.

Indikationen: Nervosität und Neurasthenie. Rekonvaleszenzmittel. Schlaflosigkeit aus Schwäche. Husten mit Erbrechen, schlimmer nachts. D 3—12.

Mercurius, Hydrargyrum, Quecksilber
(Tabletten — Verreibungen)

Hauptwirkung auf das Lymphsystem. Hellhaarige Menschen mit sukkulenter Haut. Alle Mercurialbeschwerden sind schlimmer nachts, von Bettwärme, von feuchtkaltem Wetter, während des Schweißes. Neigung zu entzündlicher Schwellung und Eiterbildung. Schwäche und Zittern bis zu klonischen Konvulsionen.

Unruhig, ängstlich, schlaflos mit Blutwallungen lebensüberdrüssig. Gliederreißen und Steifigkeit im Nacken, bei Nässe und Kälte. Schweiße anhaltend und leicht auftretend, besonders nachts ohne Erleichterung. Luetische Erscheinungen überall, wie sie im 1. und 2. Stadium vorkommen. Fieber katarrhalisch, rheumatisch, infektiös. Schleimhäute erkältlich, rot, geschwollen. Sekrete zuerst scharf und dünn, später dicker und milder. Geschwüre mit speckigem Grunde, schlecht granulierend, Lymphdrüsenschwellung, Neigung zu Vereiterung oder Verhärtung.

Haut feucht, übelriechend. Flechten nässend. Papeln, Pusteln, Bläschen, besonders an der Haargrenze. Kopfschmerz und Schwindel mit Wallungen, wie ein Reif um den Kopf. Gedächtnisschwäche, erschwertes Denken, Selbstmordideen. Neuralgische Schmerzen nachts, Zittern und Rucken durch den Körper.

Augen entzündet, Tränenfluß, lichtempfindlich. Ohrenstiche, schwerhörig, Eiterausfluß auch übelriechend. Nase rot und geschwollen mit Brennen, Sekrete wie oben, Geschwüre. Heiserkeit, rauhe Stimme, Kehlkopf wie wund bei Reden und Singen. Brust rechts unten Stiche bei Husten und Tiefatmen. Husten trocken und erschütternd, besonders bei rechter Seitenlage.

Zunge weiß, schlaff, mit Zahneindrücken. Geschmack metallisch. Speichelfluß. Zahnfleisch schwammig, blutend, geschwürig. Zähne wackeln, Zahnschmerz reißend nachts und bei Kälte. Foetor ex ore, sehr stark. Halsweh stechend, brennend mit Schlingbeschwerden. Belag grauweiß. Drüsenschwellung. Magenbrennen mit viel Durst. Durchfälle schleimig, blutig. Tenesmus nachher und Gefühl von Niefertigsein. Leber empfindlich, kann nicht rechts liegen. Ikterus.

Knochenschmerz nachts, in Bettwärme, bei Wetterwechsel. Gelenke rot, geschwollen, schmerzhaft mit Fieber und Wallungen. Urin trüb, eitrig, blutig. Harnzwang, Urin geht nur tropfenweise. Harnröhre brennt, geschwollen, Vorhaut rot und entzündet. Harnröhrensekretion schleimig, eitrig, grün. Geschwüre an den Genitalien, hartnäckig. Scheide rot und geschwollen. Fluor eitrig. Regel sehr stark, früh, lange, mit Brennschmerz und Wundsein.

Empfindlichkeit allgemein gegen Kälte; Besserung morgens, in der Ruhe.

Indikationen: Skrofulose, erethische Form; harnsaure Diathese, Rheuma, Dyskrasien; Fettsucht. Drüsenschwellungen und -eiterungen. Ekzeme, Hautgeschwüre; Phlegmonen; Haar- und Nägelausfallen. Melancholie; Psychosen; Schüttellähmung. Konjunktivitis, Keratitis, Iritis. Otitis media. Ozäna, Nebenhöhlenkatarrhe. Pleuritis sicca rechts unten. Zahnkaries, Stomatitis, Angina, Wurmleiden. Gallensteinkrankheit. Periostitis, Gelenkrheumatismus, Karies. Nephritis, Zystitis.

Vergleichsmittel: Mezer., Phos., Kal. chlor., Antidote: Hepar, Aurum. — D 3—12.

Von den verschiedenen Hg-Verbindungen seien erwähnt:

1. Mercurius dulcis (Calomel). Mildes Präparat, für Gallenaffektionen bevorzugt. D 4 Tabl.

2. Mercur. corros. (Sublimat). Akutestes Präparat, Dysenterie, Kolitis, Peritonitis. D 6 dil.

3. Mercur. jodat., besonders bei Anginen D 4 Tabl.

4. Cinnabaris (Zinnober, HgS) bei Sinusitis front. bewährt. D 4 Tabl.

Mezereum, Seidelbast

(Essenz, A.-G. 1/3, Dilutionen)

Bekannter kleiner, im Januar bis März in unseren Laubwäldern blühender Strauch. Die zart rosaroten Blüten sind wohlriechend, die Beeren giftig, die Rinde wirkt blasenziehend.

Vielerlei Schmerzen mit Frostigkeit. Neuralgische Schmerzen nachts, bei Nässe und Kälte, bei Bewegung. Schleimhäute wie wund, trocken und voll Bläschen. Hautjucken, durch Kratzen schlechter werdend und die Stelle wechselnd. Bläschen jukkend, nässend und Krusten bildend. Flechten, Pusteln eiternd; heftiges Altersjucken. Zucken und Lähmigkeit der Glieder; Taubheitsgefühl.

Auge wie zu groß, Trockenheits- und Kältegefühl; Sehstörungen. Gefühl, als stehe das Ohr offen und es blase kalter Wind hinein. Brust krampfartig zusammengeschnürt; Schmerz der Brustwand. Im Mund Bläschen und Geschwüre. Zahnschmerz kariös oder rheumatisch. Speichelfluß und Schlingbeschwerden. Magen brennt, Aufstoßen, Brechwürgen. Afterschließmuskelkrampf nach dem Stuhl. Knochenschmerzen nachts am Schädel oder an der Tibia. Knochenhaut geschwollen und empfindlich bei Berührung, Kälte nachts. Ätzender Fluor.

Indikationen: Konstitution psorisch, rheumatisch, Folgen von Quecksilberkuren und Lues; Dyskrasien mit allgemeiner Frostigkeit. Ekzeme, juckende Hautausschläge, Pruritus senilis, Impetigo, Herpes zoster mit Neuralgien. Zahnschmerz, Infraorbitalneuralgie, Ziliarneuralgie; Ischias. Konjunktivitis. Krämpfe der Brustmuskeln bei Interkostalneuralgie.

Vergleichsmittel: Rhus, Merc., Phytol., Guajac. D 6—30.

Moschus

(A.-G. 1/100, Dilutionen,
Tabletten — Verreibungen oder Tinktur)

Das Sekret, aus dem präputialen Drüsenbeutel des Moschushirsches, kommt aus China zu uns.

Krampfstillend und belebend bei Hysterie, Katalepsie, Neigung zu Ohnmachten.

Hirnerregung mit Schlaflosigkeit, Lach- und Weinkrämpfe. Kopfweh nervös, pressend, mit reichlich hellem Harnabgang. Krämpfe allgemein mit Steifigkeit der Glieder, dabei Fingerbewegungen. Herzklopfen mit Wallungen zum Kopfe. Brust wie umschnürt, Atemnot; Knödelgefühl im Halse. Ekel vor Essen,

Erbrechen. Geschlechtstrieb erhöht, starke Menses, Regelkrämpfe vor der Blutung.

Indikationen: Hysterie mit Krampfneigung und Ohnmachtsanwandlungen. Nervöse Schlaflosigkeit.

Vergleichsmittel: Asa foet., Nux mosch., Valer., Ign., Ambra, Castor. D 1—3.

Murex purpurea, Purpurschneckensaft

(Tabletten — Verreibungen)

Meeresschnecke der Adria.

Unersättlicher Geschlechtstrieb der Frauen; Nymphomanie. Jede Berührung reizt zum Koitus. Regel sehr stark, dabei Stechen und Abwärtsdrängen. Fluor dick, gelb; Unterleibsstauungen. Blutstauungen im Kopfe mit Benommenheit.

Vergleichsmittel: Plat., Lil., Sepia. D 3—30.

Myristica sebifera

(Tinktur, A.-G. 1/10, Dilutionen)

Der Talg-Muskatnußbaum ist in Brasilien heimisch und hat sich in der homöopathischen Schule bewährt als Antiseptikum.

Beginnende Eiterungen an Drüsen und Unterhautzellgewebe, fördert sehr die rasche Reifung und den spontanen Durchbruch des Abszesses. Geschwüre an Haut und Schleimhäuten. Panaritium; Phlegmonen. Perityphlitis, mit septischem Fieber. Dosis D 2—3.

Naja tripudians, Brillenschlangengift

(A.-G. der Lösung 1/100, Dilutionen)

Das Gift der indischen Kobra wirkt zum Unterschied von Lachesis und Crotalus mehr auf Kreislauf und Herz.

Trübe, melancholische Stimmung mit Selbstmordgedanken. Kopfschmerz linksseitig vom Auge gegen Hinterkopf mit Nausea. Klumpengefühl im Halse. Atembeengung, Heiserkeit, Kitzelhusten bei Herzkranken.

Herz erregt, sichtbare Pulsationen, hörbares Herzklopfen. Herzschmerzen heftig, besonders bei Bewegung. Angst, Beklemmung. Puls beschleunigt, klein, fadenförmig; drohender Kollaps. Zunge gelb-weiß, trocken, Foetor ex ore, großer Durst. Übelkeit, Brechreiz, Magen sehr druckempfindlich; Aufstoßen. Eierstock links sehr empfindlich mit Schmerz bei Husten.

Indikationen: Sepsis. Drohender Kollaps von Herzschwäche. Herzfehler akut und chronisch mit Kompensationsstörungen. Myokardschäden nach Infektionskrankheiten.

Vergleichsmittel: Echin., Lach., Crotal., Spig., Spong. D 8—30.

Naphthalinum

(A.-G. der Lösung 1/10,
Tabletten — Verreibungen und Dilutionen)

Trockener Krampfhusten bei Kindern und alten Leuten. Hustenanfälle sehr lange andauernd mit großer Atemnot. Bronchitis sicca mit Lungenemphysem; Giemen und Pfeifen. Schmerzen in Blase und Harnröhre, Harndrang, Ödem des Präputium. Nephritis. Augenlidentzündungen. Katarakta. Glaskörpertrübungen.

Vergleichsmittel: Coccus, Dros., Corall. D 3—12.

Natrium carbonicum, kohlensaures Natrium

(A.-G. der Lösung 1/10,
Tabletten — Verreibungen und Dilutionen)

Man vergleiche Natrium muriaticum, das sehr ähnliche Symptome hat.

Dyspeptische Beschwerden durch den geringsten Diätfehler, besonders von Gemüse, Milch, Mehlspeisen. Alte empfindliche Dyspeptiker mit sändigem Aufstoßen, Magensäure, Rheumatismus, mit „Kachexia alkalina“ nach chronischem Mißbrauch des natronhaltigen Bullrichsalzes. Unverträglichkeit von Sonnenhitze.

Schlafsucht am Tage, große Mattigkeit, besonders nach dem Essen. Leib voller Blähungen. Milch wird schlecht vertragen, macht Durchfall oder Verstopfung. Nervöse Erregung, Hypochondrie. Musik ist unerträglich. Verschlimmerung vor Gewittern. Besserung nach beendigter Magenverdauung und bei Bewegung.

Indikationen: Neuropathie, chronisches Kopfweh, Hypochondrie, Witterungsneurosen. Rheuma. Venöse Stauung im Abdomen; Plethora. Chronische trockene Katarrhe. Nervöse und saure Dyspepsie, Flatulenz. Darmkatarrhe.

Natrium muriaticum, Chlornatrium

Kochsalz

(A.-G. der Lösung 1/10,
Tabletten — Verreibungen und Dilutionen)

Obwohl Bestandteil der täglichen Nahrung, zeigt Kochsalz doch bei labilem Gleichgewicht des Natrium- und Chlorstoffwechsels tiefgehende Arzneiwirkungen. Bekannt ist die Wirkung der Kochsalzquellen, das Kochsalzfieber, die Umstimmung durch salzfreie Diät.

Traurig, niedergeschlagen, weinerlich; gereizt auf Zuspruch. Pulsationen von Blutarmut, Wallungen; meist aber frostig. Schweiße nachts mit allgemeiner Besserung, besonders des Kopfwehs. Schleimhäute trocken, brennend, heftiger Durst. Sekretionen scharf, ätzend; Speichelfluß, Rhagaden, Wundsein und Geschwüre, wo Haut und Schleimhaut zusammenstoßen.

Haut trocken, welk, gelblich, wie schmutzig. Abmagerung. Flechten schuppend und nässend; Akne und Komedonen. Bläschen an den Lippen. Juckende Quaddelausschläge.

Kopfschmerz hämmernd in der Stirn; anfallweise und chronisch, schlimmer morgens. Kopfweh halbseitig mit Schwach- und Halbsichtigkeit, periodisch. Schulkopfschmerz. Lähmige Schwäche der Wirbelsäule. Rücken empfindlich bei Berührung, Druck bessert; Kreuzweh.

Bindehaut trocken, wie Sand. Tränen scharf und viel beim Husten.

Herzklopfen und -flattern. Puls aussetzend. Nasensekret wäßrig, scharf mit heftigem Niesen. Geruch- und Geschmackverlust; Stockschnupfen; Bronchien trocken und wie wund, Kitzelhusten.

Zunge und Lippen wie taub, Brennen der Zungenspitze. Zunge rein. Bitterer Geschmack, Durst. Appetitlosigkeit oder Heißhunger, Sodbrennen. Abneigung gegen Schwarzbrot, Verlangen nach Salz und Pikantem. Stuhl trockene Brocken, Trockenheit im Mastdarm. Afterrisse. Durchfälle langwierig mit Abmagerung. Urin vermehrt; Brennen der Harnröhre; unfreiwilliger Harnabgang beim Husten. Geschlechtstrieb der Männer erhöht, aber ohne Kraft. Scheide trocken, empfindlich. Regel zu spät, aussetzend, immer schwach. Fluor wäßrig, scharf. Vorfall. Schmerz bei Beischlaf und Abneigung dagegen. Unverträglichkeit von Sonnenhitze, Basedowoid, Periodizität.

Indikationen: Skrofulose, erethische Form, mit Abmagerung, harnsaure Diathese, rheumatische Schmerzen bei naßkaltem Wetter. Anämien mit Schwäche, Herzklopfen und Kopfschmerz. Marasmus nach Blut- und Säfteverlusten. Schweiße aus Schwäche; Rekonvaleszenz. Folgen von Malaria und Chininmißbrauch. Skorbut; Basedow, Chlorose. Neurralgien. Ekzeme an Gelenkbeugen. Herpes labialis, Urtikaria.

Migräne. Blepharitis, Konjunktivitis, Katarakt. Chronische Bronchialkatarrhe und Asthma der Alten. Stomatitis. Dyspepsia acida; Ulcus ventriculi; habituelle Obstipation. Chronische Blasenkatarrhe mit Inkontinenz.

Vergleichsmittel: Apis, Ign., Sepia. Antidote: Ars., Phos., Con. D 3—6 trit, Tabl., D 12—30 dil.

Natrium nitricum, Chilesalpeter

(A.-G. der Lösung 1/10,
Tabletten — Verreibungen und Dilutionen)

Das Fieber- und Entzündungsmittel RADEMACHERS. Neigung zu Blutungen, Wallungen, Gefäßkrämpfen. Bewährt bei Neigung zu Nasenbluten in der Entwicklung. Grippe, Zahnwurzelentzündungen. D 3.

Natrium phosphoricum

Zweibasisches Natriumphosphat

(A.-G. der Lösung 1/10,
Tabletten — Verreibungen und Dilutionen)

Saure Dyspepsie nach Fettgenuß, nach Milch-, Zuckerüberernährung. Saurer Geschmack, Sodbrennen, Magenschmerz. Saures Erbrechen und ebensolche Durchfälle mit Blähsucht und Kolik. Harnsaure Diathese, Sand und Grieß im Harn. Krachen der Gelenke. D 6.

Natrium sulfuricum, schwefelsaures Natrium

Glaubersalz

(A.-G. der Lösung 1/10,
Tabletten — Verreibungen und Dilutionen)

Hauptbestandteil des Karlsbader Wassers. Stoffwechselstörungen von der Leber aus. Trias: Fettsucht, Diabetes, Gicht.

Musik macht traurig. Melancholische, reizbare Stimmung, bis zu Selbstmordgedanken. Gelenkschmerzen stechend und schießend, besonders an der Hüfte links, bei Nässe und Nebel. Fieberanfälle in feuchtem Klima oder feuchter Wohnung; ebenso Asthma. Schmerz links unter den Rippen. Husten lokker, aber sehr schmerzhaft. Dicker, grüner, schmerzloser Ausfluß aus der Harnröhre. Feigwarzen. Leber geschwollen, wie schwer, und schmerzt bei linker Seitenlage. Bitterer Geschmack; Ikterus. Durchfälle gallig, früh aus dem Bett treibend, auch am Tage, mit Obstipation wechselnd. Gallenstauungen. Besserung im allgemeinen bei trockenem, warmem Wetter.

Indikationen: Hydrogenoide Konstitution. Kinderasthma. Üble Folgen feuchten Klimas, feuchter Wohnung. Gallensteinkrankheit; Duodenalkatarrh. Diabetes; Wurmleiden, Pankreasleiden.

Vergleichsmittel: Sulf., Merc., Thuja, D 6—30.

Nux moschata, Muskatnuß

(Tinktur, A.-G. 1/10, Dilutionen)

Der Muskatnußbaum liefert neben dem Oleum macidis der Blüten ein solches der Nüsse, das als Stomachikum Verwendung findet.

Große Trockenheit von Haut und Schleimhäuten, Neigung zu Ohnmachten, unwiderstehliche Schläfrigkeit, Trommelbauch. Urin brennend und scharf mit Schneiden in der Harnröhre; Harnzwang. Nieren- und Blasenblutungen. Zahnweh besonders der Schwangeren nachts, Wärme verschlimmert. Nervöse Erschöpfung, Krampfneigung. Kopf benommen, wie betäubt; Taumeln, wie im Rausch. Lebt wie im Traum. Alles scheint fremd, selbst bekannte Wege. Gedächtnis schwach, gibt falsche Antworten, geistig wie abwesend. Krämpfe vor und bei der Regel. Schlingbeschwerden; Geschmack sauer. Heißhunger und Ekel beim Denken an Speisen. Zunge klebt am Gaumen. Durstlosigkeit trotz trockener Mundschleimhaut. Bauch aufgetrieben und unbehaglich; große Magenschwäche. Regel unregelmäßig, meist stark, dunkel, klumpig, mit Krämpfen.

Indikationen: Hysterie, Hypochondrie, Neurasthenie. Störungen des Intellektes. Lach- und Weinkrämpfe. Ohnmachten mit Tympanie. Magenkatarrh und nervöse Dyspepsie. Sommer- und Zahnungsdurchfälle.

Vergleichsmittel: Nux vom., Asa foet., Ign. D 1—6.

Nux vomica, Brechnuß

(Tinktur, A.-G. 1/10, Dilutionen)

Die strychninhaltigen Krähenaugen liefern eines der bekanntesten homöopathischen Mittel, das gern zu Beginn einer Kur gegeben wird, um nach vorhergehenden starken Medikamenten ein neues Gleichgewicht der Kräfte herzustellen.

Der Nux-Kranke ist mager, lebhaft, nervös, reizbar, hat meist vorwiegend geistige Arbeit und sitzende Lebensweise, ist Freund aller Stimulantien und ihren Folgen unterworfen. Oft ist er an Laxantien gewöhnt. Hypochondrie, Dyspepsien, Pfortaderstauungen.

Scheu vor frischer Luft, vor Abdecken, Neigung zu Frösteln. Muskeln steif und krampfig, Gelenke früh schmerzhaft und steif. Kreuz wie gebrochen, schlimmer im Sitzen und nachts, nach Erkältungen. Herzklopfen, Wallungen zum Kopfe und Neigung zu Nasenbluten. Fieber akut nach Erkältungen mit Brennen am ganzen Körper bei rotem, heißem Gesicht, will trotz Fieberhitze warm bedeckt sein. Haut empfindlich gegen Berührung und kalte Luft; brennend abends.

Schlaflosigkeit infolge von Lebhaftigkeit und Ängstlichkeit ab 3 Uhr früh. Schwindel. Kopfschmerz dumpf, betäubend. Krämpfe tonisch im Gesicht, Nacken, Rücken, Gliedern. Müdigkeit geistig und körperlich, Unlust zu jeder Arbeit. Glieder taub, kribbelnd, wie eingeschlafen. Gürtelgefühl um die Taille, Beengung der Brust. Gang unsicher; Beinkrämpfe. Lichtscheu und verklebte Lider früh, Lidkrampf, Sehstörungen. Nase verstopft und wie trocken; Niesen. Reizhusten mit gastrischen Beschwerden und Asthma.

Zunge weiß, trocken, heftiger Durst; saurer und bitterer Geschmack. Essen macht Vollheitsgefühl und Übelkeit, zum Erbrechen schlecht. Magendruck, wie von einem Stein, 1 bis 2 Stdn. nach dem Essen. Aufstoßen sauer, Herauswürgen von wäßriger Flüssigkeit. Erbrechen von Speisen, Schleim, Galle, Blut. Magenkrämpfe anfallweise, schlechter bei leisem Druck und Berührung. Koliken krampfig mit Stuhldrang. Verstopfung spastisch; nach der Entleerung Gefühl, als sei was zurückgeblieben. Leber vergrößert, empfindlich bei Druck; Gelbsucht.

Harnzwang und -drang mit Brennen und Schneiden am Blasenhals. Harnträufeln und nächtliches Bettnässen von Sphinkterschwäche. Häufige Pollutionen; Libido ohne Kraft; Onanieneigung. Regelblutungen lang und verfrüht, dunkel.

Verschlimmerung früh, bei Kälte, bei Berührung, nach dem Essen und nach Ärger, besonders nach Reizmittelmißbrauch und sitzender Lebensweise. Besserung in der Ruhe, der Stimmung nach dem Frühstück.

Indikationen: Folgen von geschlechtlichen Exzessen, von Verstopfung und ausbleibenden Hämorrhoidalblutungen. Lumbago, Ischias und anderen Neuralgien. Blutungen aus Nase, Lungen, Magen, Darm. Erkältungsfieber. Kopfschmerz gastrisch, biliös. Migräne angiospastisch. Epilepsie und andere Krämpfe; Spinalirritation. Konjunktivitis. Koryza akut, Bronchitis, Asthma der Trinker; Gastritis akut und chronisch, vomitus matutinus, Hyperemesis. Ulcus rotundum. Leberschwellung. Zystitis akut und von Prostatahypertrophie. Sexuelle Reizbarkeit und Schwäche. Menorrhagie, Krampfwehen.

Vergleichsmittel: Bry., Graph., Hydr., Kal. carb. ∅—D 30.

Oleander, Lorbeerrose

(Essenz, A.-G. 1/3, Dilutionen)

Die digitalisartige Herzwirkung (Folinerin) tritt in der homöopathischen Anwendung zurück gegenüber seinem Gebrauch bei Lähmungen nach Apoplexie, bei nervöser Erschöpfung, Kopfweh, Schwindel, Ohnmachtsneigung. Nervöses Herzklopfen mit Angst und Zittern. Magenkatarrh mit Krampf; Durchfälle und Flatulenz. D 3—4.

Paris quadrifolia, Einbeere

(Essenz, A.-G. 1/2, Dilutionen)

Giftbeere unserer Laubwälder mit starker Wirkung auf Gehirn und spinale Nerven.

Rheumatische, neuralgische Schmerzen, stechend in allen Gliedern. Kopfschmerz vom Hinterkopf gegen die Augen hin, Sehstörungen. Kopf wie zu groß, mit Wogen. Nackenschmerz und Kreuzweh. Heiserkeit und rauhe Stimme mit reichlichem, gelbem Auswurf.

Indikationen: Kopfschmerz spinalen Ursprungs. Rheuma und Neuralgien. Nervöse Erregung mit Klatschsucht. Augenschmerzen, als würden diese in den Kopf hineingezogen. Laryngitis. D 3.

Perubalsam, Balsamum peruvianum

(A.-G. der Lösung 1/10, Dilutionen)

Rasseln reichlich über der Brust; viel dicke, übelriechende Sekrete. Abmagerung, Nachtschweiße mit hektischem Fieber. Harn trüb, stinkend, eiweißhaltig. Harndrang und -zwang.

Indikationen: Entzündung der oberen Luftwege, auch Ozäna; Bronchitis foetida; Phthisis mit Hämoptoe. Nephritis und Zystitis. D 1—6.

Petroleum

(A.-G. der Lösung 1/100, Dilutionen)

Die zahlreich beobachteten gewerblichen Vergiftungen zeigen die Hauptrichtung auf Haut und Darmkanal, daneben auch Wirkungen auf das Zentralnervensystem. Lang andauernde Folgen von Schreck und Verdruß. Depressiv-hypochondrischer Zustand.

Schleimhäute neigen zu chronischen Katarrhen. Müde, matt und zerschlagen; kalte, feuchte Füße, schwitzend. Alte Verrenkungen der Gelenke und Neigung dazu. Haut trocken, unrein, rissig, unheilsame Schrunden und Rhagaden. Flechten mit schmierigen, eitrigen Sekreten, stinkend, besonders am Ohre. Jucken und Brennen der Haut, übelriechende Schweiße. Frostbeulen.

Kopf schwer wie Blei; Hinterkopfweh gegen die Augen gehend. Schwindel bei Fahren und bei Aufwärtsschauen mit Übelkeit. Vergeßlich, zerstreut, verwirrt. Augen entzündet, wunde Augenwinkel, brennend, wie trocken. Ohren juckend, eitriger Ausfluß, Ohrensausen; Flechten ums Ohr. Nasenflügel geschwürig; Nasenbluten. Heiserkeit mit Kitzelhusten, schlimmer abends und nachts im Bett.

Übelkeit, Brechreiz, Magenweh und Erbrechen von Speise und Schleim. Essen bessert. Heißhunger. Verschlimmerung aller Beschwerden bei Fahren und Bewegung. Durchfälle wäßrig; große Flatulenz. Verschlimmerung im Winter, durch Fahren, Besserung durch Essen.

Indikationen: Rheuma. Ekzeme, Frostbeulen. Kopfschmerz, Störungen der Perzeption. Konjunktivitis skrofulös. Otitis media. Pharyngitis und Tubenkatarrhe. Laryngitis. Seekrankheit. Dyspepsia nervosa; Diarrhöen chronisch, Pädatrophie.

Vergleichsmittel: Carbo, Graph., Sulf., Phos. D 3—30.

Phellandrium aquaticum, Wasserfenchel

(Tinktur, A.-G. 1/10, Dilutionen)

Erfreut sich eines alten Rufes als Phthisismittel, verlangt hier aber vorsichtige Dosierung (D 6).

Druck wie von einem Gewicht auf den Scheitel; Benommenheit. Schwindel mit Trübsichtigkeit, Augenbrennen und viel Tränen. Schmerz der Brustdrüse beim Stillen zwischen den Saugakten. Starkes Rasseln auf der Brust, Husten mit viel Schleimauswurf, schlimmer nachts, besser in frischer Luft und bei Bewegung; Bluthusten. Auswurf mißfarbig, klebend und übelriechend.

Indikationen: Kopfschmerz mit Augenbeschwerden. Bronchitis foetida, Bronchiektasie.

Vergleichsmittel: Con., Phytol., Sil. ∅—D 6.

Phosphorus

(A.-G. der Lösung 1/1000, Dilutionen)

Unter dem besonderen Einfluß des Phosphorus stehen zarte, sensitive, asthenische Personen mit schwachen Knochen und Gelenken. Selbstbewußt, geistig lebhaft, aber rasch abgespannt. überempfindlich, furchtsam; schnelles Wachsen.

Herzklopfen mit Blutwallungen und Neigung zu venöser Stase. Altersschwindel; Hitze den Rücken hinauf. Blut gerinnt schlecht, kleine Wunden bluten stark und lang. Blutungsneigung unter die Haut und die Schleimhäute. Polypen. Venen erweitert; Brüchigkeit und Durchlässigkeit der Gefäße. Hitze läuft den Rücken hinauf. Schweiße reichlich früh beim Erwachen. Schleimhäute empfindlich gegen Kälte, trocken, brennend, blutend. Abmagerung, Haut bleich, gelblich, Bedeckung ist unerträglich. Hautgeschwüre, Fisteln mit dünnem, übelriechendem Eiter.

Kopfschmerz mit Heißhunger. Sinnesorgane überempfindlich; Furcht bei Alleinsein und bei Gewittern. Schlaflosigkeit nachts, muß essen und schläft dann ein. Spannung und Abspannung wechseln rasch. Brennen zwischen den Schulterblättern. Arme, Hände pelzig, Gelenke geben plötzlich nach.

Augen schwach, lichtempfindlich, Schwach- und Kurzsichtigkeit. Gegenstände erscheinen rot. Ohrensausen und Brausen, Ohr wie verstopft, Widerhallen der eigenen Stimme.

Herzklopfen früh und abends bei Erregung und Anstrengung. Linke Seitenlage ist wegen Unruhe unmöglich. Herzschwäche zunehmend mit Rasseln in den Bronchien und Bluthusten. Nasenbluten, blutige Sekrete, Geruch oft verschärft; Wucherungen. Kehlkopf schmerzt; wie mit Pelz ausgefüllt; Heiserkeit abends, bei kalter Luft. Nervöser Kitzel- und Reizhusten. Atemnot mit Zusammenschnüren der Brust, bei trockenem Husten. Stiche links oben in der Brust. Fieber hektisch.

Zunge weiß. Durst groß auf kaltes Wasser, das erbrochen wird; saurer Geschmack. Magenbrennen nach Essen; saures Aufstoßen; Essen bessert. Erbrechen von Speisen und Blut, Speiseaufschwulken; Heißhunger nachts. Durchfälle frühmorgens, schleimig, gallig. Stühle schmerzlos, aber erschöpfend;

dabei starke Blähsucht. Mastdarm schwach; Gefühl, als stehe der After offen. Auch Verstopfung, Stühle, dünn, lang, weiß, sog. Bleistiftstühle. Leber geschwollen, empfindlich bei Berührung. Gelbsucht.

Knochenschmerzen nachts; Nekrose, besonders am Kiefer; Zahnkaries. Wachstumsstörungen der Knochen, gebücktes Gehen, Knochenverkrümmungen. Urin spärlich, eiweißhaltig, Blut und Zylinder führend. Geschlechtstrieb erhöht, aber Kraftlosigkeit; Pollutionen, Onanie. Regel zu früh, stark, lang; vikariierende Blutungen. Fluor scharf, auch blutig besonders bei Geschwüren und Polypen.

Indikationen: Folgen von Erkältung und Überanstrengungen, Blut- und Säfteverlusten. Scrofulose florid und Folge von schnellem Wachsen, speziell Pubertätsstörungen. Alterserscheinungen mit Schwindel und Abmagerung. Hämorrhagische Diathesen. Polyzythämie. Rachitis. Fisteln und Geschwüre. Nervöse Kopfschmerzen; Gehirnerschöpfung. Myokarditis, Fett- und Kropfherz. Polypen; Laryngitis, Bronchitis, Pneumonie, Phthisis. Magenkatarrh. Magengeschwür; Durchfälle, Hepatitis. Knochenkaries und Nekrose. Nephritis mit Hämaturie. Menorrhagie. Antidot zu Jod und übermäßigem Salzgenuß.

Vergleichsmittel: Calc., China, Antimon., Sep., Lycop., Sulf. D 6—30. Vorsichtige Einzelgaben namentlich bei florider Tuberkulose! Das Mittel macht häufig Erstverschlimmerungen, besonders von seiten des Magens.

Phytolacca decandra, Kermesbeere

(Essenz, A.-G. 1/3, Dilutionen)

Die durch ihre schwarzvioletten, gedrängt stehenden Beeren und die krautigen Blätter auffallende Pflanze unserer Gärten hat mehrere bewährte Anzeigen.

Große Unruhe und Reizbarkeit. Wehtun überall, wie geprügelt, besonders am Rücken und im Kreuz. Muskeln zerschlagen, steif, wie wund, schlimmer bei Gehen und nachts. Gelenke geschwollen, schmerzhaft, steif bei naßkaltem Wetter. Stechen, Ziehen, Reißen längs der Nerven bei Grippe und Infektionen.

Drüsenverhärtungen an Brustdrüse, Parotis, Hoden. Haut brennend, juckend mit Knötchen und Bläschen; Neigung zu Furunkeln. Schwindel, Herzschmerzen ausstrahlend in den rechten Arm.

Hals trocken, brennend, wie wund; Zunge hinten gelb, Spitze rot. Geschwüre im Mund und Hals. Membranen weißgrau im Halse, Schlingen sehr schmerzhaft. Verstopfung mit Afterschmerz; Tenesmus. Brustdrüse äußerst schmerzhaft, Warzen rissig, empfindlich, blutend. Schmerzen unerträglich beim Anlegen des Kindes.

Indikationen: Rheumatische Konstitution; Neigung zu maligner Drüsendegeneration, Infekt-Arthritis. Ischias. Grippe und Diphtherie. Angina pektoris, Fettherz und Fettsucht. Stomatitis, Speichelfluß und Angina, auch postmerkuriell. Parotitis mit Verhärtung und Eiterung. Mastitis, Milchknoten.

Vergleichsmittel: Arum, Bry., Rhus, Merc., Kal. jod. ∅—D 3.

Platinum, Platin

(Tabletten — Verreibungen)

Vorwiegend funktionelle Wirkungen von seiten des Nervensystems und der Geschlechtsorgane. Die stark gesteigerte Erregbarkeit mit Neigung zu Paroxysmen erinnert an die reaktionsbeschleunigende, katalytische Wirkung des kolloidalen Metalls, die bis zu D 8 bei chemischen Prozessen deutlich ist.

Hysterisch hochfahrendes Wesen, plötzlich wechselnd mit Niedergeschlagenheit. Psychische Symptome erscheinen, wenn die körperlichen verschwinden, und umgekehrt.

Kopfweh drückend, langsam zu- und abnehmend. Taubheitsgefühl der Kopfhaut. Lachen und Weinen. Schmerzen überall krampfig, zuckend. Kribbeln, Taubheit und Kälte der Teile. Neuralgien langsam zu- und abnehmend. Stuhldrang häufig, aber erfolglos; Darm zusammengekrampft. Stühle lehmig, wie Kitt anklebend. Jucken, Kitzeln und Empfindlichkeit der Geschlechtsteile. Erhöhte Geschlechtslust der Frauen. Onanieneigung der Knaben. Regel stark, zu früh, klumpig mit Krämpfen zum Schreien. Fluor eiweißartig mit Jucken. Eierstöcke geschwollen und brennend.

Indikationen: Große nervöse Erregung und psychische Störungen; Hysterie, Größenwahn, Krämpfe aller Art; Neuralgien.

Vergleichsmittel: Sepia, Stannum, Valer. D6—30.

Plumbum aceticum, Bleiazetat, basisches

(A.-G. 1/100, Dilutionen, Tabletten-Verreibungen oder Tinktur)

Tiefgreifendes, langsam wirkendes Mittel, sklerotische Prozesse. Nur die Anfangssymptome der bekannten chronischen Bleivergiftung mit ihren Lähmungen und Organschäden lassen noch die Möglichkeit einer homöopathischen Mittelwirkung erwarten.

Krämpfe der Muskeln, besonders am Abdomen; Zittern und Schwäche der Glieder. Lähmung der Handstrecker, Kontrakturen; Muskelentartung. Krämpfe der glatten Muskeln zum Schreien; Gefäßkrämpfe. Delirien und Krämpfe. Steifigkeit des Nackens, Wadenkrämpfe. Enge Pupillen, Nebelsehen, Netzhautentzündung. Zahnfleisch geschwollen, schmerzhaft, mit schieferfarbenem Saum. Magenkrämpfe. Kolik zusammenschnürend; Gefühl, als würde der After hochgezogen. Leib kahnförmig eingezogen. Hartnäckigste Verstopfung, Stühle wie Schafmist oder knollig. Urin reichlich mit häufigem Harnlassen, eiweißhaltig. Verschlimmerung nachts und bei Bewegung, Besserung durch Krümmen und Druck.

Indikationen: Langsam sich entwickelnde und stetig fortschreitende Krankheitsprozesse. Muskel- und Nervenatrophien, Amaurosis. Arteriosklerose. Epileptiforme Krämpfe, Rückenmark- und Gehirnleiden; Neuritis. Schlundlähmung, Magenkrampf. Kolik und spastische Obstipation; Schrumpfniere; Urämie und Eklampsie.

Vergleichsmittel: Alum., Plat., Opium, Podoph., Merc. D3—30.

Podophyllum peltatum, Maiapfel

(Essenz, A.-G. 1/3, Dilutionen)

Amerikanische giftige Staude, Früchte jedoch genießbar. Das bekannte Harz Podophyllin wird im Volk als Purgier- und Wurmmittel verwendet. Als galletreibendes Drastikum offizinell, höher verdünnt ein sicheres Stopfmittel.

Biliöses Temperament, Hauptwirkung auf Leber, Dünndarm und Rektum.

Kopfschmerz betäubend und Schwindel; Hitze und Pulsieren auf dem Scheitel. Sodbrennen, saures Aufstoßen, krampfhaftes Erbrechen, Magenschmerz. Durchfälle plötzlich, frühmorgens, gußweise, schmerzlos. Leere und Schwäche im Epigastrium nachher; Aftervorfallneigung. Leber geschwollen; Verlangen, sie zu reiben. Zunge schlaff, Zahneindrücke. Stühle von Gallenmangel lehmig, wäßrig oder breiig.

Regel verspätet oder ausbleibend mit Pressen nach unten; Fluor. Neigung zu Gebärmuttersenkung und Prolaps und Hämorrhoiden in der Schwangerschaft, abwechselnd Durchfälle und Verstopfung. Eierstock rechts geschwollen mit ausstrahlenden Schmerzen.

Indikationen: Galletreibendes Mittel. Leberfunktionsstörungen. Plötzliche Blutwallungen zum Kopfe mit Kopfweh und Schwindel und Fieberbewegung. Magenkrämpfe, Durchfälle, Zahnungsdurchfälle; Prolapsus ani und Hämorrhoiden. Harnsaure Diathese; Enuresis der Kinder.

Vergleichsmittel: Aloe, Chel., Merc., Nux, Sulf. ∅—D 30.

Populus tremuloides, Zitterpappel

(Essenz, A.-G. 1/3, Dilutionen)

Verwendung finden Rinde und Saft der Zweige und Blätter.

Harn trüb und übelriechend, schleimig, eitrig; Brennen beim Harnlassen. Zystitis akut und chronisch nach Operationen. ∅—D 1.

Prunus spinosa, Schwarzdorn

(Essenz, A.-G. 1/3, Dilutionen)

Die Hauptwirkung der Schlehen geht auf Darm und Nieren. Die weißen, im ersten Frühjahr die Hecken schmückenden Blüten sind mild abführend, die herben schwarzblauen Kirschen dienen dagegen als Mittel gegen die Ruhr.

Obstipation mit Blähsucht; Völligkeit im Leib; Afterknoten. Harnbeschwerden aller Art; Harn wenig, dunkel mit weißem Satz. Neigung zu Hydropsien in allen Körperhöhlen; Anasarka. Stechende, herumziehende Schmerzen mit großer Unruhe.

Indikationen: Ziliarneuralgie. Unterleibsplethora mit Hämorrhoiden und Obstipation. Bei Hydrops ein gutes Diuretikum.

Vergleichsmittel: Crataeg. ∅—D 3.

Psorinum

(Tabletten — Verreibungen)

Von HAHNEMANN eingeführtes Mittel gegen die sog. psorische Konstitution, das in hochverdünnter, seltener Gabe bei den folgenden Anzeigen eine Umstimmung herbeiführen kann.

Deprimiert, traurig, hoffnungslos. Große Frostigkeit, hüllt sich im Sommer in warme Pelze. Drüsenschwellungen, Eiterungen und Fisteln, auch an Knochen. Haut trocken, juckend. aber viel Schweiß bei Bewegung; Nachtschweiße übelriechend, Fußschweiße. Gelbes, fahles Aussehen. Unheilsame Hautgeschwüre oder langwierige Hautausschläge. Jucken unerträglich, kratzt, bis die Haut blutet. Flechten, Knötchen.

Stechende, herumziehende, hartnäckige rheumatische Schmerzen. Kopfschmerz dumpf mit Blindheit. Schlaflosigkeit aus innerer Unruhe, als sei das Bett zu hart. Atemnot und Brustbeklemmung; Husten trocken und quälend. Heißhunger selbst nachts, Obstipation chronisch oder hartnäckig, stinkende Durchfälle. Verschlimmerung von Kaffee.

Indikationen: Psora, Lymphatismus, Skrofulose. Übler Körpergeruch trotz Waschens. Stinkende Sekretionen. Schleimhautkatarrhe und große Erkältlichkeit. Kopfweh und Migräne. Rekonvaleszentenmittel, Desperation. Reaktionsmittel bei Psora. Folgen von unterdrückten Sekretionen, von Infektionskrankheiten. Hautleiden aller Art. Chronische Konjunktivitis, Otitis media. Ozäna. Pädatrophie mit Durchfällen oder hartnäckige Verstopfung.

Vergleichsmittel: Sulf., Hepar, Sil., Tuberc. D 30.

Pulsatilla, Küchenschelle

(Essenz, A.-G. ⅓, Dilutionen)

Die liebliche Frühjahrsblume unserer Kalkberge war schon HIPPOKRATES bekannt als menstruationsfördernd. Sie ist ein wichtiges Augenmittel, auch bei Melancholie früher gern gebraucht. Wichtiges homöopathisches Adjuvans.

Wechsel in der Stimmung; meist weich, nachgiebig und weinerlich. Schleimhäute leicht erkältlich; milde, dicke, gelbe, eitrige Sekrete. Gelenke geschwollen, rot, heiß, steif, mit Schweißneigung, dabei Schmerzen reißend, stechend, springend und wandernd mit Fieber.

Venöse Stauungen, Venen blau und voll. Ödeme und schwere Glieder. Blutungen dunkel, aufhörend und wiederkommend, vikariierend. Herzklopfen (anämisch), Wallungen, Schwindel mit Sehstörungen und Pulsieren im ganzen Körper. Frostig; kalte Hände und Füße. Sehr müde und ganz erschöpft. Verlangen nach frischer Luft, leichter Kleidung und Bewegung.

Hautjucken, besonders an entzündeten Frostbeulen und nesselartigen Ausschlägen. Varizen und Unterschenkelgeschwüre. Periodische Gemütsstörungen; melancholisch, trübsinnig. Schlaflosigkeit abends, am Tage und frühmorgens schlafsüchtig. Kopfschmerz wandernd, besonders am Hinterkopf bei Husten. Schwindel besser im Freien. Nervenschmerzen periodisch, besonders nachts; auch Zahnschmerzen.

Augen rot, trocken, brennend; viel Tränenfluß. Schwarzwerden vor den Augen, Trübsichtigkeit; Geschwüre an den Lidern. Ohrenschmerz nachts. Geruchsverlust; reife Katarrhe. Heiserkeit und trockener Stickhusten. Auswurf bitter, dick, zäh, gelblich, auch blutig (vikariierend).

Geschmack bitter und fad; Zunge dick-gelb oder weiß belegt. Mund trocken, aber Durstlosigkeit. Sodbrennen auf fette oder saure Speisen und Schweinefleisch. Brechreiz nach reichen Mahlzeiten, Schleim- und Galleerbrechen. Magenkrämpfe oder starkes Unbehagen 2 Stdn. nach Tisch. Durchfälle wäßrig, schleimig, gallig, wechselnd in der Farbe, schlechter, besonders gegen Morgen.

Harnbeschwerden nach Durchnässung der Füße. Bettnässen der Mädchen. Hoden geschwollen, überempfindlich, hochgezogen. Gefühl von Herabdrängen im Unterleib, der Schwere vor der Regel. Regel verspätet, spärlich, unregelmäßig, auch ausbleibend. Krämpfe vor und bei der Regel mit Frostigkeit und großer Unruhe. Fluor mild, dick, nach Erkältung, in der Pubertät. Wehen wechselnd, krampfartig mit Ohnmachtsneigung. Lochien unterdrückt. Drohender Abortus. Brustdrüse schmerzhaft, geschwollen, sog. Milchfieber, Beschwerden beim Abstillen. Verschlimmerung abends und nachts, in der Ruhe, in Bettwärme, nach Essen. Besserung durch Bewegung im Freien, in frischer Luft, durch Kälte.

Indikationen: Mittel für anämische, nervöse Frauen und Kinder. Folgen von Eisen- und Chininmißbrauch, von Durchnässung und Erkältung, besonders der Füße; von Masern und Grippe. Lymphatismus. Wanderrheumatismus; Neuralgien; Zahnweh. Venosität, Varizen, Ulcera cruris, Phlegmasia alba dolens. Neigung zu Blutungen, speziell nach ausbleibender Regel. Fieber katarrhalisch, rheumatisch. Frostbeulen; Urticaria, gastrisch und uterin. Melancholie, Psychosen. Konjunktivitis, Blepharitis, Hordeolum, Asthenopie. Tubenkatarrhe. Reifer Schnupfen; Laryngitis, Bronchitis, beginnende Phthisis.

Saure Dyspepsie und Gastritis, nach Fett- und Vielessen; akute Darmkatarrhe im Sommer. Blasenkatarrh, Enuresis. Ausschlaggebend für die Mittelwahl sind die Allgemeinsymptome.

Vergleichsmittel: Cycl., Sulf., Kal. bichr., Kal. sulf. ∅—D 30.

Pyrogenium, Extrakt aus faulendem Fleisch

(Tabletten — Verreibungen)

Von der englischen Homöopathie eingeführtes Mittel, aus septischem Eiter potenziert, wertvoll bei septischen, besonders puerperalen Fiebern, sehr übelriechende Sekrete.

Angst und Unruhe, Zerschlagenheit; Bett wie zu hart. Zunge trocken, feuerrot, großer Durst; heftiges Nasenbluten. Puls sehr rasch und schwach; Herz wie zu groß, zunehmende Herzschwäche, Nasenflügelatmen; Ödeme. Halluzinationen und

Delirien, geschwätzige Unruhe. Atembeengung mit Rasseln auf der Brust, große Angst. Erbrechen von Schleim und Speisen, unfreiwillige Stühle. Blutungen passiv, stinkend aus den Geschlechtsteilen. Urin stinkend, eiweißhaltig, zersetzt, blutig. Rapider Dekubitus.

Indikationen: Sepsis mit hohem Fieber. Typhoid; Neigung zu Herzschwäche und Kollaps. Gangrän.

Vergleichsmittel: Ars., Carbo, Lach., Rhus, Echin. D 8—30.

Quassia amara, Bitterholz

(Tinktur, A.-G. 1/10, Dilutionen)

Eines unserer stärksten Amara, durch RADEMACHER eingeführt. Das geraspelte Holz ist offizinell, das Mittel ist als Fliegentöter und gegen Oxyuren beliebt. Hervorragende Leberwirkung, vermag als Aqua Quassiae Aszites bei Zirrhose zu beseitigen. Antidot nach Folgen von zu viel Zuckergenuß.

Übelkeit und trockene Zunge. Druck im Epigastrium. Völligkeit. Bauch hart und tympanitisch, klopfende und stechende Schmerzen. Lebergegend schmerzahft, Stiche daselbst. Durchfälle. Stirnkopfschmerz, Augenschwäche.

Indikationen: Durchfälle, selbst choleraartige. Leberzirrhose und Zystitis. Wurmbeschwerden.

Dosis: Kalter Aufguß der Späne oder das Destillat als Aqua Quassiae, 3mal 20 Tr.

Ranunculus bulbosus, knolliger Hahnenfuß

(Essenz, A.-G. 1/3, Dilutionen)

Ein häufiges Unkraut unserer Felder, enthält, wie auch Pulsatilla, Anemonin, das hautreizend und fäulniswidrig wirkt.

Hitzewallungen zum Kopfe, schlechter Schlaf und schwere Träume. Kopfschmerz auf dem Scheitel, Benommenheit, Gehirnkrämpfe. Reißen, Ziehen vom Rückgrat in die Glieder. Zittern. Muskeln wie gequetscht und zerschlagen. Innenrand des Schulterblattes stechend, Stiche interkostal. Verschlimmerung durch Bewegung, Berührung, Nässe und Wetterwechsel. Husten trocken, schmerzhaft, Atemnot und Beklemmung. Nase und Hals brennend, kratzend, verstopft oder zähe Sekrete. Augen empfindlich, rot, juckend, Pupillenstarre, Nebelsehen. Flechten juckend; Bläschen und Blasen; brennende Geschwüre.

Indikationen: Gehirnreizung mit Krämpfen; Meningitis; Delirium tremens. Neuralgien, besonders interkostal. Muskel- und Gelenkrheumatismus; Lumbago; Pleurodynie und Pleuritis. Grippeschnupfen, Heuschnupfen. Ekzeme; Herpes zoster. Hautgeschwüre.

Vergleichsmittel: Bry., Croton, Mez., Euphorb. ∅—D 6.

Rhododendron Chrysanthum, Alpenrose

(Tinktur, A.-G. 1/10, Dilutionen)

Die sibirische Schneerose wie auch unsere Alpenrose dienen in der Volksmedizin gegen Rheumatismus und Gicht.

Einschlafen der Glieder in der Ruhe, Kribbeln, schwankender Gang. Empfindlichkeit gegen Nässe, Kälte, Gewitter und Sturm im Sommer. Gelenke rot, geschwollen, plötzlich sehr schmerzhaft. Knochenhautschwellungen an umschriebenen Stellen; Gichtknoten. Hoden und Nebenhoden verhärtet, wie gequetscht, empfindlich. Verschlimmerung nachts, in Ruhe und Bettwärme, vor Gewittern.

Indikationen: Harnsaure Diathese mit Harnbeschwerden; Rheuma und Gicht; Neuralgien; Periostitis.

Vergleichsmittel: Dulc., Rhus, Natr. sulf. D 1—6.

Rhus Toxicodendron, Giftsumach

(Essenz, A.-G. 1/2, Dilutionen)

Offizinell waren früher die Blätter dieses in Amerika und Asien heimischen, jetzt auch bei uns in Gärten gehaltenen Strauches, der schon durch seine Ausdünstung zu Rheuma und Hautleiden Veranlassung geben kann. Rhus ist in dieser Richtung in der homöopathischen Schule eingebürgert.

Spannen, Ziehen, Reißen in allen Gliedern mit großer Unruhe. Steifigkeit und Knacken der Gelenke mit Verrenkungsschmerz. Muskeln und Sehnen spannend und steif, schmerzhaft bei Anfang der Bewegung, besser bei fortgesetzter Bewegung.

Fieber mit nervöser Unruhe, typhös. Blasen und Bläschen auf der Haut, heftig juckend; Kratzen verschlimmert. Eiterungsneigung mit Brennschmerz; Schrundenbildung. Flechten nässend, juckend, brennend. Saure Morgenschweiße. Ruhelosigkeit, fortgesetzter Bewegungsdrang, was erleichtert.

Geistesverwirrung, fixe Ideen, Delirien mit Fluchtversuchen. Schwindel beim Aufstehen bei alten Leuten. Benommenheit, Schlafsucht, starkes Gähnen. Kopfweh, wie ein Brett vor der Stirne, besser durch Nasenbluten. Langsam zunehmende Schwäche mit trockener Zunge, Spitze rot. Nervenschmerzen, anfallweise auftretend an allen Körperteilen.

Auge lichtscheu, scharfe Tränen, Lider und Bindehaut geschwollen. Herzklopfen nach Anstrengung; Puls unregelmäßig, schwach. Nasenröte. Nachthusten trocken, quälend; rostfarbener Auswurf. Geschmack bitter und trockene, rissige Zunge mit roter Spitze. Durchfälle wäßrig, blutig, aashaft stinkend; auch unfreiwillig. Regel unterdrückt nach Durchnässung und Erkältung. Jucken der Geschlechtsteile, Bläschen und Stechen daselbst.

Verschlimmerung bei naßkaltem Wetter, nach Durchnässung. Verschlimmerung nachts, in der Ruhe, bei beginnender Bewegung. Besserung bei fortgesetzter Bewegung, durch trokkene Wärme und Schweiß.

Indikationen: Nervinum bei großer Erregtheit und Unruhe. Rheumatische Konstitution; Muskel-, Gelenkrheuma; Lähmungen. Folgen von Verrenkung, Zerrungen, Übermüdung, von Durchnässung und Wetterwechsel zu Kälte und Nässe. Tortikollis, Lumbago; Ischias.

Ekzeme, Hautjucken, Nesselsucht, Erysipel; Rückenmarkparesen. Rheumatische Zahnschmerzen. Augenentzündungen skrofulös und rheumatisch; Iritis; Ptosis.

Herzhypertrophie nach Anstrengungen, Herzschwäche und Kollaps. Nasenbluten; Grippekatarrhe mit allgemeiner Zerschlagenheit. Gastrische Fieber. Sommerdurchfälle, Harn-und Blasenstörungen.

Vergleichsmittel: Arn., Bapt., Arsen., Lach., Hyosc., Opium. D 6—30.

Robinia Pseudacacia, Robinie

(Essenz, A.-G. 1/3, Dilutionen)

Die Rinde des Robinienbaumes enthält ein Prinzip, das bei Hyperchlorhydrie bewährt ist.

I n d i k a t i o n e n : Dyspepsia acida, Ulcus ventriculi; Obstipation. Rheuma des Kiefergelenkes. Migräne und Kopfweh gastrischen Ursprunges. D 2—3.

Rumex crispus, krauser Ampfer

(Essenz, A.-G. 1/2, Dilutionen)

Ähnlich dem Sauerampfer oxalsäurehaltig, wirkt er besonders auf Haut und Darm, das Kraut abführend, die Samen stopfend.

Fließschnupfen, bei trockener hinterer Nase, viel Niesen. Kitzel, Brennen und Rauheit in der Luftröhre mit Reizhusten, schlechter durch kühle Luft; steckt deshalb den Kopf ins Bett. Brust heftig schmerzend, wie wund, trockener Nachthusten. Morgendurchfälle, braun, aus dem Bett treibend. Hautausschläge stark juckend, besonders abends beim Auskleiden.

I n d i k a t i o n e n : Grippekatarrhe; asthmatische Zustände; Kehlkopf- und Lungenkatarrhe. D 3—6.

Ruta graveolens, Gartenraute

(Essenz, A.-G. 1/3, Dilutionen)

Dieses stark duftende Würzkraut findet im Volk seit alter Zeit außerordentlich vielseitige Verwendung, besonders als Gegenmittel für viele pflanzliche und tierische Gifte, als wurmtreibend, als Abortivum, bei Amenorrhoe u.a.

In der Homöopathie ist Ruta besonders beliebt bei Asthenopie nach Überanstrengung der Augen, selbst bei Linsen- und Glaskörpertrübungen.

Blutungen aus Uterus von Stauungen; Zahnfleischblutungen. Zerschlagenheitsgefühl an Muskeln, Knochen und Lähmigkeit. Augen brennen wie Feuer, Lider zucken, Schwachsichtigkeit. Handgelenkschmerzen rheumatisch; Stolpern wegen Beinschwäche. Alle Körperteile, auf denen man liegt, sind äußerst schmerzhaft. Verschlimmerung bei Kälte und Nässe und nachts im Liegen, Besserung bei Bewegung.

Indikationen: Venosität; Varizen; Blutungen; Sugillationen, Folgen von Schlag, Stoß, Quetschung, Verrenkungen, Hämatome an Knochen; Ganglien an Handgelenken. Rheuma speziell an den Handgelenken, Knöchelschwäche; Lumbago; Neuralgien. Asthenopie nach Übermüdung der Augen. Menorrhagie.

Vergleichsmittel: Rhus, Sil., Arn., Phyt. D 1—6.

Sabadilla, Läusesamen

(Tinktur, A.-G. 1/10, Dilutionen)

Die stark giftigen, veratrinhaltigen Samen dieser mexikanischen Liliazee dienen vielfach als Ungeziefermittel. Besonders bewährt in D 6 bei Rhinitis vasomotorica.

Große Unruhe, Angst und Schreckhaftigkeit. Kopfweh in Stirne und Schläfen, Migräne periodisch; Schwindel bei Aufstehen. Fixe Ideen, Einbildung von Krankheiten; Gemütstörungen.

Hals zusammengeschnürt, Brust beengt, Reizhusten bis zum Erbrechen. Zerschlagenheit und Schwere der Glieder; Gelenk- und Knochenschmerzen. Fieberanfälle periodisch auf die Stunde, wechselfieberartig.

Schleimhäute trocken, brennend, reizbar; dabei Frost von unten aufsteigend. Scharfe, brennende Nasensekrete mit Niesen. Jucken am weichen Gaumen, Zusammenschnüren und Fadengefühl im Halse.

Indikationen: Nervöses Temperament; Hysterie und neuropathische Anlage: Migräne; Hypochondrie und fixe Ideen; Vagus- und Rückenmarkreizung. Wechselfieber; Grippefieber und -katarrhe; Heuschnupfen; Angina. Koliken von Wurmkrankheit. D 6—30.

Sabal serrulata, Sägepalme

(Essenz, A.-G. 1/3, Dilutionen)

Zwergpalme Floridas, mit deren ölhaltigen Früchten sich die dortigen Tiere mästen. Starke Entwicklung der Brüste, allgemeine Gewichtszunahme bei Frauen, tonisierende Wirkung auf die männlichen Genitalien werden häufig beobachtet.

Blase wie überfüllt, Harnröhre wie verengt. Völle im Leib. Harnzwang und -drang, stechende Schmerzen beim Harnlassen. Bettnässen hartnäckig und Harnträufeln. Blasenhalsreizung. Ausfluß schleimig aus der Harnröhre. Hoden geschwollen, empfindlich.

Indikationen: Zystitis; „der homöopathische Katheter"; Enuresis.

Vergleichsmittel: Acid. phos., Ferr. picr., Populus, Thuja. ∅—D 2.

Sabina, Sadebaum

(Essenz, A.-G. 1/3, Dilutionen)

Als Abortivmittel im Volk sehr bekannte Wacholderart. Regel zu früh, sehr stark, hellrot mit wehenartigem Drang. Blutungen anfallweise, heftig mit Kreuzweh und Schenkelschmerz. Große geschlechtliche Reizbarkeit; scharfer, eitriger Fluor. Harnwege und Nieren brennend, Urin tropfenweise und eitrig, blutig. Akute heftige Schmerzanfälle in den Gelenken, besonders in der großen Zehe mit Rötung, Schwellung; Verschlimmerung in Wärme und Ruhe, bei Berührung. Fersen- und Sohlenschmerz bei ungewöhnlich kalten Füßen.

Indikationen: Zystitis, Nephritis aufsteigend. Gichtanfälle und Rheuma; Knochenschmerzen. D 3—12.

Sanguinaria canadensis, Blutwurzel

(Tinktur, A.-G. 1/10, Dilutionen)

Diese Papaverazee ist in Nordamerika offizinell als Emetikum, Expektorans und Purgans.

Blutwallungen zu Kopf und Brust, Pulsationen im ganzen Körper. Hitzeüberlaufen, trockene, brennende Haut, besonders nachts (Hände und Füße). Kopfweh klopfend, rechts über dem Auge, früh im Nacken beginnend. Erbrechen, Überempfindlichkeit der Sinne. Schleimhäute trocken, brennend, Sekrete scharf und zäh.

Viel Niesreiz, Stockschnupfen, Nasenbluten, Geruch überempfindlich. Heiserkeit mit Kitzel- und Krampfhusten. Hals innen geschwollen. Husten, besonders bei Luftwechsel; Brennen der ganzen inneren Brust. Auswurf wenig. Speichelfluß, Übelkeit, Erbrechen, Blähsucht und Durchfälle. Rechter Deltamuskel steif, kann den Arm nicht heben. Gelenke geschwollen, steif, mit wechselnden Schmerzen, wie zerschlagen. Mehr rechtsseitige Wirkung. Große Erkältlichkeit, frostig.

Indikationen: Vasomotorische Störungen. Migräne rechtsseitig; Wallungen und Frostschauer. Nasenpolypen blutend, Stockschnupfen, Laryngitis mit Krampfhusten; Phthisis florida; Pneumonia dextra. Erbrechen und Blähsucht. Rheuma der Gelenke und Muskeln, speziell am rechten Deltamuskel, Lumbago und Ischias.

Vergleichsmittel: Bell., Iris, Lach., Ferr. Ø—D 12.

Secale cornutum, Mutterkorn

(Tinktur, A.-G. 1/10, Dilutionen)

Die den Giftpilz enthaltenden Getreideähren verursachen bei stark durchsetztem Mehl die Kribbelkrankheit (Ergotismus) mit Lähmung der sympathischen Nervenenden, Ergotin-Tabes, Gangrän, Abort u. a.

Schwindel mit Kopfschmerz, auch halbseitig mit Gefäßkrampf. Geistesstörungen. Rücken steif und Muskelschmerzen; Krämpfe mit gespreizten Fingern. Kribbeln, Ameisenlaufen, Taubheitsgefühl, Brennen der Glieder. Blitzartiges Zucken. Krämpfe im Gesicht, Zuckungen, Bauchmuskeln eingezogen, Wadenkrämpfe.

Pupillen weit, Linsentrübung. Magenkrämpfe mit Speichelfluß, Heißhunger, Sodbrennen. Durchfälle mit Kolik, Erbrechen, großer Angst und Schwäche. Kälte der Haut, blutleer; Finger und Zehen blau. Blutungen aus allen Organen und unter die Haut. Haut mager, blaß, trocken, Neigung zu Ausschlägen, elendes Aussehen. Geschwüre hartnäckig mit stinkenden Sekreten; Brand; Atrophie. Trotz der Kälte der Haut wird kein Zudecken ertragen.

Krampf der Blase oder Lähmung; Harnverhaltung oder Inkontinenz. Regel ausbleibend oder schmerzlose, dunkle, übelriechende Blutungen. Krampfwehen, drohender Abortus; Blutungen nach der Geburt. Fluor bräunlich, auch blutig und übelriechend. Verschlimmerung in Bettwärme; bei Bewegung; Besserung durch Abkühlung.

I n d i k a t i o n e n : Kopfweh und angiospastische Migräne mit Erbrechen. Hystero-Epilepsie, Eklampsie; Psychosen, Tabes dorsalis, Krämpfe, Lähmungen; Katarakta.

Gefäßkrämpfe, Ischämie, Schleimhautblutungen; Geschwüre, Gangrän, Altersbrand, Arteriosklerose, RAYNAUDsche Krankheit; Diabetes. Magenkrampf, Singultus.

V e r g l e i c h s m i t t e l : Arsen., Carbo, Colch., Ustilago. ∅—D 30.

Selenium, Selen

(Tabletten — Verreibungen)

Dem Schwefel chemisch verwandt und auch in seiner Wirkung nahestehend. Geprüft ist nur die amorphe Art des Elements, nicht die metallische, die besondere physikalische Eigenschaften hinsichtlich der elektrischen Leitfähigkeit besitzt (Selenzelle).

Schwäche, Kraftlosigkeit, große Depression. Schlafsucht am Tage, nachts leiser Schlaf, leichtes Erwachen. Kopfschmerz nervös, über dem linken Auge, nach Tee- und Alkoholgenuß. Plötzliche Anfälle von Fließschnupfen. Heiserkeit der Sänger, von Überanstrengung der Stimme; Verlangen nach Alkohol. Leberschwellung chronisch mit feinem Hautausschlag in der Lebergegend. Geschlechtlich erregt, aber kraftlos. Pollutionen ohne Erektionen. Samen dünn, geruchlos. Kreuz- und Rückenweh und Schwäche nach Samenverlust. Verschlimmerung bei heißem Wetter, durch Schlafen, durch Tee und Alkohol.

I n d i k a t i o n e n : Folgen von schweren Krankheiten. Kopfschmerz und Migräne mit schlechtem Schlaf der Neurastheniker. Nervöser Schnupfen; Heiserkeit der Sänger. Gastritis chronica der Trinker.

V e r g l e i c h s m i t t e l : Sulf., Tellur., Acid. phos. D 6—30.

Senecio aureus, goldenes Kreuzkraut

(Essenz, A.-G. ⅓, Dilutionen)

An Stelle des goldgelben Kreuzkrautes kann das gleichwertige, im Garten als lästiges Unkraut heimische S. vulgaris oder das in unseren Wäldern heimische größere S. Jacobaea verwendet werden. Beide sind bewährte Unterleibsmittel bei Amenorrhö, Prostatahypertrophie, Blasenhalsreizung.

Weinerliche Stimmung blutarmer Frauen und Mädchen. Kopfweh wogend, vom Hinterkopfe nach vorne gehend. Wandernde, schneidende, periodisch auftretende Gliederschmerzen. Rücken-, Kreuz- und Lendenweh mit großer Schwäche und Schweißen. Regel schmerzhaft, krampfig mit Blasenhalsreizung. Regel ausbleibend, Folgen davon oft trockener Kitzelhusten. Eintretende Regel bessert die Blasen- und alle anderen Beschwerden.

Indikationen: Frauenmittel, stets sind Harnbeschwerden zugegen. Anämie; Melancholie, Kopfweh und anämisches Herzklopfen.

Vergleichsmittel: Caulophyll., Sepia. Ø—D 3.

Sepia, Tintenfischsaft

(Tabletten — Verreibungen)

Der besonders im Mittelmeer vorkommende Tintenfisch liefert eine Malerfarbe. Der aus einem Beutel dieser Molluske bei Verfolgung ausgestoßene, das Wasser weitum trübende Tintensaft diente vor Zeiten als Diuretikum, bei Fluor und Blasenleiden. Seine Prüfung durch HAHNEMANN ergab ein sehr wertvolles Mittel.

Reizbar, launisch. Gleichgültig gegen Pflichten. Hitzewallungen und Pulsieren im ganzen Körper; heftige Schweiße. Blutstauungen, frostig, kalte Hände und Füße; Zirkulation unregelmäßig. Müde und abgespannt, starke Kreuzschmerzen. Hautausschläge chronisch, juckend, brennend, besonders Bläschen an den Gelenken. Gelber Sattel über der Nase; fleckige Haut. Aknepusteln.

Gedächtnisschwäche, Schwindel; schlafsüchtig am Tage, nachts schlaflos. Kopfweh chronisch, besonders bei Unterleibsstörungen. Nasenbluten bei Regelstörungen, harte Pfröpfe in den Choanen. Starker Kitzelhusten nachts mit Heiserkeit; beengte Brust. Auswurf eitrig, blutig, oft salzig schmeckend.

Zunge weiß belegt, Geschmack sauer oder bitter, salziger Speichel. Magen öd und leer, Gefühl von Hinsein, Essen bessert nicht. Klumpengefühl im Magen, Verlangen nach Saurem, Ekel vor Fleisch. Brechreiz bei Sehen und Riechen von Speisen; Erbrechen sauer und gallig. Milchgenuß verschlimmert, ebenso Tabakrauchen und Alkohol. Völle und Druck im Abdomen, Meteorismus zum Platzen. Stuhl hart, knollig, trocken, Gefühl einer Kugel im Mastdarm. Stuhldrang vergeblich, Darm kraftlos, Jucken und Brennen im Mastdarm. Hämorrhoiden, After nässend, Blasendruck, häufiges Urinieren. Urin sauer, mit rotem, lehmigem Satz.

Sexuelle Schwäche, häufige atonische Pollutionen; Onanieneigung. Schweiße übelriechend an den Genitalien und Bläschenausschläge. Gebärmutter empfindlich bei Berührung, vergrößert; Scheide heiß. Rücken- und Kreuzweh, Drängen nach unten, Beinkreuzen bessert. Regel meist spärlich, dunkel, verspätet; vorher alle Beschwerden schlechter. Fluor gelb-grün, übelriechend, juckend und wundmachend. Geschlechtlich erregt, Schmerzen beim Beischlaf; Abneigung dagegen. Verschlimmerung früh und abends, in Ruhe, nach Essen. Besserung im Freien, bei starker Bewegung.

Indikationen: Frauenmittel, mehr chronische Leiden; venöse Stauungen im Unterleibe und Pfortadergebiete. Nervöse Erregung und Hitzewallungen. Ischias, Kreuzweh; Gliederschwäche. Chronische Hautausschläge aller Art, schlechter vor der Regel; Nesselsucht, Varizen, Psoriasis.

Kopfschmerz chronisch; Migräne; Kopfgicht; Schlaflosigkeit; Zahnschmerz der Schwangeren. Kitzelhusten, Heiserkeit, Nasen-Rachen-Katarrhe. Dyspepsia acida, chronische Magenkatarrhe. Hyperemesis; Plethora mit habitueller Obstipation; Hämorrhoiden. Zystitis, Enuresis.

Vergleichsmittel: Nux, Lilium, Sulf., Murex. D 3—30.

Silicea, Kieselsäure

(Tabletten — Verreibungen)

Bekannt ist die Kieselsäuretherapie bei Lungentuberkulose und ihr Vorschlag bei Krebs und gewissen Hautkrankheiten. In der Homöopathie viel gebrauchtes und bewährtes Mittel nicht nur bei chronischen, äußeren Infekten, sondern auch zur Umstimmung des inneren Stoffwechsels.

Nervös, ängstlich, schreckhaft, fixe Ideen. Kopf groß, offene Fontanellen, Körper klein und mager. Haut blaß, gelblich, immer frostig, Kinder sitzen am Ofen. Laufen- und Sprechenlernen spät, Neigung zu Knochenverkrümmung. Drüsen hart und geschwollen, empfindlich, neigen zu Eiterung. Knochenverdikkung und -brüchigkeit, Eiterungen und Fistelbildung. Gelenke schwach und kraftlos, geschwollen, schmerzhaft; kaltfeuchte Füße.

Neuralgische Schmerzen veraltet, schlimmer nachts und bei Kälte, Neigung zu Nachtschweißen. Neigung zu Geschwüren, Eiterungen und Blutungen. Eiterungen am Zellgewebe, kalte und heiße Abszesse; Fisteln. Schrumpfung und Verhärtungen am Zellgewebe, Degenerationen.

Haut trocken, leicht verletzbar, schwer heilbar. Flechten aller Art, Intertrigo. Schweiße sauer und stinkend, besonders an den Füßen, zwischen den Zehen. Kopfschweiße der Kinder, Nachtschweiße bei hektischem Fieber. Nägel brüchig, Nagelfalzeiterungen; Nägel und Haare ausfallend.

Große nervöse Erregung, Schlaf unruhig, Schwindelanfälle. Krämpfe von Schreck und epileptiform. Kopfschmerz vom Nacken über den Kopf, besser vom Warmeinhüllen, sehr kennzeichnend. Rücken steif, wie zerschlagen, schwach, muß liegen.

Auge: Geschwüre und Gerstenkörner der Lider, Tränen. Perforierende Hornhautgeschwüre. Tränensackeiterungen und -fisteln. Trübsehen. Ohrensausen und Gehör empfindlich. Nase juckend, brennend, viel Niesen, trocken oder fließend. Nasenbluten; Wucherungen. Gefühl eines Haares im Halse mit Heiserkeit und Kitzelhusten. Lungen stark rasselnd, Atembewegung, kann kaum sprechen. Husten erschütternd, erschöpfend, schlimmer im Liegen. Auswurf eitrig, schwerlöslich.

Geschmackverlust. Mandelgeschwüre. Durst. Blähsucht. Stuhldrang vergeblich; harter Stuhl schlüpft wieder zurück. Afterfisteln. Hodensack stark schwitzend. Regel unregelmäßig; Fluor scharf. Verschlimmerung bei Kälte, Nässe, Wetterwechsel, bei Berührung. Besserung durch Wärme und warmes Einhüllen.

I n d i k a t i o n e n : Allgemeine mangelhafte Ernährung und Assimilation, Abmagerung und Neigung zu Neubildungen und Schrumpfungen am Zellgewebe. Folgen von unterdrücktem Fußschweiß, von Erkältungen und Durchnässungen, von Impf- und Serumvergiftungen. Skrofulose, Wachstumsstörungen, Drüsen- und Knochenaffektionen, Geschwüre und Fisteln. Rheuma und Gicht, Tophi. Rachitis mit Knochenverkrümmungen. Kalte und heiße Abszesse, Granulationen, Furunkel, Panaritien, Gerstenkorn, hartnäckige Ödeme. Stinkende Schweiße.

Nachtwandeln, ängstliche Träume, Krämpfe, Epilepsie; Kopfweh und Migräne. Skrofulöse und rheumatische Augenentzündung, Tränenfistel, Katarakt. Otitis externa et interna. Stock- und Fließschnupfen. Steinhauerlunge, Lungenabszeß. Zahnkaries; Abszesse in Tonsillen und Rachen. Pädatrophie; Afterfisteln.

Vergleichsmittel: Hepar, Kali. phos., Calc., Puls., Thuja. D 3—30.

Spigelia anthelmia, Wurmkraut

(Tinktur, A.-G. 1/10, Dilutionen)

In seiner Heimat Südamerika als Spezifikum gegen Spulwürmer gebraucht, jedoch sehr giftig. Von homöopathischen Tierärzten in ∅ 3mal 20 Tr. sehr gerühmt. Sonst in der homöopathischen Schule viel benutzt wegen seiner zuverlässigen Wirkung auf das Herz, den Trigeminus und das Auge.

Nervöse Erregung, furchtsam. Periodische Schmerzen mehr linksseitig, schießend und zuckend. Kopfweh links vom Hinterkopf zum linken Auge ziehend. Lichtscheu, Lidkrampf von Schmerzen.

Herzschmerzen scharf und stechend, zum linken Arm ausstrahlend. Herzklopfen sichtbar und hörbar mit großer Unruhe und Angst. Herzgeräusche, unregelmäßige Herzaktion, Puls aussetzend. Seitenlage links unmöglich und jede Bewegung verschlimmert. Übelkeit, Brechreiz, Schwäche im Epigastrium; Durchfälle. Wurmabgang und -beschwerden.

Indikationen: Ziliarneuralgie, Infra- und Supraorbitalneuralgie links; Kopfweh und Migräne. Akuteste Herzleiden; Rheuma aufs Herz überspringend. Endo- und Perikarditis, Angina pectoris; Brechdurchfälle; Wurmkrankheit.

Vergleichsmittel: Acon., Arn., Cact., Naja, Spong., Cina. D 2—30.

Spongia marina tosta, Meerschwamm

(Tinktur, A.-G. 1/10, Dilutionen)

Der geröstete Badeschwamm war schon lange im Gebrauch, ehe das Jod und seine Rolle in der Schilddrüse entdeckt war. Die organische Stützsubstanz der Tiere enthält bis zu 14 % Jod. Das feinere Krankheitsbild verdanken wir HAHNEMANN.

Fließ- und Stockschnupfen mit viel Niesen, besonders bei Kälte. Hals sehr empfindlich bei Berührung; Schwellung der Drüsen. Neigung zu plastischen Exsudaten an den Schleimhäuten. Heiserkeit mit bellendem Husten, Atemnot, drohende Erstickung. Pfeifendes, krähendes Inspirium. Herzstiche und Blutwallungen zur Brust, Rückenlage ist unmöglich. Plötzliches Auffahren aus dem Schlafe mit Erstickungsgefühl. Herzgeräusche, blasende; Herzklopfen bei heiß-rotem Gesicht. Schilddrüsenschwellung mit Stechen und Klopfen, Halsbeengung. Hodenschwellung schmerzhaft, hart, empfindlich bei Berührung.

Indikationen: Koryza, Laryngitis, Krupp und Pseudokrupp. Kropf, Kehlkopfstenose; Asthma der Phthisiker. Herzfehler, Kropfherz, Aortitis. Lymphdrüsenschwellung.

Vergleichsmittel: Acon., Hepar, Jod., Brom., Lach. ∅—D 6.

Stannum, Zinn

(Tabletten — Verreibungen)

Zinnhaltige Arzneimittel waren früher gegen Epilepsie, Schwindsucht, Würmer u. a. üblich.

Homöopathische Prüfungen ergaben als Bild: Erschöpfung und Elendigkeitsgefühl. Kopfweh periodisch, langsam zu- und abnehmend, mit Übelkeit. Nervenschmerzen langsam zu- und abnehmend, reißend, besonders im Gesicht. Schwäche auf der Brust, kann kaum sprechen, Brust wie hohl und leer. Starkes Rasseln über die Lungen mit erschütterndem Husten. Auswurf reichlich, süß, zitronengelb. Schwächende Schweiße. Magenkrampf langsam zu- und abnehmend mit Blähsucht. Schwäche im Unterleib, muß niedersitzen, die Beine versagen. Fluor albus mit Gebärmutterverlagerung und Pressen im Schoße.

Indikationen: Nervöse Erschöpfungszustände und Schwäche; Heiserkeit, Asthma pituitosum, Phthisis pulmonum mit hektischem Fieber. Enteroptose; Wurmbeschwerden.

Vergleichsmittel: Calc., Sil., Tuberc., Helonias. D 6—12.

Staphisagria, Stephanskörner

(Tinktur, A.-G. 1/10, Dilutionen)

Zierpflanze unserer Gärten, giftig. Früher als Läuse- und Krätzemittel äußerlich verwendet.

Wechselnde, heftige Stimmung; hypochondrisch, leutescheu. Blasses Aussehen, hohläugig; große Empfindlichkeit der Haut. Ausschläge brennend, juckend. Geschwüre der Haut mit übelriechenden Sekreten. Gedächtnisschwäche, unfähig zu geistiger Arbeit. Geist ist mit viel geschlechtlichen Vorstellungen beschäftigt. Früh beim Erwachen müd und elend, ohne alle Energie. Muskeln wie wund und zerschlagen; Glieder steif und schwer. Nervenschmerzen sehr heftig im Gesicht, von den Zähnen ausgehend.

Zähne schwarz und abbröckelnd, Zahnweh nachts und bei Kälte. Magendruck, Brechwürgen; Verlangen nach Reizmitteln. Durchfälle, besonders nach Ärger und Erregung. Harnröhre brennend; Gefühl, als sei die Blase nie leer. Geschlechtstrieb erst erhöht, dann schwach, Pollutionen; Onanie. Frauen geschlechtlich sehr reizbar; Jucken und Brennen der Scheide. Fluor albus. Nachts ruhelos bei nicht befriedigtem Geschlechtstrieb. Verschlimmerung von anhaltendem Ärger und Gemütsbewegungen.

Indikationen: Psora; Folgen von Ärger, von sexuellen Exzessen und Verirrungen. Erschöpfungszustände. Hautausschläge sind typisch mit Jucken und Brennen. Gesichtsschmerz, Ischias. Blepharitis, Gersten- und Hagelkorn. Zahnkaries; Stomatitis; Gastritis der Trinker.

Vergleichsmittel: Caust., Colog., Ign., Acid. phos. D 3—30.

Sticta pulmonaria, Lungenmoos

(Essenz, A.-G. 1/3, Dilutionen)

Handgroße, graue Flechte an Buchen- und Ahornstämmen, als Lungenmittel gern gebraucht (Tee).

Schleimhäute trocken und schmerzhaft; Sekrete sehr rasch eintrocknend. Gaumen wie Leder, so daß das Schlucken fast unmöglich ist. Kopfschmerz drückend, schwerer Druck an der Nasenwurzel. Husten bellend, ohne Auswurf, schlimmer nachts, dabei schlaflos. Je mehr man hustet, desto größer wird der Reiz hoch oben im Schlunde. Gelenkschmerzen rheumatisch, stechend mit Steifigkeit.

Indikationen: Trockene Grippekatarrhe, die chronisch werden wollen, Reizhusten der Phthisiker. Rheumatische Form der Grippe. ∅—D 6.

Stramonium, Stechapfel

(Essenz, A.-G. 1/2, Dilutionen)

Dem Bilsenkraut nah verwandte, stark giftige Solanee. Ihre Blätter sind der Hauptbestandteil der Asthmaräucherpulver und enthalten Atropin mit Scopolamin.

Erregungszustände höchsten Grades; schwatzhaft, tobend. Gesicht hochrot, Augen funkelnd, Pupillen weit, Sehstörungen. Verlangen nach Licht; helle, glänzende Sachen verursachen Krämpfe. Auffahren aus dem Schlaf mit Schreck; Delirien, Halluzinationen. Mund und Hals sehr trocken; Schlundkrämpfe bei Sehen von Flüssigkeit. Zähneknirschen, Kopfrollen, Bettzupfen, allgemeine Krämpfe. Heiße Schweiße ohne Erleichterung, will sich stets entblößen. Blasenkrampf. Zittern und Lähmigkeit der Glieder. Geilheit beider Geschlechter, schamlos in Reden und Liedern. Regel dunkel, stark, klumpig mit Krämpfen.

Indikationen: Akuteste Krankheiten mit schwersten Hirnsymptomen. Geistes- und Gemütskrankheiten, Delirium tremens, Epilepsie; Asthma nervosum. Stottern. D 3—30.

Sulfur, Schwefel

(A.-G. 1/10000, Tabletten-Verreibungen, auch Tinctura Sulfuris)

Hauptantipsorikum mit zentrifugaler Wirkung (von inneren Organen auf die Haut). Man vergleiche die aktivierende Wirkung der heißen Schwefelquellen. Verschleppte oder unterdrückte Krankheitsvorgänge werden angefacht.

Die Haupthinweise für Schwefel sind Hitzwallungen, Abneigung oder Verschlimmerung durch Wasser, trockenes, sprödes Haar, auffallend rote Körperöffnungen, Elendgefühl 11 Uhr vormittags, sehr leiser Schlaf (Katzenschlaf).

Verlangen nach frischer Luft, verschleppte Fieber. Hitze, besonders auf dem Scheitel; Verlangen, sich zu entblößen. Venosität, Stauungen im Pfortadergebiete, Hämorrhoiden. Brennschmerz an den kranken Teilen. Brennen der Füße nachts.

Haut rauh, runzelig, wie bei alten Leuten; trocken, wie schmutzig. Hautausschläge und Entzündungen aller Art, durch Nässe verschlimmert. Hautjucken nachts in Bettwärme. Körpergeruch und Ausdünstung widerlich. Schleimhäute brennen, alle Sekrete sind scharf; Erkältlichkeit. Brennschmerz ist charakteristisch; alles brennt, Se- und Exkrete. Kopfschmerz mit Hitze im Vorderkopf, auf dem Scheitel.

Geist und Gemüt zuerst erregt mit Angst und Furcht, später deprimiert. Gang gebückt wegen Rückenschwäche, Beine und Gelenke unsicher. Augen entzündet, tränen, Lichtscheu, Brennen. Lidränder rot. Beständig wiederkehrende Katarrhe der Luftwege bei Erkältung. Völligkeit im Magen nach wenig Essen, Aufstoßen, Magensäure, Heißhunger nachts, Verlangen nach Süßigkeiten, aber Sodbrennen davon. Trinkt viel, ißt wenig; Verlangen nach geistigen Getränken. Leber empfindlich bei Berührung und Schwellung derselben. Verstopfung oder Durchfälle, besonders früh, oder beides abwechselnd. After wie wund, brennend; entzündete Afterknoten, vorfallend. Harn reich an Uraten, Harndrang. Bettnässen. Neigung zu Onanie und Folgen davon. Nachtripper. Fluor scharf, brennend, mit heftigem Jucken der Scheide.

Verschlimmerung abends, nachts, in Ruhe und Bettwärme, bei Nässe. Besserung durch Bewegung, bei trockenem, warmem Wetter.

Indikationen: Der Nachdruck für die Mittelwahl liegt auf den Allgemeinsymptomen. Allgemeine Schwäche und Abmagerung. Leichte Rezidive von Krankheiten. langsame Rekonvaleszenz. Wechselbeziehungen zwischen Haut, Schleimhäuten und Organen. Folgen von unterdrückten Hautausschlägen und Schweißen und von ausbleibenden Sekretionen; Zwischenmittel, wenn gut gewählte Arzneien versagen; Aufklärungsmittel, wenn Arzneiwirkungen nachlassen; Resorptionsmittel bei allen Exsudaten und Infiltrationen. Folgen von Kaffee- und Alkoholabusus, von Impfung, Durchnässung, Erkältung, von Onanie und Samenverlusten, oft Einleitungsmittel bei Beginn der Behandlung chronischer Krankheiten, wenn Psora zugrunde liegt. Folgen von Quecksilber-, Blei- und Metallvergiftungen. Harnsaure Diathese, Rheuma und Gicht chronisch; Lumbago, Neuralgien. Chronische Fieber. Geschwüre mit Gewalt geheilt; Furunkulosis, Akne, Flechten aller Art. Skrofulöse Ophthalmie. Alte Otitis media. Pneumonie mit verzögerter Resolution, Pleuritis sicca et exsudativa. Gastritis chronica; Leberschwellung, Gallenstauungen, Obstipation mit Flatulenz und Kolik; Frühdurchfälle. Zystitis, Enuresis.

Vergleichsmittel: Acon., Mercur. und Calc. folgen gut auf Sulfur. Lycop., Sep., Puls. D 3—30. Hohe Potenzen in Einzeldosen, häufig Erstverschlimmerung. Torpide Hautfälle und Exsudate D 3.

Sulfur jodatum, Jodschwefel

(Tabletten — Verreibungen)

Die Pathogenese entspricht seinen zwei Komponenten; man vergleiche daselbst.

Indikationen: Resorptionsmittel bei Lymphatismus, Skrofulose, exsudativer Diathese; Mandel- und Lymphdrüsenschwellung; Schleimhauthypertrophien; Colitis mucosa, habituelle Obstipation, Schleimpolypen; Hautgeschwüre und Furunkulosis. Ulcera cruris; Ekzeme, Psoriasis, Fibrome. D 3—6.

Tabacum, Tabak

(Tinktur, A.-G. 1/10, Dilutionen)

Von RADEMACHER geschätztes Gehirn- und Choleramittel. Scharf umschriebene, bewährte homöopathische Anzeigen, von den allbekannten Giftwirkungen dieser Solanacee abzuleiten.

Kopfschmerz heftig; drückend, mit tödlicher Übelkeit. Schlaflosigkeit wegen Erregung. Schwindel, Taumeln, Zittern mit Schwächegefühl; Krämpfe. Schweißausbrüche kalt und klebrig. Erektionen und gesteigerter Geschlechtstrieb oder Schwäche und Impotenz. Präkordialangst; Herzkrämpfe. Nervöses Herzklopfen, Tachykardie, Arrhythmie. Puls anfangs schnell, später aussetzend, schwach, unfühlbar. Eisige Kälte von unten nach oben steigend, schüttelfrostartig.

Sehstörungen, Lichtscheu, Mouches. Ohrensausen mit Schwindel und Erbrechen; Ohr wie verstopft. Hautjucken, Kribbeln, Taubheitsgefühl, Parästhesien. Mund erst trocken, dann Speichelfluß; schlechter, schleimiger Geschmack. Sodbrennen, Würgen, Brechreiz, Erbrechen, Magenkrampf; Hinsein. Koliken schneidend, Meteorismus, Stuhldrang. Durchfälle; Druck in der Lebergegend; will den Leib unbedeckt haben. Besserung in freier Luft, nach Erbrechen und Harnabgang.

Indikationen: Kopfschmerz, Migräne mit Nausea; Krämpfe bis zur Bewußtlosigkeit. Reizung des Rückenmarkes und der automatischen Zentren sowie des Gangliensystems; Angina pectoris; Arteriosklerose und Gefäßkrämpfe. Sehschwäche, Amaurosis. Menière. Hautjucken und Schweißausbrüche. Seekrankheit, Magenkrampf. Koliken mit Diarrhö. Chronische Dyspepsie.

Vergleichsmittel: Camph., Ars., Veratr. D 3—30.

Tarantula cubensis, kubanische Spinne

(Tinktur, A.-G. 1/10, Dilutionen)

Unter den exotischen Spinnen finden sich die giftigsten aller Tiere: Zur Tötung einer Ratte bedarf es 1 mg Klapperschlangengift, jedoch nur 0,06 mg Spinnengift der Art Latrodektus.

Karbunkel und Furunkel mit heftigem Brennschmerz, schlafraubend. Geschwüre und Abszesse mit lividen Rändern, Schorfen, unheilsam. Septische Fieber.

Vergleichsmittel: Ars., Pyrog., Crotal., Echin., Apis. — D 6—30.

Tarantula hispanica, spanische Tarantel

(Tinktur, A.-G. 1/10, Dilutionen)

Kältegefühl im ganzen Körper. Unruhe groß, Bewegungsdrang. Kopfrollen. Erregung zum Verrücktwerden, besonders bei Musik. Zerstörungswut. Unruhe der Hände, krampfhafte Zuckungen, besser bei Reiben. Periodisches Auftreten aller Beschwerden; Bewegung verschlimmert. Geschlechtsteile hochgradig erregt; Libido mit Juckreiz. Regel profus mit Scheidenjucken und -brennen.

Indikationen: Hysterie. Veitstanz und psychische Erregung bis zu Krämpfen; Meningitis; Schlaflosigkeit; Spinalirritation.

Vergleichsmittel: Agar., Cimic., Cupr., Mg. phos. D 6—30.

Terebinthinae oleum, Terpentinöl

(A.-G. der Lösung 1/10, Dilutionen)

Hat alten und verdienten Ruf als Gallelockungsmittel (Ol. tereb. sulf.). Starke Beziehungen zu Niere und Blase, zu blutenden Schleimhäuten.

Mattigkeit und Schlummersucht. Blutwallungen; Fieberhitze und Frost wechseln; Schüttelfroste. Schleimhäute trocken, brennend, Neigung zu Blutungen. Husten trocken. Zunge glatt, glänzend und rot. Brechreiz und Erbrechen; starke Blähsucht mit Durchfällen; Koliken. Harn spärlich, dunkel, blutig, rauchig, trüb; riecht nach Veilchen, eiweiß- und zylinderhaltig; Grieß und Sand. Brennen in der Harnröhre, dumpfer Schmerz in der Nierengegend. Haut brennend, juckend, mit Quaddeln; Ödeme, Anasarka.

Indikationen: Septische Fieber mit großer Hinfälligkeit; Blutungen. Schlummersucht. Bronchitis foetida, Bronchiektasie, verschleppte Pneumonie. Harngrieß und -sand. Zystitis, Hämaturie; Nephritis nach Scharlach; Hydrops. Blähsucht mit Enteritis. Gallenkolik. Urtikaria; Herpes zoster; Fischvergiftungen. D 1—6.

Teucrium marum, Katzengamander

(Essenz, A.-G. 1/3, Dilutionen)

Viel Niesen bei trockener Nase; Pfröpfe in der hinteren Nase. Kratzen und Beißen im Rachen, wie von Pfeffer, mehr links. Blähungen viel, heiß, übelriechend. Würmerabgang.

Indikationen: Nervosität mit Schlaflosigkeit. Stockschnupfen, Ozäna, Nasenpolypen. Wurmkrankheit. ∅—D 6.

Teucrium scorodonia, wilder Gamander

(Essenz, A.-G. 1/3, Dilutionen)

Chronische Bronchialkatarrhe. ∅—D 3.

Theridion, westindische Feuerspinne

(Tinktur, A.-G. 1/10, Dilutionen)

Schwindel bei Augenschließen mit Übelkeit und Erbrechen. Heftiges Zittern innerlich mit Angst und kalten Schweißen. Kopfschmerz periodisch, links über dem Auge, klopfend, mit Augenflimmern, Schwindel, Erbrechen bei der geringsten Bewegung. Links oben in der Brust heftige Stiche; Atemnot, Angst und Bangigkeit. Husten mit eitrigem, übelriechendem Auswurf (auch aus der Nase). Linksseitige Wirkung; periodische Beschwerden, Verschlimmerung durch Geräusch.

Indikationen: Migräneanfälle; Seekrankheit. Menière mit Schwindel, Ohrensausen, Sehstörungen. Phthisis. Enteroptose. D 30.

Thuja occidentalis, Lebensbaum

(Essenz, A.-G. 1/3, Dilutionen)

Der Lebensbaum, in unseren Gärten viel gepflanzt, ist der homöopathischen Schule zu einem Hauptmittel geworden bei chronischem Tripper, Grippeneuralgien, Impfschäden, rheumatischer und kanzeröser Diathese.

Rheumatische Schmerzen; Glieder ziehend, spannend, besonders bei Nässe und Kälte. Gelenke knacken und krachen beim Strecken schmerzhaft. Nervenschmerzen stechend, schneidend, brennend, wie Feuer, periodisch. Herzklopfen ohne Angst bei geringster Veranlassung; Puls aussetzend. Blutwallungen zum Kopfe, Schweiße nachts und gegen Morgen. Sekrete zäh, grün, scharf. Schleimhäute hypertrophisch, leicht blutend; Neigung zu Wucherungen. Ausschläge juckend, brennend, nässend und eiternd. Geschwüre und Papeln, Kondylome, Folgen von Tripper und Lues. Schweiße an unbedeckten Teilen. Warzen zackig; Haare trocken, glanzlos; Nägel weich, rissig.

Ärgerlich, heftig, ungeduldig; Denken und Sprechen erschwert. Kopfschmerz, wie von einem eingeschlagenen Nagel, wie umschnürt. Wahnideen der verschiedensten Art; große Verstimmung, Lebensüberdruß. Zuckungen plötzlich und periodisch in den Gliedern. Nasenbluten, Fließschnupfen brennend; Geruch nach Fischlake.

Mund- und Halsgeschwüre. Zähne an der Wurzel kariös; die Krone bleibt meist gesund. Schwellung der Unterzungenspeicheldrüse und der Tonsillen. Magenbeschwerden auf fette Speisen. Gefühl, als bewege sich etwas Lebendes im Bauche. Durchfälle nach dem Frühstück; meist besteht aber Verstopfung. Stinkende Sekrete aus dem After, Feigwarzen, Afterknoten brennend. Harnröhre brennend, wie wund beim Harnen; Sekrete dünn, grün. Harndrang und erschwertes Harnen. Blase wie lahm und nicht entleert. Erektionen mit Jucken der Urethra. Präputium rot, geschwollen. Scheide juckend, brennend, empfindlich; gelb-grüner Ausfluß. Regel verfrüht, kurz, vorher Schweiße. Drang nach abwärts. Schmerz am linken Eierstock zur Regelzeit. Schleimhautwucherungen. Verschlimmerung bei Nässe, Kälte und in der Ruhe. Besserung durch Schweiße, bei wiederauftretenden Sekretionen.

Indikationen: Lymphatismus und Skrofulose; rheumatische Konstitution; Sykosis HAHNEMANNs; hydrogenoide Konstitution; v. GRAUVOGL. Folgen von Erkältung im Nassen und von feuchten Wohnungen; Folgen von Impfvergiftung und Grippe. Rheuma an Muskeln und Gelenken chronisch; hartnäckigste Neuralgien überall. Blutungen; Polypen; Epitheliome; Warzen, Kondylome; Haarausfall, Nägelverunstaltungen; Migräne und Nagelkopfschmerz. Fixe Ideen, Psychosen, Melancholie.

Konjunktivitis, Iritis, Ziliarneuralgie. Polypen in den Ohren und in der Nase; Koryza, Ozäna. Zahnkaries, Leukoplakia der

Zunge und Mundschleimhaut, Frühdurchfälle, Obstipation, Afternässen.

Vergleichsmittel: Merc., Tereb., Sabina, Canth., Ac. nitr. u. a. ∅—D 30.

Trillium pendulum

(Essenz, A.-G. ⅓, Dilutionen)

Die amerikanische Waldlilie wird von den Indianern Geburtswurzel genannt und bei Blutungen vor und nach der Geburt verwendet.

Heftige Rücken- und Lendenschmerzen, als wolle das Kreuz auseinanderfallen. Festes Zusammenbinden bessert, und die Kranken verlangen danach. Blutungen akut, heftig, hellrot, gußweise bei Bewegung. Gefühl von Ohnmacht dabei und drohender Kollaps mit Sehschwäche. Regelblutungen obiger Art, alle 14 Tage, 8 Tage dauernd.

Indikationen: Blutungen aus Nase und Zähnen.

Vergleichsmittel: Hamam., Ipecac., Sabina. ∅—D 2.

Tuberculinum

(A.-G. der Lösung 1/100, Dilutionen)

Die homöopathischen Tuberkuline, die übrigens schon vor Koch im Gebrauch waren als Isopathica (ähnlich wie Diphtherin, Syphilin u. a.), haben einen erfahrungsgemäß weiten Wirkungskreis auch über die heute der Tuberkulose zugeteilten Krankheitssymptome hinaus.

Fieberneigung und Nachtschweiße, Schwäche und Abmagerung. Erkältungsneigung, besonders bei Nässe, Kälte und Wetterwechsel. Schnupfen immer wiederkehrend; Tonsillenschwellung; Schleimhautkatarrhe. Appetitlosigkeit mit Erdbeerzunge; chronische Darmkatarrhe. Hautausschläge chronisch, hartnäckig, periodisch schlimmer werdend. Drüsenschwellungen hart oder auch Neigung zu Vereiterungen. Bettnässen sehr häufig nachts, Blasenschwäche am Tage.

Indikationen: Lymphatismus, exsudative Diathese, Drüsenschwellungen, Pädatrophie. Verschleppte Grippe mit Folgen. Neurasthenie mit Schlaflosigkeit aus Erregung; Folge von Toxinwirkungen aller Art. Wegen der Anwendung und richtigen Dosierung der verschiedenen Präparate wird auf die ausführlichen Arzneimittellehren verwiesen.

Die Wahl der Potenz und Wiederholung der Gabe bedarf großer Vorsicht und guter Beobachtung. Während die deutsche Tuberkulosegesellschaft die absolute Reizschwelle für das KOCHsche Alttuberkulin mit D 15 annimmt, raten erfahrene Homöopathen aller Länder zu weit höheren Potenzen in seltenen Einzelgaben.

Urtica urens, Brennessel

(Essenz, A.-G. ½, Dilutionen)

Weiter Wirkungskreis auf Muskel- und Gelenkrheumatismen, auf allergische Quaddelausschläge, auf Milchsekretion, Zuckerbildung, Nierentätigkeit u. a.

Nesselsuchtartige Hautausschläge, brennend, juckend, besonders im Gesicht. Scharfe Ausdünstung der Haut, sauer; viel warme Schweiße. Harn wenig, dunkel, brennend, scharf; auch unterdrückt, Grieß und Sand führend; anfallweise Steinkoliken; Bettnässen. Schmerzen rheumatisch, periodisch, scharf. Milzschwellungen nach Malaria und Infektionskrankheiten mit Schüttelfrösten. Milchsekretion abnorm vermehrt, auch außer der Laktation. Durchfälle chronisch, oft auch hartnäckige Verstopfung.

Indikationen: Lithämie und rheumatische Anlage; Gichtanfälle; Nierensteinleiden; Steinkoliken; Zystitis; Enuresis. Urtikaria. Verbrennungen (äußerlich).

Vergleichsmittel: Natr. mur., Rhus, Apis, Lycop., Formica. ∅—D 2.

Valeriana, Baldrian

(Tinktur, A.-G. 1/10, Dilutionen)

Die homöopathische Schule verwendet dieses bekannte Krampfmittel besonders gern in Verbindung mit Zincum.

Schlaflosigkeit bei allgemeiner Unruhe, kann sich nicht ruhig halten. Sinne überreizt. Kopfschmerz in der Stirne, ruckweise, plötzlich, mit Schwindel. Krämpfe und Ohnmachten plötzlich bei geringstem Schmerz. Mattigkeit und große Schwäche, besonders in den Knien und Beinen. Zucken, Ziehen und Reißen durch die Glieder, wie elektrische Schläge, schlechter in der Ruhe, besser bei Bewegung. Gesichtsschmerzen periodisch auftretend, wechselnd, sehr heftig.

Geschlechtliche Erregung, Unterleib überreizt, häufiger Harndrang. Zusammenschnüren im Halse, Gefühl von Wärme und Kratzen. Magenkrämpfe, anfallweise Sodbrennen. Übelkeit. Heißhunger, fades Aufstoßen. Herzklopfen mit Blutwallungen, fliegender Hitze und Schweißen. Schmerzen und Steifheit im Kreuz; Fersen- und Achillessehnenschmerz.

Verschlimmerung abends und nachts, in der Ruhe, nach Anstrengungen. Besserung bei Beschäftigung und Bewegung, durch Reiben.

Indikationen: Neurasthenie und Hysterie; Schlaflosigkeit; Kopfschmerz; Neigung zu Krämpfen und Ohnmachten; Spinalirritation, Reizung der automatischen Zentren; Neuralgien; Lumbago, Schwäche der Beine. Nervöse Herzbeschwerden; Globus hystericus; Magenkrampf; Blähsucht.

Vergleichsmittel: Asa, Croc., Castor., Ign. ∅.

Veratrum album, weißer Germer

Weiße Nieswurz

(Tinktur, A.-G. 1/10, Dilutionen)

Ähnlich dem Aconit eine imposante, sehr giftige Hochgebirgspflanze, deren Kräfte in ihrem ganzen Umfang nur von der Homöopathie genutzt werden. Übertrifft an rascher Wirkung als orales Analeptikum das beliebte Cardiazol.

Gehirnerregung bis zu Zornausbrüchen oder Depression mit Schwermut. Gedächtnisverlust und Gehirnerschöpfung mit Schwindel. Schwatzhaft, Angst und Furcht, Delirien mit Gewalttätigkeit. Geile Reden, geschlechtliche Erregung. Wahn- und Irrsinn. Verzweiflung am Seelenheile, Melancholie, Puerperalmanie.

Kollaps von Nervenerschöpfung. Gesicht verfallen, kalter Stirnschweiß. Schlund und Brust zusammengeschnürt. Wadenkrämpfe sind charakteristisch; auch Genickstarre. Herzklopfen heftig mit Angst, Oppression und Erstickungsanfällen. Ohnmachtanwandlungen und Herzkollaps mit unfühlbarem Puls. Krampf- und Keuchhusten, Schleimrasseln ohne viel Auswurf.

Zunge brennend, großer Durst, Speichelfluß. Heftige Magenkrämpfe, Übelkeit bis zur Ohnmacht, Aufstoßen. Reichliches Erbrechen von Speisen, Schleim, Galle; Singultus. Koliken schneidend, wie von Messern vor dem Stuhl, nachher Tenesmus. Durchfälle wie Reiswasser, profus geruchlos, unwillkürlich, mit Brennen im Leibe; große Schwäche, eiskalter Körper, Wadenkrämpfe.

Rheumatisches Reißen mit großer Unruhe, nachts, aus dem Bett treibend, in Gelenken, Muskeln und Nerven. Verschlimmerung bei feuchtem Wetter, in Bettwärme und Ruhe. Besserung bei Herumgehen und Verlangen danach. Regelkrämpfe mit Durchfall, vor der Regel Nasenbluten.

Indikationen: Schwäche und Hinfälligkeit mit Neigung zu Nerven- und Herzkollaps. Folgen von Schreck, Ärger, Zorn oder von ausbleibenden Sekretionen. Kopfschmerz, nervöse Erregtheit, Delirien, Psychosen, Melancholie; Krämpfe aller Art. Fieber und Wechselfieber. Herzschwäche und drohender Kollaps; Stenokardie. Asthma. Bronchiolitis, Gastritis, Enteritis. Rheuma mehr nervöser Art; Neuralgien.

Vergleichsmittel: Ars., Camph., Cupr., Agar. D 2—30.

Vipera Berus, Kreuzottergift

(Tabletten — Verreibungen)

Das Gift der Vipern (Crotalus, Lachesis, Vipera) enthält Hämorrhagine und Coaguline, ihr Biß verursacht heftigen Schmerz und starke lokale Entzündung, die bis zur Gangrän gehen kann. Im Gegensatz dazu steht das Bild der Vergiftung durch Natternbiß (Naja, Elaps), deren Gift reich an Neurotoxinen ist, die rasch zu allgemeinen Lähmungserscheinungen führen mit Kollaps, Atemnot, Bewußtlosigkeit.

Große Unruhe, Angst mit Schlaflosigkeit; Kopf schwer benommen. Kopfschmerz zum Verzweifeln mit Brechwürgen und Krämpfen. Fieber sehr hoch, septisch mit Kopfkongestionen und Delirien. Schlund wie zugeschnürt. Herzschmerzen mit

Angst; Herzschwäche, Zyanose, kalte Schweiße. Schnappen nach Luft, Erstickungsanfälle, heftige Brustschmerzen.

Venen überfüllt, dick und hart; Gefühl, als wollten sie platzen. Blut gerinnt schlecht, hellrote Blutungen; Ödeme; gelbe Flecken. Körper eiskalt, mit blassem oder blauem Gesicht, blaue Lippen. Kalte Schweiße vor Schwäche, Zunge trocken und geschwollen. Erbrechen, Durst unlöschbar auf Wasser. Geschwüre. Brand der Haut; Gesichtsröte, wie bei Rose, brennend. Alte Narben brechen nach langer Zeit wieder auf.

Indikationen: Septische Fieber mit raschem Kollaps. Sepsis, Peritonitis mit Meteorismus. Erysipel. Angina pectoris, Endo- und Perikarditis. Migräne; Epilepsie, Apoplexie. Gangrän, Dekubitus, Phlebitis, Varizen, Ulcera cruris, Phlegmasia; Thrombosen. D 12—30.

Zincum

(Tabletten — Verreibungen)

RADEMACHERs großes Sedativum, von ihm „mineralisches Opium" genannt. Zink war früher als Mittel bei Epilepsie, Chorea und Krämpfen vieler Art im Gebrauch.

Große Mattigkeit, allgemeine Schwäche; Schwindel und Benommenheit. Kopfschmerz, hartnäckig, im Hinterkopfe; Druck an der Nasenwurzel. Zittern vor Schwäche bei Aufregungen, speziell nach Schreck. Nachts schlaflos, am Tage schläfrig, früh unausgeschlafen. Zucken und Rucken im Schlaf, Auffahren mit Schreck und Schreien. Zähneknirschen, Kopfrollen, Nackenstarre. Lachkrämpfe.

Große Unruhe in den Beinen, muß sie immer bewegen. Muskelzuckungen und -krämpfe; Schmerzen ruck- und stoßweise. Rücken- und Kreuzweh, speziell am ersten Lendenwirbel.

Herzklopfen nachts beim Erwachen. Blutstauungen, Venenerweiterungen; kalte Hände und Füße. Frostbeulen. Übelkeit; großer Durst, erträgt keinen Wein. Regel stark, klumpig, unregelmäßig; Genitalien empfindlich. Regelkrämpfe, besser bei eintretender Blutung. Eierstockschmerz. Auge brennend, trokken, lichtscheu, Trübsichtigkeit; Hornhauttrübung.

Verschlimmerung nachts, in Ruhe, in Kälte, durch Weingenuß. Besserung beim Essen, bei Regeleintritt, durch vermehrte

Sekretionen, durch Heraustreten von Ausschlägen.

Indikationen: Hautausschläge kommen nicht recht heraus, Folgen von Unterdrückung derselben, Folgen von Schreck. Hirnhautreizung und -entzündung; Krämpfe; Hysterie, Epilepsie; Hydrocephalus acutus. Neuralgien überall. Herzkrämpfe, Blutungen, auch vikariierend, Varizen. Blähsucht und atonische Obstipation, nervöse Bauchbeschwerden. Konjunktivitis; Pterygium. Frostschäden.

Vergleichsmittel: Agar., Ign., Argent., Puls., Lach. D 3—30.